经方的魅力

——黄煌谈中医

第2版

黄煌 著

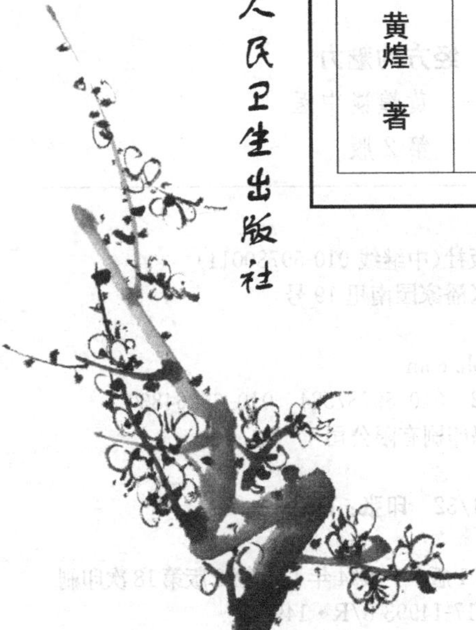

人民卫生出版社

图书在版编目（CIP）数据

经方的魅力：黄煌谈中医/黄煌著.—2版.—北京：人民卫生出版社，2011.12
ISBN 978-7-117-14993-8

Ⅰ.①经…　Ⅱ.①黄…　Ⅲ.①经方-临床应用
Ⅳ.①R289.2

中国版本图书馆CIP数据核字(2011)第213709号

门户网：www.pmph.com	**出版物查询、网上书店**
卫人网：www.ipmph.com	**护士、医师、药师、中医师、卫生资格考试培训**

经方的魅力
——黄煌谈中医
第2版

著　　者：黄　煌
出版发行：人民卫生出版社（中继线 010-59780011）
地　　址：北京市朝阳区潘家园南里19号
邮　　编：100021
E - mail：pmph @ pmph.com
购书热线：010-59787592　010-59787584　010-65264830
印　　刷：北京盛通数码印刷有限公司
经　　销：新华书店
开　　本：850×1168　1/32　**印张：**11
字　　数：286千字
版　　次：2006年7月第1版　2024年11月第2版第18次印刷
标准书号：ISBN 978-7-117-14993-8/R·14994
定　　价：26.00元

第2版前言

本书出版已经五年了。这五年来，经方的名气越来越大了，在网上，在书店，在基层，在海外，经方，确实是比较响亮的名字。经方，以其独特的思路和确实的疗效，以其无与伦比的魅力，正引起中医界的高度关注，这是让人无比欣慰的。

经方，是经典方的略称，主要是指《伤寒论》、《金匮要略》里记载的古代药物配方。长期以来，经方沉寂民间，虽有许多有识之士研习经方、推广经方，但经方人才依然严重不足，经方无法惠及大众，常常让人扼腕。我自从发现经方的魅力以后，便义无反顾，倾心于兹，越学越有味，越用越觉甜。这么多年来，我不断地温习中医经典文献，不断在临床总结发现，也不断地宣传呼唤，不断地写下我对经方研究的所思所想，其中的不少文章和演讲稿，被陆续收入《经方的魅力》这本小册子。

就如本人在第1版后记中所说的，书中的文字，虽然是从心底流出的，但毕竟是当年的想法，尚显功力不足，望读者不嫌其浅，权当引玉之砖。还有，因为全书为论文讲稿汇编而成，故各篇之间体例不一，文气参差，而且难免有重复的地方，望读者们谅解。不过，这本小册子记录了我思考的过程和探索中医发展之路的印迹，我想，对年轻人学习中医还是会有所启发的。

这次修订，删去了一些旧作，增加了近年来我在网络上发表过的一些有关经方的文稿，依据主题分为十几篇，所有标题层次重新整编，文字重新修润，以符合图书出版的需要。

通过这几年的临床教学实践，我更加感到经方普及推广的紧迫和重要！我们这一代中医的任务，就是要让经方这一中华民族的瑰宝别从我们手中失落，要让它传下去，并发扬光大。

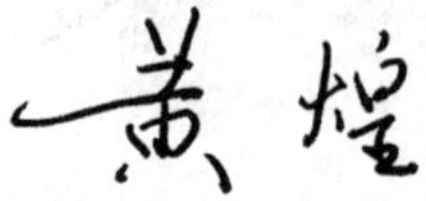

2011 年 10 月 18 日于南京中医药大学

第1版前言

这本小册子汇集了我以前发表的一些文章、演讲稿以及谈话记录等。我走上中医之路已经三十多年了，回想起来，起码有一半的时间是在云里雾里摸。为什么呢？因为不知道中医学的精华在哪里，结果走了很多的弯路。今天，我有必要将自己摸索的结果告诉青年学生们，供他们在学习中参考。

对经方感兴趣，开始于八十年代初中期，到了九十年代初中期才有所心得，这缘于多年来坚持经方的应用实践。只有在临床上尝到了经方的甜头，才能有研究经方的不竭动力。经方是中医学魅力四射的部分，经方中所蕴含的几千年来中华民族临床实践的经验，是中医学继承发扬的基础。

研究经方，离不开对经方家的研究。我敬佩经方家，是因为他们直率质朴而不浮华，务真求实而不虚假；他们既有深邃的思想，又有扎实的实践；他们富有救死扶伤的责任感和继承发扬中医药学的使命感。经方家的身上透发出超越时代的非凡魅力，他们代表着中医药的灵魂和希望！

现在，人们对中医的认识是很不一致的。我看中医，有我的角度，那就是像以往的经方家那样去审视，去评价，去谈中医的发展。书中也提出了一些个人的见解，比如强调中医学的科学性和实用性，强调中医学的社会服务功能，认为中医学必须批判地继承，认为高等中医教育要提倡学术个性、强调经典著作的学习及临床技能的培训，等等。我想用这些文字来勾勒本人眼中所期待的那种中医的轮廓。

这本小册子既没有像当年徐灵胎先生所说的“惊心动魄之语”，也没有多少华章丽句，但是，这些文字都是我自己学习研究中医的体会和心得。当前的中医界，需要的是一种宽容的学术氛围，需要学者们敢于张扬学术个性，需要有清新的学术空气。我坚信，只要我们继承发扬经方家求真务实的治学精神，在实践中努力进取，与时俱进，随俗而变，中医学的魅力仍将四射！

黄煌

2006年1月8日于南京中医药大学

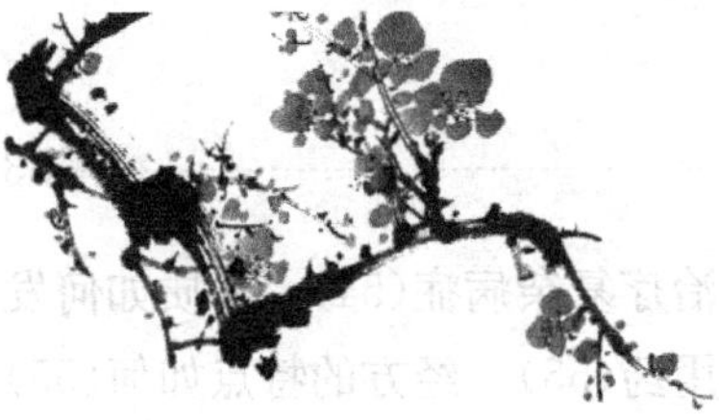

目 录

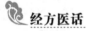

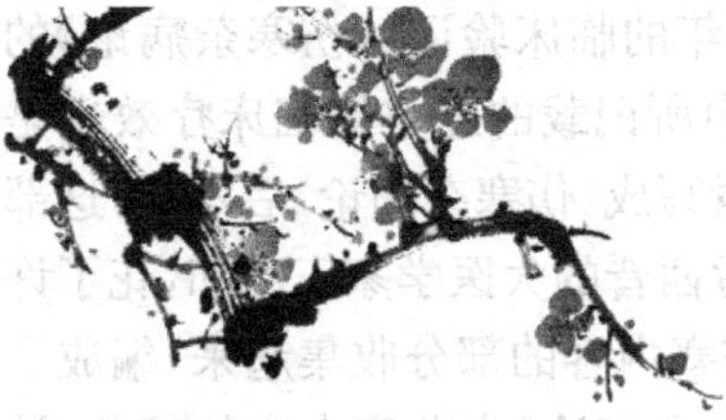

经方的魅力

什么是经方

说起经方，凡是中医几乎无人不晓这个古今相传的名词。经方，原来是古人对经验药方的称呼。比如，汉代对书目进行分类时，就将研究医学理论特别是养生的道理和方法的医著归入“医经”类，把古代相传的经验药方，归入“经方”类。据《汉书·艺文志》记载，当时有经方11家，274卷。但是，很可惜，那么多记载经方的书籍，由于战乱等原因，今天已经无法看到了。不过，在一部书里保存了许多具有极高临床实用价值的古代经验方，这部书就是张仲景的《伤寒杂病论》。

《伤寒杂病论》是经方之祖

张仲景是东汉时代的人。据说他曾经当过长沙太守，后来因为当时疾病流行，死亡率很高，他原本人丁兴旺的大家族，在近十年中竟然死亡了三分之二，而其中因伤寒这种发热性疾病致死的占到了十分之七。家族的巨大不幸，促使张仲景发愤研究医学。他一方面研究了许多前人留下的医学著作及其治病的经验教训，一方面到处收集临床有效的经验方药，用他的话说，是“勤求古训，博采众方”，这个“众方”，就是经方的另一种称呼。所以说，《伤寒杂病论》集中了汉代以前经方的精华，后世称其为“经方之祖”，这一点也不过分，因为经过1800多年的临床验证，《伤寒杂病论》的临床指导价值是举世公认的，书中所记载的经方的临床疗效也是实实在在的。需要说明，在张仲景写成《伤寒杂病论》后不久，这部书就由于频繁的战乱散失了，幸亏西晋的大医学家王叔和，花了许多精力将《伤寒杂病论》中有关伤寒内容的部分收集起来，编成了《伤寒论》。以后，到了北宋，《伤寒杂病论》中杂病内容的部分，被人在古书堆中发现了，经过编校整理，改名《金匮要略方论》，简称《金匮要略》。《伤寒论》与《金匮要略》两书的传世，对于经方的传播和应用，起了至关重要的作用。可以说，要研究经方，不研究《伤寒论》和《金匮要略》是绝对不行的。

经方与时方有何差异

历史上与经方相对的有“时方”这个名称。所谓时方，就是宋元以后的方剂，也指近代医生师承授受的常规方、流行方、通套方。时方就像时装一样，是指当时流行的一些比较通俗的新创制的配方。与经方相比，两者有着一定的差异。

第一，方剂形成上的远近之别。在方剂的来源上，经方多从单味药发展而来，由药物发展为方剂，经过千锤百炼，包含了古人的实践经验，形成的过程相当缓慢，绝非出自一人一时之手，可以说凝聚着无数智者的心血。比如：桂枝汤，究竟是谁发明的，已经无法考证；仲景方，并不是指仲景个人的经验方，而是他收集整理的古代经验方。时方虽也或多或少的有经方的痕迹，但更多的是宋元以来的某位医家，根据当时的医学理论或哲学思想，再结合地区的用药习惯和自己的用药经验，依理—法—方—药的程序和君臣佐使的原则创制而成的，形成的过程较短，有些尚需实践的检验。

第二，药物组成上的多寡之别。经方的药味数甚少，以《伤寒论》、《金匮要略》方而言，1味药的有15首方，2味药的有40首方，3味药的有45首方，4味药的有30首方，5味药的有28首方，合起来有160余首方，而两书去除重复，共有方281首，可见5味药以下的小方已经占总数的半数以上。时方也有小方，但大多数是大方，目前中医处方用药动辄12味以上，体现了这种特点。

第三，药物选择上的峻缓之别。经方多用药性较猛，带有偏性的药物，所谓“药不瞑眩，厥疾不瘳”，轻如麻黄桂枝，重如大黄附子，毒如乌头、巴豆，剧如芫花、大戟；而时方则不然，多用补药和食物，如熟地、人参、石斛，如菊花、梅花、厚朴花、代代花，如丝瓜络、荷叶梗、扁豆、黄豆，及牛肉、鹿筋、羊肾、猪肚，皆入药。

第四，适应症的隐显之别。经方的主治比较明确、具体，每味药均有其主治；时方所主治的则是“阴虚”“阳虚”“水亏”“火旺”“上实下虚”“一切风”“五劳七伤”等病理概念，时方的适应范围比较宽泛，如九味羌活汤，张元素说：“此方冬可以治寒，夏可以治热，春可以治温，秋可以治湿，是诸路之应兵也。”

第五，方剂结构的松紧之别。经方相当严谨，动一药即换一名，甚至改一量即换一名，主治与功效也随之发生变化，体现了严格的构效关系，表现出古典朴素的结构美。而时方则比较松散，加减繁多，许多时方仅是罗列了一些治疗这类疾病的基本药物，如九味羌活汤条下规定：“视其经络前后左右之不同，从其多少大小轻重之不一，增损用之。”

第六，研究方法上的证机之别。经方可以通过以方测证、以药测证的方法研究其主治；其疗效经得起重复。时方的研究则必须研究病机，然后才能识其大意，所谓方义，研究到最后往往千篇一律，云里雾里；其疗效的可重复性也不能令人十分满意。

与《伤寒论》、《金匮要略》中的方剂相对而言，后世的许多方剂均属于时方，尤其是金元以后医家创制的新方，清代的温病方，当代一些医家的经验方，都可以归于时方的范畴。这些新的配方，虽然有的尚缺乏较长时间的考验，在适应症和用量服法等方面尚待积累经验，但从本质上来说，也属于经验方的范畴，只是不够成熟罢了。但是，历史上却有一些医家由于学术观点的不同，或者知识结构的不同，临床经验的差异，对经方或时方产生了各自的偏爱。有的推崇《伤寒论》、《金匮要略》的经方，凡是后世的处方一律排斥；有的则不研究古代经方，不吸收历代相传的配方经验，或仅仅承袭家传或师授的一家之说，或师心自用，随意创制新方。这两种思想倾向，都不利于中医学术的发展。正确的态度是，在掌握好经方的基础上，注意吸收和利用后世经验方，以取得更好的临床效果。

为什么要提倡经方

第一，经方是中医学的精华。中医学是靠无数人的自身试验，靠经验的积累才得以逐渐发展的。前人的经验是后人实践的基础，历史是检验和加工医学经验最好的工具。所以，《伤寒论》、《金匮要略》中的许多经方之所以必须掌握，是因为它们经过的历史很长，服用过的人很多，有关对这些经方应用的规律研究得较为明白，对它们的毒副反应也了解得比较清楚，故其疗效可靠。也就是说，经方是经过数千年实践检验被证实了的经验方。比如桂枝汤，据说是商朝的伊尹创制的，现在的医生还在使用。我用桂枝汤治疗心脏瓣膜病，效果就很好。再如小柴胡汤，是《伤寒论》中的方剂，不仅在古代是常用方，今天依然是常用方，治疗许多免疫系统疾病、呼吸系统疾病、肝胆病、发热性疾病都在使用小柴胡汤。而且，不仅我们中国人用，日本人也用，韩国人也用。对于这些千古相传的名方，如若不用，岂不可惜？时方中亦不乏好方，如玉屏风散，如补中益气汤，如藿香正气散等。虽然有不少时方的适应症不够明确，剂量及煎服法与疗效的关系也说得不是很清楚，但毕竟已经成方，只要在临床认真探索，经过一段时间的检验，这些时方也将成为新的经方。问题是现在为数不少的临床医生，全然不顾中医处方的原则，随意处方，往往一张处方中药物达十五六味，甚至几十味，完全没有处方的结构，也不了解药物配伍以后相互之间的反应如何，对患者服药以后的效果心中也没有一点数，这种临床态度是不可取的。对于这种“时方”，我们不仅不提倡，还应坚决反对。所以说，提倡经方是中医学术自身的特点所决定的。

第二，经方是配方的基础。方是药物的配伍结构。古人认识疾病，是从一个一个症状开始的，如发热、头痛、腹泻、呕吐等等；用药，也是从一味一味药开始用的。后来发现疾病常常是出现多种症状，或先或后，或同时并见，于是有了病名的概念，如伤寒、痞、痢、臌等等。然后，用药也有了变化，不单是一种药物，还发展出几种药物相加使用，经过不知多少人的实践，也不知过了多少年代，慢慢地这种配伍的结构趋于稳定，于是有了方名，如桂枝汤、麻黄汤、小青龙汤、大柴胡汤、温经汤等。就像棋手必须熟读棋谱，画家必须熟识画谱一样，经方成为了医生处方用药的基础和原则。就算当今常用的时方，也多是在经方的基础上演变而来的。例如：大家熟悉的温胆汤，就是由小半夏加茯苓汤加味而来的；清代名医王清任的著名验方血府逐瘀汤，则是四逆散的加味方；清代名医叶天士的椒梅汤、连梅汤等就有乌梅丸的影子，藿香正气散则是半夏厚朴汤的变方。所以，后世许多名医，都十分强调熟读《伤寒论》、《金匮要略》，道理就在这里。

第三，经方其他许多优点。一是用药精炼。《伤寒论》、《金匮要略》中的处方，药物较少，大多在 2～7 味，对于理解经方的结构，对于临床疗效的观察以及现代药理研究和新药的开发，都较为便利。特别是许多 2～4 味药的小方，更是后世组方的基础，可称为方根。二是价格低廉。经方使用的药物大多为常用药，其中植物药居多，再加上处方药味少，所以价格比较低廉。我常用大柴胡汤原方治疗胰腺炎，柴胡、黄芩、半夏、大黄、枳实、芍药，加上生姜、大枣，每天只要 3 元多钱！桂枝汤则更便宜，每天 1 元就够了。三是方证比较明确。经方治病的基本原则是方证相应，即《伤寒论》所谓的“观其脉证，知犯何逆，随证治之”，“病皆与方相应者，乃服之”。也就是说，应用经方治病，必须严格遵循其适应症，这些适应症，比较客观具体，可以通过望闻问切的手段来确定。方证就是经方的适应症或主治，是指示医生应用经方的目标。目标不明确，方药再好，也不易取效。所以，中医非常强调对症下药。《伤寒论》、《金匮要略》中对适应症的描述，虽然言辞古朴，叙述简略，但是比较客观，经过后世许多医家的充实和完善，许多经方的方证已经基本明确，如大柴胡汤证的“按之心下满痛”，炙甘草汤证的“脉结代、心动悸”等。

古方能治今病吗

这是一个老问题。我的看法是：第一，经方是古人当年临床经验的结晶，经方所治疗的疾病，也是当年的一些常见病多发病。由于疾病谱的变化，今天，古代的许多疾病消失了，古人没有见过的新的疾病出现了。但是，也不能说现在我们人类所患的疾病与古代完全不同，比如现在依然可见的疟疾、痢疾，就是非常古老的疾病。所以，不能笼统地说古方不能治今病。第二，经方的许多主治，大多是针对人体在疾病中的反应状态，如恶寒与否，出汗与否，口渴与否，大便的通或结，小便的利与不利等，这些着眼点，与人的生理病理的基本状态有关。从人类出现到现在已经有数十万年的历史了，而张仲景的年代离现今仅仅1800年左右，这个时间段中我们人类的体质变化并不明显，无论是古人还是今人，对于外界各种刺激的反应在总体上没有多少不同。比如若我们与古人一起去洗桑拿浴，大家都会大汗淋漓；如果大家都吃大黄，都会出现大便次数增加。由于经方重视机体的反应状态，所以，古方未必不能用于今人的疾病，即便是现代的艾滋病，只要有症状和体征，就有使用经方的机会。据报道，日本的医学家已经证明使用小柴胡汤治疗艾滋病有效。这就是因为虽然中医不认识艾滋病，但艾滋病所出现的消瘦、低热、食欲不振、淋巴结肿大等表现，与小柴胡汤证的“往来寒热，胸胁苦满，默默不欲饮食，心烦喜呕”相似。经方治疗的目标不是病原体，而是患病的人。这就是古方可以治疗今病的理论基础。

经方有毒副反应吗

凡药三分毒。经方所使用的药物，都是一些经典的、常用的药物，所以，有毒性是必然的。但是，要回答"经方有无毒副反应"这个问题，就没那么简单。关于副作用产生的因素，不能仅仅孤立地考虑药物本身，还需要结合患者的体质及所患的疾病，且需要考虑经方中药物的配伍、剂量、煎服法、护理措施等。在使用经方中，如果将各种因素都考虑到了，而且配伍和服用法得当，可以减轻或避免出现毒副反应。比如使用大青龙汤，由于该方中的麻黄剂量相当大，达六两，所以发汗作用强烈，可能出现过汗、心悸、肌肉跳动、四肢冰冷、烦躁、不得眠等副反应。如何避免呢？张仲景指出，一是要认清主治，即"太阳中风，脉浮紧，发热，恶寒，身疼痛，不汗出而烦躁者"；二要认清禁忌症，即"脉微弱，汗出恶风者，不可服之"；三是掌握服药剂量，"一服汗者，停后服"；四是注意服药后反应，并采取抢救措施，如"汗出多者，温粉粉之"。大青龙汤是发汗的峻剂，所以张仲景对其注意点说得很清楚。有些经方，张仲景并没有明确其注意点，这也并不表明其是无毒安全的，特别是现代临床上常见长时间服用中药，与古代中病即止有很大的不同，所以，出现毒副反应的概率自然会增加，这应当引起我们的重视。由于古代文献中对经方的主治症与禁忌症说得不很清楚，需要我们谨慎地开展临床研究。

如何判定经方的疗效

经方的疗效，应结合以下三方面情况判断。一是客观指征的变化，比如出汗、浮肿消退、大便畅通、气喘平息、脉搏由沉伏转为平缓有力、舌苔由厚变薄等。如桂枝汤服用以后的"遍身漐漐微似有汗"，大陷胸汤服用后的"得快利"，通脉四逆汤服用后的"脉即出”等。除这些传统的疗效标准外，现代临床理化指标也应重视，如服大柴胡汤后的血脂水平，服泻心汤后的血小板计数，服半夏泻心汤后的幽门螺杆菌检测结果等。二是自我感受的好转，如食欲增加，胸闷消失，咽喉异物感消失，情绪好转等。这是经方有效与否的重要传统标准。因为许多经方的方证诊断多以自我感受为依据，如半夏厚朴汤证的“咽中如有炙脔”，小柴胡汤的“往来寒热、胸胁苦满”等。三是生存质量的提高以及寿命的延长等。前两者是目前常用的，而后者亦很重要，但碍于指征不是很明确，需要进一步研究和探讨。

对于经方的疗效指标，需要医患双方共同商定，医生要认真倾听患者的主诉，了解患者就医的动机和目的，了解患者目前最痛苦的症状，最迫切的愿望，最需要医生给以解决的问题，然后根据对疾病及体质的判断，根据经方应用的临床经验和报道，遵循临床应用经方的证据，对经方的预期效果（即服用经方有无效果，有何种效果，疗程多长，有无副反应等）作出预测，然后与患者进行沟通，达成共识以后，就能作到互相配合，在复诊时可以对经方的疗效作出有效、显效、无效的判断。

经方不流行的原因

目前经方还不很流行，使用经方的医生也不很多。千古良方不被广泛应用，其原因何在？我们认为有三种可能：

一曰不敢用。经方是把双刃剑，对证则效如桴鼓，误用非但无效，还能伤人。与其担风险，不如不用。

二曰不想用。经方味少药贱，对医者而言，不仅回扣少，往往病人也因药贱而怀疑轻视，因此，不如开大方，既取悦于病家，又增加经济效益，何乐不为！

三曰不会用。用经方须熟悉药证、方证，最好应有专门传授，并加上细心体会，其经验性及实践性极强，若仅懂一些所谓功效方义，当然难以获效。

我认为，目前中医界第一、第二种人不是很多，更多的是第三种人。让大家了解经方，运用经方，是振兴中医的当务之急！

学习经方的三大关键

第一，抓药证。

药证，是中医用药的指征和证据。如用麻黄的指征和证据为麻黄证，用桂枝的指征和证据为桂枝证，用柴胡的指征和证据为柴胡证。这是古已有之的命名方法，《伤寒论》中就有“桂枝证”“柴胡证”的提法。严格来讲，每味药都有其特异性的指征和证据，而不是像有些人理解得那么宽泛：用补气药便人参、黄芪一把抓，用活血药便当归、川芎、牡丹皮、桃仁一起上。

药证是必效证。即按照药证用药，必定有效，是指服药后必定能解除因疾病导致的痛苦。这种痛苦，可能是肉体的痛苦，也可能是心灵上的痛苦。换句话说，有效，是给人以舒服。这是中医追求的有效的最高境界，如黄连、山栀除烦，甘草、桂枝定悸，并不局限在客观指标的变化上。因为，药证是以“病的人”为前提和背景的。

药证是怎样得来的？药证的认定不是来自理论推测，也不是来自动物实验数据，而是中国人几千年中与疾病作斗争的经验结晶，是经中国人用自己的身体亲自尝试得出的结论。你可知道巴豆大毒的代价？可知道小青龙汤治愈了多少咳喘、小建中汤治愈了多少中虚腹痛吗？

药证是应用天然药物的指征和证据。天然药物成分极其复杂，下咽后究竟会有何种效应，要真正解明其中奥秘，相当困难。所以，使用这些已经流传了几千年的老药，也必须尊重前人在长期实践中形成的行之有效的经验。

药证是来源于实践的经验总结，每个具体的药证所涵盖的面是不一致的，有的药证是单个症状，有的药证则是综合征，有的是病，有的则是一种体质或体质状态。换句话说，中医治病，并不仅仅是辨证论治。举例来说，桃花汤（赤石脂、干姜、粳米）治虚寒滑脱血痢，就是取赤石脂的吸附和对肠膜的局部保护作用（赤石脂含有硅酸铝及铁、锰、钙的氟化物），是对症治疗；竹叶石膏汤用人参、麦冬、甘草、半夏以养阴，更用粳米以支持营养，主治伤寒解后，虚羸少气，气逆欲吐，是支持治疗；黄连治痢，白头翁治阿米巴痢，属对抗治疗；小建中汤用饴糖，大建中汤用白蜜，属食物治疗；甘草泻心汤本身是治疗白塞病的专方，桂苓五味甘草汤是治疗肺气肿的专方，半夏泻心汤是治疗热痞（多见于浅表性胃炎伴幽门螺杆菌感染者）的专方，甘草是治疗心律失常的专药，属专治法；桂枝汤只要脉弱自汗就能用，四逆散只要胸胁苦满、四肢冷、腹中痛就能用，故使用面非常广，属通治法。还有体质治疗，更是有独到之处。如黄芪就是一种体质性用药，柴胡也是一种体质性用药。经方的思路朴实无华，并且符合临床实际。所以，回到药证这个层面，我们会发现中医的世界原来很精彩！

第二，抓配伍。

配伍是经方中最富有魅力的部位。古人用药，本是单味的，后来逐步发展了，知道复方可以提高疗效，可以减轻副反应，可以矫味，于是有了许多处方的发明。一加一等于几？高明的中医能做到大于二，甚至大于三。这些配伍的结构，是学习经方的关键。比如小青龙汤，组方关键是细辛、干姜、五味子；小柴胡汤，关键是柴胡、甘草，从原文的加减法就可以看出这个结构。麻黄要配伍甘草，石膏要配伍甘草，这个通过统计数据可以看出。黄芪桂枝芍药配伍，治身体不仁疼痛、自汗、浮肿、小便不利；桂枝甘草配伍，治动悸；桂枝甘草茯苓配伍，治眩悸；桂枝甘草龙骨牡蛎配伍，治脐下悸、胸中悸、失精的惊悸；桂枝甘草人参麦冬阿胶配伍，治虚悸；半夏茯苓生姜配伍，治眩呕而悸；黄连黄芩配伍，治烦热而心下痞；枳实芍药配伍，治腹痛便秘；大黄桃仁桂枝配伍，治少腹痛、便秘；半夏厚朴配伍，治腹满呕吐等等。《伤寒论》、《金匮要略》中的那些小方，是经方的精华，应当多加研究。如四逆汤、桂枝汤、承气汤、芍药甘草汤、四逆散、枳实芍药散等，均是千锤百炼的经典配伍。后世许多方剂就是在它们的基础上衍化而来的，是我们开发新药、创制新方的最佳选择。

前人说，中医有两种“病”，一是有方无药，即知道用成方而不知变化，是谓有方无药；二是有药无方，即缺乏配伍的规则，组合零乱，叠床架屋，当然效果不好。这些问题产生的原因，第一是基础不扎实，所谓“不念思求经旨，以演其所知”，没有学好经方，药证不明，配伍无法，临床所据不是道听途说，就是主观想象；第二是临床思维僵化，所谓“各承家技，始终顺旧”。如有些人处方时均用 14 味药，每病如此，每人如此，每日如此，而不知医学是科学，不是艺术，不可凭个人喜恶。以经典汤方而论，有药物少至 1 味者，如甘草汤，多则如温经汤，药物达 12 味，药味数变化很大，完全依据病情需要而配伍。所以学习经典配伍，可以使处方精练，组方严谨，犹如作古文，加一字嫌多，减一字嫌少，处方到如此境界，也可算好方了。

第三，抓药量。

量效关系，是研究经方的又一关键。仲景用药，极为重视用量。麻黄附子细辛汤用于温经散寒，附子用一枚，大黄附子汤治胁下偏痛，附子则用三枚，附子量越大止痛越明显。再如半夏，大剂量（二升）治呕吐不止，方如大半夏汤，而小剂量（半升）仅治恶心呕吐或喜吐、咳喘、胸满、噫气、心悸和声哑，方如旋覆代赭汤、小陷胸汤、竹叶石膏汤、半夏泻心汤等；黄连大量除烦，方如黄连阿胶汤，量至四两，而小量除痞，量仅一两；大黄大量（四至六两），治腹痛便秘、其人如狂，配枳实、厚朴、芒硝、甘遂，方如大承气汤；小量（一至二两），治身热、发黄、心下痞，吐血衄血，配黄连、黄芩、山栀、黄柏，方如泻心汤、茵陈蒿汤；中量（三至四两）治少腹急结、经水不利，配桃仁、丹皮、水蛭、地鳖虫，方如桃核承气汤、抵当汤。再如厚朴，大量（八两）治腹胀满，方如厚朴半夏生姜甘草人参汤、厚朴三物汤；小量（二至四两），治咳喘、咽喉不利，方如桂枝加厚朴杏子汤、半夏厚朴汤。白芍大量（六两）治挛急，方如芍药甘草汤，小量（三两）和营卫，方如桂枝汤。柴胡大量（半斤）治寒热往来，小量治胸胁苦满。

经方的绝对剂量目前说法不一，大陆中医院校教材通行折算为一两等于 3 克，而柯雪帆先生认为一两等于 15.6 克，日本药局方则以一两等于 2 克。我比较强调相对剂量，即方剂中各味药物用量的比例。药物的绝对量总结了仲景的用药经验，反映出汉代以前用药的趋势，而药物的相对剂量则体现出组方的法度和配伍规律。方剂功效的大小，无疑受到药物绝对量的影响，但方剂整体功效的发挥，必然受到药物间剂量比例的影响。例如，桂枝汤中桂枝芍药之比为 1∶1，为调和营卫剂，而桂枝芍药的比例调整为 1∶2，则变为缓急止痛的桂枝加芍药汤了。麻黄汤、葛根汤中麻桂之比为 3∶2，则发汗作用并不强，仅治身痛、无汗而喘等，而麻黄桂枝之比为 3∶1 的大青龙汤，则具有强烈的发汗作用，仲景不仅说明“若脉微弱，汗出恶风者，不可服之，服之则厥逆，筋惕肉瞤”，而且在方下又强调“一服汗，停后服。若复服，汗多亡阳”。可见剂量的变化，对方剂的功效有相当大的影响。

使用经方，必须重视剂量。量该重则重，该轻则轻，本不以用药习惯而定。如果均是 10 克则有违经方规则了。至于影响药量的因素，则除了疾病以外，还有体质、配伍、药物质量、炮制、煎服法等因素，临床变化因素极多，尚难以说明，各家自有经验。

学经方还应注意的问题

要学好经方，还应澄清一些模糊认识，纠正一些不当的做法。

有的人认为中医先理法后方药，看病必先理论。实际上，中医临床思路是药—方—法—理。没有药，哪有方；没有方，哪有理与法！

有的医生遇见病人先考虑哪里虚。医者须明邪之所凑，其气必虚，虚处受邪，其病则实！

中医本不求每证必有脉、舌相应。临床诊断时，黄芪证可以不看脉；附子证可以不看舌，但必看脉；细辛证的关键是恶寒不渴。

不可被所谓的“理论”障目，见便血，便认为是脾不统血；见小便不利，就认为是中气不足；见胃下垂，就认为是中气下陷；见久病，便谓虚；见高血压，便谓肝阳亢；见冠心病，便谓瘀。临床实际，绝非这样单纯。

不可先议药、后议病。即见大黄黄连，即畏其苦寒伤中；用地黄阿胶，就畏其滋腻碍胃；见桃仁红花，便畏其破血动血；见柴胡葛根，又畏其劫肝阴，伤胃汁；见人参黄芪，又畏固表碍邪；见麻黄桂枝，畏其辛温动血。若如此畏手畏脚，那还能开什么方？只能是竹茹、丝瓜络、百合、代代花、白扁豆之类性平之品罢了。

有人以为古方不能治新病。此说貌似革新，但其中有一隙未明。疾病谱是不断变化的，但人在疾病中的反应方式是不变的，各种症状是不变的，经方中有许多根据“病的人”的效方，可以说是几千年不变的。用曹颖甫先生的话来说，是“仲师之法，今古咸宜”。

有人说经方难学。其实使用经方并不难，清代医学家柯韵伯说过：“仲景之道，至平至易；仲景之门，人人可入。”（《伤寒来苏集》）《伤寒论》、《金匮要略》中的方证，论述简洁实在，无空泛之谈，只要认真研读，反复对比，多向老中医学习讨教，多与同行交流，并在临床上反复运用，自然可以达到左右逢源的程度。曹颖甫先生是自学中医的，他对经方的推崇，就来自临床的大胆实践。他用大承气汤治疗邻居老妪便秘腹胀拒按而脉实者，用大剂附子理中汤治疗先母洞泄，用大黄牡丹汤治疗潘氏肠痈，还亲自服用白虎桂枝汤治疗自身寒热。他在临床上反复验证经方疗效，逐渐对经方运用得十分娴熟并屡起沉疴。其在上海期间，“用经方取效者，十之八九”（《经方实验录·自序》），从而在名医云集的上海独树一帜。

不少人害怕经方有副作用。要知，“药不瞑眩，厥疾不瘳”，凡是药物就有一定的副作用，只要方证相应，剂量适当，调剂科学，是不会有副作用或很少有副作用的。长期以来，中医界流行先议药后议病的风气，脱离具体的病人和病情来谈药物的优劣，这是需要批判的。

总之，提倡经方，不仅是单纯的临床技术问题，而且涉及科学思想、医疗道德、人才培养、科研方法等关系中医发展的诸多方面。只有正确、全面地认识经方，才能充分认识经方派的历史功绩，充分认识提倡经方的现实意义。

（本篇文章是1998年以后的演讲稿，其中主要内容曾刊载于《江苏中医杂志》2003年第7期）

经方与中医现代化
——师生关于经方的讨论实录

经方与中医现代化

张薛光(南京中医药大学 2003 级硕士研究生,以下简称张):有人认为,中医要走向世界,必须去其糟粕,用现代科学整理和发展之,若只停留在朴素的唯物论上则不能走向世界。还有位中医界元老这样谈现代化,“就医学而言,不应只追求形式,不应以时间定位,应该用最少的支出,以最短的时间,达到最佳的效果,这才是世界人民对现代化医学的要求”。您是如何构想中医现代化之路的?

黄煌(南京中医药大学教授、博士生导师,以下简称黄):所谓中医现代化,最通俗的说法是中医全球化,即让中医学为全人类的健康作出贡献。但现在看来,现存中医学的所有内容都变成“世界语”,那是不可能的。比如中医学中传统文化的部分、民俗的部分,那就无法全球化。举个例子:中医的“忌口”,地方性特明显。南京人说公鸡、鲤鱼是“发物”,但内地有的地区则认为这是大补之物,黄河大鲤鱼还是上等名菜呢!再有中国人怕受风寒,水要喝烫的,外出也捂得严严实实;但西方人呢,喝冰水,吃生菜,百无禁忌,也不见得生病。还有对于中国人“肾亏”“以脏补脏”的说法,以及吃珍奇动物以大补的行为,西方人也难以理解。所以,民族性、地域性太强的那些民俗风情是不能全球化的,中医的这些内容也是不能现代化的。能现代化的应当是中医的诊疗技术，比如针灸，比如推拿，比如天然药物疗法。经方是中国人几千年来使用天然药物的经验配方，是实实在在的东西，其疗效是得到反复验证的，是可以推广使用的，故当前中医的现代化之路，应以经方的普及为先导。

张：有报道，在中药新药开发研制的各个环节尚存在着程度不等的低水平重复，缺乏创新、发展和提高。或与现有同类药相比，疗效无明显提高，优点不突出，特色不明显。临床、科研处方用药的随意性和低水平重复开发的无序状态不仅无助于中医药学理论和临床诊疗，而且对我国并不宽裕的卫生资源来说也是一种极大的浪费。而对历经上千年临床锤炼而铸就的传统古方之“理法”及其证治规律与规范化工作反而不那么重视，不那么投入。日本却十分重视对经方古方的投入，进行药理、药化、药效学及剂型改进等方面的研究，以临床医学-基础医学-药学相结合的方式研究中药处方的作用机理，规范其临床适应病证，将其制剂按照国际标准组织生产、管理，并迅速推向市场，占领市场。比如开发小柴胡汤治疗慢性肝炎、艾滋病并以之预防癌症的临床研究就是实例。请问，经方如何才能更好地发挥其在中医药现代化、规范化中的作用呢？

黄：中医学是一门技术，技术是需要规范的。中医学已经流传了几千年，如果没有规范，那就不能重复其疗效，就无法发展到今天的规模。经方是经典配方，是经历代医家的临床实践而规范化了的中药配方。桂枝汤、麻黄汤、葛根汤、小青龙汤、小柴胡汤、大柴胡汤……中国人已经用了千余年，治愈了无数患者的病证。经方是经得起重复的配方，也是中医现代化的基础，中医规范化的最佳素材。现在，需要研究经方在现代的应用规范，使古代的经验配方在现代焕发出更绚丽的光彩。但是非常遗憾的是，经方的研究没有得到应有的重视。正如你说到的，我国这么多年来的中药新药开发，往往是低水平的重复，凑几味草药，查一些药理资料，收集一大堆实验数据，看起来像模像样，但就是在市场上风光不了几天，这种研究导致我国有限的科研资金和卫生资源大量浪费。日本人是明白的，他们知道这些经方，是中国人几千年来用自己的身体验证出来的好配方，无需支付高昂专利费用，开发经方无疑是最佳的捷径，所以，他们开发了许多经方用于治疗现代疾病，你说的小柴胡汤是一例，据我所知，现在已经有 147 张方剂进入医疗保险，为日本汉方医学的发展提供了非常重要的条件。其实，早在 20 世纪 20 年代，国学大师章太炎就预感到日本人研究经方的思路正确，他在写给陆渊雷先生所著的《伤寒今释》一书的序言中就说过："今仲景而在，其必曰：吾道东矣。"如今的情形，真被章先生言中了！

对于如何更好地发挥经方在中医药现代化、规范化中的作用这个问题，先要说一下经方有哪些作用，或者说有哪些现代价值，再说如何发挥好这些作用和最大限度地实现其现代价值。

我认为，经方至少有以下三大现代价值。

一是临床实用价值。经方是治病的有效验方，这本来是毋庸赘言的，但是，现在许多医生不会用，他们认为这些古代的配方不能治疗今天的疾病。初听似乎他们蛮有道理，但细细一想，不对啊！为什么呢？第一，人类的疾病古今变迁不是很大，有许多疾病古代有，现代也有，比如感冒，比如结核病，比如糖尿病。第二，古今人类的疾病反应方式没有变，比如寒则无汗、尿清长，热则汗出、口渴、尿短黄；古人服大黄腹泻，今人服大黄也腹泻。经方对"人"而治，疾病虽有不同，而"人"则一。所以，近代以来有关经方治疗现代疾病的报道连篇累牍，例子不胜枚举。你也看到过，我用小柴胡汤治疗慢性粒细胞白血病，用小建中汤治疗骨髓纤维化，用泻心汤加安宫牛黄丸治疗颅内出血后失忆症，用柴胡加龙骨牡蛎汤治疗抑郁症等，效果都很显著，说明古方可以治今病。而且，经方非常经济实惠，像半夏厚朴汤、五苓散等，不值几个钱。所以说，经方的临床实用价值太高了，对于并不富裕的中国人来说，尤其实用。

二是教学示范价值。经方是历来中医入门的捷径。经方组成简单，但非常严谨，一般不可乱加乱减，否则就达不到预期的效果；甚至其中药量的比例也不能乱。有个比喻，学经方就像学棋读棋谱、学书临颜柳、作诗先吟唐诗一样，是有规矩的。学中医而不学经方者，必难成大医。人们都说，中医活，其实，经方很死，"有是证用是方"，一对一，这就是经方的规矩。经方的这个教学示范价值，非常重要，千万不能等闲视之。现在国家中医药管理局在搞中医标准化战略，方向正确，但必须首先将经方的临床应用标准和质量控制标准总结拟定出来才好。中医人才的培养，也必须将经方应用能力的培养和提高作为基本功狠抓不放才是。

三是商业经济价值。经方是中华民族的临床经验结晶，可就是没有专利，世界人人可共享之。不过，在如何应用好经方治疗现代疾病方面，我国还可以形成自己的专利和技术壁垒。仅就国内市场而言，其经济效益也是非常可观的。中国人多市场大，只要有一个好品种，就能日进斗金。人家那"三九胃泰"，那"排毒养颜胶囊"，那"板蓝根冲剂"，无不掘了一大桶金，那还不是经方呢！民间验方尚且如此，那开发出经方来，经济效益可想而知了。日本津村制药公司靠一个"小柴胡汤颗粒"，就够日常运作开支；四川一家制药公司的"一清胶囊"，其实就是经方三黄泻心汤，已经搞得轰轰烈烈。可见经方的商业价值所在。

经方的上述价值应该如何发挥呢？首先需要正确认识中医，提高对经方的认识。不要说到中医，就仅想到是阴阳五行，是气功导引，是补肾，是吃西洋参，是吃什么补什么。中医的精华在经方。同时，也不要一讲中医现代化，就是用西医的标准来衡量中医。学好经方吧，那才是中医的真本事，也是发展中医的基础。

中医学现在正处在一个转化的历史阶段，发展中医，既要看市场，但政府也不能完全不管。目前我国关于中医经方研究的人才十分匮乏，擅长经方的临床大家已经不多，《伤寒论》、《金匮要略》

的高级教学研究人才十分稀缺，中青年中医对经方的认识肤浅，有关经方的科学研究经费不足，问题不少。政府要下大力气扶持，有实力的制药集团也可参与，产、学、研、管结合，就能出现振兴经方的良好局面。

推广、普及经方的当务之急，是需要组织全国的力量制定一批中医配方的应用规范和质量控制标准，就像当年宋朝搞的《太平惠民和剂局方》一样。现在已有的《中华人民共和国药典》是讲中成药，而不是现在中医临床上普遍使用的汤剂；现有的中医教科书《方剂学》则以教学为主要功能，内容显得陈旧粗糙，与现代临床距离较大。我担心的是现在国内应用经方的高手不多，经方应用的经验将失传。

方证相应

张：据江苏省名中医王益谦先生回忆，20 世纪中叶，章次公先生曾治疗一例结核性腹膜炎患者。此人在上海得到确诊，针药治疗无效后遍寻上海名医，如陈存仁、余无言、朱鹤皋等，均未显效。经章次公诊治，处以附子、人参、肉桂、白术、黄芪五味药，研末口服，每日三次，共服三料而痊愈，至今健在。此方可以看做是《伤寒论》附子汤加味，全方无一味特异性抗痨药，却成功治愈了结核病，处方时只因为有附子汤证在，有黄芪证在，这正体现了张仲景方证相应、随证治之的精神，也是中医学的魅力所在。

现代著名《伤寒论》学家刘渡舟教授认为，要想穿入《伤寒论》这堵墙，做到登堂入室，必须从方证的大门进入。方与证乃是伤寒学的关键，而为历代医家所重视，所以，“方证相对论”的提出，起到了非凡的积极作用。著名中医药学家叶橘泉先生强调，中医的主要特色是辨证论治，亦即辨症求“证”，论治施“方”，方证相应，疗效卓著，这是在继承中医、发展中医过程中，必须始终把握的核心原则和关键。

如何才能让方证相应理论发挥其应有的价值呢？

黄：方证相应是经方医学的核心。证，是证据。方证，就是可以有效而且安全地应用某方的证据。其构成，一方面是“人”的证，另一方面是“病”的证。所谓“人”的证，即患者的体型体貌特征、心理特征、生命指征、营养状况、健康状况等。所谓“病”的证，即具有发生发展特点的一组让人痛苦甚至影响生命的症候。古代的疾病有“疟疾”“痢疾”“臌胀”“噎膈”等。现代医学对疾病的认识更为清晰，诊断标准更为规范，病理变化更为明确。一般来说，每个方均针对特定的“人”与“病”，这就是方证。比如黄芪桂枝五物汤是对于“骨弱肌肤盛”的“尊荣人”出现“血痹”这种疾病时使用的。而桂枝加龙骨牡蛎汤则是对于“失精家”出现动悸、脱发、阳痿、梦交等症时使用的。前面你提到的章次公先生用人参、附子、肉桂、黄芪、白术治疗结核性腹膜炎，估计其人有消瘦、食欲不振、腹水、浮肿、腹痛、腹胀、脉沉微等症状和体征。你们在随我临床的时候也可以看出，我看病的思路，也是在方、人、病这三点之间不断往复摸索的。有的时候，从人测方，再从方测病；有的时候，从病测方，再从方测人，一般来说，有方-人、方-病两条线的支撑，方证的识别就比较有把握了。

方证，是古代识人与识病的抓手，是前人的临床智慧结晶。古代的方证，往往寥寥数语，便将此方应用的最关键指征点出来。有的方证，仅对应某个病。有的方证，则是针对几个病的，其方证概括了几个病的共同特征。有的方证，是针对某种体质的，则方证应对患者的外貌特征和疾病趋向性给予描述。还有许多方证，是既对病，又对人，这种方证的表述就要求较高，如果表述过于简略，容易造成他人理解上的困难。我们无法苛求古人，但是可以严格要求自己，即对每张经方的方证构成要逐步加以规范，要弄清楚到底这张经方，是对病的还是对人的？是对何种病或何种人的？如人与病均涉及，则要弄清是对何种人生的何种病，甚至要弄清楚是对何种人生何种病的哪个阶段。人搞清楚了，病明确诊断了，用方就比较准确了。这种应用指征就是比较规范的方证，也是现代意义上的方证。

传统的应用经验，对回答“何方对何人有用”能起到有力的支撑，而现代临床报道，对回答“何方对何病”，尤其“何方对哪些现代疾病有用”，有重要的指导意义。所以，要了解经方的方证，古代经验和现代报道两者都不能偏废。传统的应用经验，主要存在于《伤寒论》、《金匮要略》等经典著作中，其次是《备急千金要方》、《外台秘要》等古代方书，再有就是历代各家的医案医话医著。历史上医家很多，最需要认真研究的是那些临床家的书、那些经方家的医案。现代报道于近几十年来比较多，但不少资料不够严谨，需要注意甄别优劣。

张：“方证相应”也是日本汉方医师指导临床用药的思路。日本汉方医师习惯根据《伤寒论》、《金匮要略》的条文和先辈的口诀来应用经方。例如，根据“狐惑之为病，状如伤寒，默默欲眠，目不得闭，卧起不安，蚀于喉为惑，蚀于阴为狐，不欲饮食，恶闻食臭，其面目乍赤、乍黑、乍白。蚀于上部则声嗄，甘草泻心汤主之”这段条文中的“默默欲眠，目不得闭，卧起不安”，运用甘草泻心汤治疗“梦游症”；根据“伤寒八九日，下之，胸满烦惊，小便不利，谵语，一身尽重，不可转侧者，柴胡加龙骨牡蛎汤主之”中的“一身尽重，不可转侧者”，运用柴胡加龙骨牡蛎汤治疗脑血管疾病；根据“妇人年五十，所病下利数十日不止，暮即发热，少腹里急，腹满，手掌烦热，唇口干燥……当以温经汤主之”中的“手掌烦热，唇口干燥”，运用温经汤治疗掌指角化症等等；而国内应用经方则受“理法方药”的束缚，相对而言不太灵活。您谈谈如何合理有效地扩大经方的应用。

黄：应用经典的原文来解释治病的依据，是中医的传统做法，但实际上这些医家应用经方的指征并不局限在经典条文，临床应用的许多关键的内容可能没有公开或无法说清楚。比如说，柴胡加龙骨牡蛎汤的“一身尽重，不可转侧”，是很多疾病常见的症状，没有多少特异性。关节疼痛、活动受限的关节炎患者，状如木僵的神经症患者，全身赘肉、身困无力的肥胖症患者，不都表现为“一身尽重,不可转侧"吗? 日本医家用柴胡加龙骨牡蛎汤治疗脑血管疾病的特异性指征是什么,不知原文说出来没有? 经方的应用,对于广大青年中医来说,最需要的就是那些简明易懂的特异性指征。我们都有这样的体会,翻开许多中医书籍,那些模棱两可、笼统模糊的东西太多了,而让人一看就明白,一用就有效的应用指征,则实在太少了! 我认为,这就是当今中医发展滞后的症结所在。

中医诊病好论理。应用经方好谈病机,常常是病因病机一大套,然后才讲治法方药,绕了半天方切到正题,很多还离题甚远,不着边际。特别是以不中不西的思路来看经方,那就难了,根本无法解释。有人惊呼:白虎汤没有一味药可以抗菌、抗病毒,哪能用于高热啊! 麻黄附子细辛汤的药物根本不能营养心肌,哪能用于治疗心律不齐啊! 所以,这些人认为经方不该用,用了也不会有效。我还听说有的中医对学生说,现在已经没有真正的桂枝汤证、麻黄汤证,《伤寒论》早过时了! 着实令听者为之愕然。

严格地说,经方的应用范围,原来是固定的,是不容许随便扩大的。有的很窄,是治疗一个症状,或者一个病;有的很宽,是治疗某种症候群的,甚至是调理某种体质状态的。这个应用范围,就是方证。方证相应,是经方医学的基本原则。但由于方证与现代医学的疾病不是完全对应的,有的时候,现代的许多疾病出现了相同的方证,用对应的经方治愈了,容易让人们感到经方的应用范围扩大了。其实,只要现代不同的病的方证相同,经方就可用于治疗这些病。比如,我用五苓散治疗过青光眼、酒精性肝炎、乙型肝炎后肝硬化、外国留学生来中国后的水土不服和腹泻、肿瘤化疗后的乏力腹泻、垂体肿瘤等,涉及现代多种病,其实,我不过就是抓住目眩、动悸、自汗、小便不利、大便不成形、舌胖等五苓散方证。俗话说,不成规矩,何成方圆。经方的活用变化,正是在于其方证相应的规矩。

苗志国(南京中医药大学 2002 级硕士研究生,以下简称苗):经方的条文,能否结合现代医学的理论和通俗的现代语言来理解。

比如《伤寒论》第 71 条“太阳病，发汗后，胃中干，烦躁不得眠，欲得饮水者，少少与饮之，令胃气和则愈。若脉浮，小便不利，微热消渴者，五苓散主之”，是指在外感病中，人体经过“发汗”后，体温下降，疾病解除的同时大量汗出，这是由于体内水液减少，血浆渗透压增高所致，渗透压的升高可以刺激分布于下丘脑及颈内动脉的渗透压感受器，引起渴感及 ADH 的释放，此时适量饮水即可。如果出现饮水而渴不解，小便不利，仍发热者，说明不仅感冒没有痊愈，而且出现了体内水液代谢的失调。水分在消化道吸收后，进入细胞或细胞间隙，然后通过跨细胞或旁细胞途径进入血液或淋巴，这个过程出现了问题，可以用五苓散来治疗。对于其他的条文，应考虑是否也用这种方法来教授，这样可以使我们更容易理解条文，掌握条文，扩大经方的应用范围，使符合经方方证的病人不致从眼皮底下溜走。

黄：这个问题问的很好。对于中医经典原文的理解创新确实应当引起大家的重视。对于经典原文的解释，我们不能仅仅局限于用传统的理论去解释，可以结合现代医学的理论和现代语言去解释。你提到的对五苓散证的解释就很有新意，现代的医生也容易理解，也可以扩大五苓散的应用范围。其实，用现代的语言去解释，前人已经有探索，当年陆渊雷先生就有《伤寒今释》的大作，尽管有些解释比较牵强，但毕竟具有时代的气息。我也常常将麻黄附子细辛汤比做传统的“伟哥”，将小柴胡汤比做古代的鸡尾酒疗法和天然的胸腺肽，将大柴胡汤比做利胆消炎剂和胃肠动力剂，将炙甘草汤比做能量合剂，将柴胡加龙骨牡蛎汤比做古代的抗抑郁剂。讲到理解创新，我去年在南京中医药大学开讲的《跟我学经方》讲座中，已经尝试用场景还原式的理解方式教学，即让学生回到那战火连绵的东汉，再现张仲景当年诊病的现场，让学生跟随张仲景的思绪去看病。这就比较容易理解张仲景当时将桂枝汤用于哪些人、大柴胡汤用于哪些病、炙甘草汤用于哪些时候。这是我举的例子，国内有许多解释经典的高手，我们应当多向他们请教。

当然，也应指出，作为经方家更重要的是先弄清"是什么"，然后再探索"为什么"，这也是科学研究的基本程序。中医学之所以发展不快，从学术上找原因，就是因为中医对本身的许多临床经验和事实尚未整理出来，很多技术规范十分模糊，作为科学研究的第一步工作尚未完成，若在这种情况下急于寻求解释，则容易导致学术陷于空泛。

经方的加减

张：经方的疗效是肯定的，古代医家常用"效如桴鼓"形容经方的疗效。由于现在经方研究处于低潮，而且国人应用经方讲究的是"得其法而不泥于方"，很多报道又严重失真，非常不利于经方运用经验的传承和深入研究，所以在大多数人眼里，对于使用经方而不进行烦琐的加减就能治疗疑难杂症只有惊叹的份了。请问您如何看待这种现象？

黄：徐灵胎先生曾说过，医生的毛病大约有二，一是有方无药，二是有药无方。现阶段我国中医界存在的问题主要是"无方"，即处方缺乏结构，没有传统配方经验的支撑。许多方剂，是根据中西医理、药理杂凑而成的，往往一方有一二十味甚至更多的药物。这种情况的出现，一是根本没有基础方，二是有基础方或经方，但加减过度，已经完全脱离了经方的精神。这种情况，往往在你所提到的"得其法而不泥于方"的遮掩下变得越来越不可收拾。

经方在应用中是否需要加减，完全依据临床情况而定。一般来说，方病相对，是用药的原则。若方对此病，方对此人，则该方不必加减，谓之原方；若方能对病，但人有差异，则适当加减，谓之加减方；若此方对此病，彼方也对此病，则可两方合并，谓之合方。你看我在临床用大柴胡汤治疗高血压、高脂血症、肥胖病、胆石症、慢性胃炎、胃肠功能紊乱、发热伴淋巴结肿大等，常常原方照服。小柴胡汤治疗慢性咳嗽、过敏性鼻炎、硬币样湿疹、慢性粒细胞白血病、哮喘、巩膜炎、骨关节炎、发热待查、类风湿关节炎等，常根据病人的不同，而有加生地、芍药者，或加连翘、栀子，或加干姜、五味子。而使用五苓散时，常视病情不同，如柴苓汤用于肿瘤术后的调理，茵陈五苓散治疗肝炎后肝硬化的肝功能长期异常、白球蛋白比倒置，五苓散、猪苓汤治疗代谢性疾病、泌尿系统疾病等。为什么要加减，就因为疾病的兼夹证不同。

如何保证经方在加减后的疗效？我的经验是，第一，熟悉经典药证。即张仲景使用单味药物的指征。这方面我已经写了本小册子《张仲景50味药证》，可以参考。第二，遵循经方加减的规矩。如用小柴胡汤治疗迁延型咳嗽，我常加五味子、干姜，其方法即源于《伤寒论》原文。第三，根据方中药物衍化。比如桂枝茯苓丸加大黄，因为桂枝茯苓丸中有桂枝、桃仁，再加大黄，即可衍化为桃核承气汤。半夏泻心汤加大黄，即因为原方中已经有黄连黄芩，加大黄即衍化为泻心汤。同理，大柴胡汤中可加大黄。而后世的一些药物，以及经方中没有的配伍规矩，我是比较谨慎使用的。这倒不是保守，而是配伍里的学问很大，不是想配就配的，要有实践的依据，要有经验的支撑。

经方的重投与轻取

张：岳美中先生提出“治急性病要有胆有识，治慢性病要有方有守”。请结合您的临床经验谈谈经方治疗急性病、慢性病的特点。

黄：急性病用药品种不宜多，但量要重。比如退热，柴胡可达30克以上，攻下大黄可用20克，上海焦东海教授更是用到200克以上。清代温病学家余师愚治疗瘟疫，石膏用量达数斤，用药量虽大，但中病即止。但是，对于慢性病的治疗，用药量不宜大，宜小量常服。比如我治疗慢性肝炎，用量很小，小柴胡汤每味仅数克。此外，守方很重要。守方的含义，指处方结构不必大变，有时服用数月不更。江苏孟河名医费伯雄以治虚劳名世，其治病，常常是一方服数月或数年，病人中更有“终身宝之”者，这就是善于守方的高手。我有个糖尿病患者，20 世纪 90 年代初来诊时，血糖居高不下，两腿浮肿，血压高，后坚持服黄芪桂枝五物汤加味十多年不间断，现身体状况很好，没有出现糖尿病的并发症。现在许多青年中医，朝凉暮热，昨补今攻，处方毫无章法，最后根本无法总结经验。出现这种情况的原因，关键是对患者的体质和所患疾病的转归不清楚，反映出其理论修养不够，临床经验也不足。除以上原因外，可能还陷入了一种误区，总以为中医辨证论治就是要不停地加和减。其实，这种想法容易使辨证论治趋于庸俗化。辨证论治应该是抓主要矛盾，抓基本病机，而不是根据一些症状来加减的对症治疗。

有人以为经方只能用于重病大症，而现代的慢性病则适宜用时方。这是一种模糊认识。经方中既有峻剂，也有缓方，其峻急如闪电雷暴，其和缓似和风细雨。白虎汤、大承气汤、大陷胸汤、大柴胡汤、三物白散、十枣汤、麻黄附子细辛汤、真武汤等是峻剂，而甘麦大枣汤、桂枝汤、炙甘草汤、柴胡桂枝汤、黄芪建中汤、麦门冬汤等就是缓方。我曾用白虎汤治愈血小板减少导致的暴崩，用大柴胡汤治疗过胆道感染引起的黄疸、高热、腹痛，用真武汤救治过低蛋白血症的腹水。其用药猛，用量大，取效也快。我也经常用炙甘草汤治疗食管癌、胃癌晚期恶病质，用酸枣仁汤、温胆汤治疗更年期综合征的失眠烦躁，用黄芪桂枝五物汤、五苓散治疗肿瘤化疗后的贫血。这些处方常常服用数月数年而不更，这就需要对患者的体质和病情有充分的把握，才能坚守原方。

在经方中，没有一成不变的轻方或重方。有的时候，同样的方药，由于剂量不同，疗效的呈现也可快慢不同。比如，小柴胡汤治疗急症发热，柴胡达 30 克，黄芩 20 克，一服大汗而热退。但用于慢性肝炎，则柴胡仅 6 克，黄芩 6 克，半夏 6 克，甘草 3 克，嘱患者连服数月甚至数年。半夏厚朴汤是神经症的调理方，非常温和。通常半夏、厚朴在 10 克左右，但对那些痰病重症，则常常量至 20 克以上，厚朴也达 20 克。此时，痰气交阻，非燥烈不可。五苓散也是平和方，但用于肝硬化腹水时，白术要达80克，用量也相当大。类似的经验很多，总的来说，这些经方或重投或轻取，都是根据病情而定，方证相应是基本原则。

经方与时方

苗： 经方与时方并非完全割裂，虽然以不同的理论作指导，但只要用得好，临床都有疗效。那么，两者如何结合呢？您所说的"药证"是否是它们的结合点呢？另外，对四气五味、升降浮沉等学说应当如何看待呢？

黄： 我们提倡经方，但并不排斥时方。严格来说，对中医配方优劣的判定，不能以古今为标准，也不能以能否解释为标准，只能以有无疗效作标准。而能否取得疗效的前提，应该是方证相应，方证是两者的结合点。因为无论经方、时方，只要是中医配方，应该都有方证，只是文献记载中，经方的方证比较明确，而时方的方证往往隐藏于病机方义之中，难以把握而已。要破译时方的方证，从药证入手，是个好办法，这就是前人所说的以药测证。时方的药证主要依据《伤寒论》、《金匮要略》中的记载和后世的经验。比如补阳还五汤，虽是清代的配方，但其中所用的药物，大多是张仲景的常用药，所以，根据仲景药证，自然可以将黄芪证作为补阳还五汤证的主要指征。用同样的方法，也可以破译玉屏风散、四君子汤的方证。破译时方方证的方法，还可以从《千金方》、《外台秘要》等唐代方剂入手，这适合于仲景没有使用或所用不多的药物，比如石斛、牛膝等。我通过唐方中应用石斛的经验，发现石斛主要是用于脚弱无力而口干的病症，现在我用于治疗糖尿病引起的下肢周围血管病变，效果不错。但也有些时方中药物的药证很模糊，不好理解用意，比如厚朴花、穞豆衣、桑叶、菊花、白花蛇舌草、夜交藤、合欢皮等。

至于四气五味、升降浮沉等学说，是金元以来解释药性功效的一种工具，是一些临床经验的总结和概括，对于遣方用药有帮助，但是不能拘泥。因为有很多药性和功效是无法用以上的学说去解释的。对此，清代的徐灵胎先生就有精辟的论述，他说“凡药性有专长，此在可解和不可解之间，虽圣人亦必试验而后知之”。

苗：经过两千年的发展，药物品种已经极大地丰富，常用的基本药物如牛膝、红花等也大量出现，能否按照经方的思路方法，创制新的“经方”？或者从时方中提炼出新的“经方”？张锡纯的方是否也有经方的思路？

黄：创造新的经方，完全有必要。但是，创造的途径只能是通过实践，而不是凭空的推理。我不大喜欢看明人的方书，因其讲那些阴阳水火的理论太多，太空，把一些经方的方义给扭曲了。比如六味地黄丸，本来是钱仲阳根据张仲景的用药思路，去附子肉桂来治疗小儿解颅病的，那可能就是脑积水之类的疾病，六味地黄丸是用来利水的，但在明清一些医家的脑子中，这张方变成了养阴的基本方，继而成为补肾的头号方，或者说的更明白一些，这方子成了中国人“肾虚恐慌综合征”的安慰剂。

我喜欢王清任的方，有经方的骨架，有经方的精神，如血府逐瘀汤就是四逆散的加味方，补阳还五汤是黄芪桂枝五物汤的变方。我也喜欢一些常用方，比如逍遥散，就是当归芍药散的变方，用于女性月经不调而浮肿者有效。防风通圣丸中，麻黄、大黄、当归、川芎、荆芥、防风、黄芩、山栀、白术等结伴而行，药味虽多，但有指征可寻，我用于治疗肥胖痤疮屡效。所以说，后世许多方，都是在经方的基础上发展而来的新经方。你提到在时方中提炼精简出新的经方的思路很好，确实，许多时方组成过于复杂，需要精简。如何精简？这比较难，不是仅靠理论上的推理可以完成的，还是需要临床观察总结，而且需要更多中医的参与。

张锡纯先生的处方很有劲，很多名医喜欢用他的方。他的方好，首先好在他对单味药药证把握得好。他在使用芍药、山萸肉、龙骨、牡蛎、山药、石膏、三七、代赭石、丹参等方面，确有独到经验，读者看他的书，能用得上，因为药证明确。再就是，《医学衷中参西录》中的处方大多是他的经验方，临床效果确实可靠。这些方，都有经方的精神。可以说，张锡纯先生在创制新的经方方面，作出了了不起的探索。

经方的用量

张：中药的剂量问题是个大问题。众所周知，《伤寒论》的桂枝汤，芍药加倍后就变为桂枝加芍药汤，桂枝加倍后就变成桂枝加桂汤；小承气汤、厚朴三物汤、厚朴大黄汤同样都是由大黄、枳实、厚朴组成，但三方的剂量比例都不同，小承气汤大黄四两、厚朴二两、枳实三枚，厚朴三物汤大黄四两、厚朴八两、枳实五枚，厚朴大黄汤大黄六两、厚朴一尺（相当于十两）、枳实四枚；再如桂枝麻黄各半汤、桂枝二麻黄一汤，药物的炮制、煎煮法暂且不论，它们的功效、适应症肯定是有差别的。还有，同一药物的不同剂量在复方中又发挥着不同的功效，如柴胡，有用八两、四两、二两，还有六分的；芍药有用一斤、八两、六两、三两的；半夏有用二升、一升、半升、五合的；地黄有用二斤、一斤、十两、八两、六两的等等，岂能用疏肝解郁、和解少阳、柔肝缓急、调经养血、养阴生津等术语一概了之，然后轻易地划定一个用量范围，如教科书上柴胡3～10克，芍药10～30克，半夏3～10克，地黄10～30克，难道就应该理所当然地教给学生这些吗？

黄：张仲景用量是根据不同的证而有不同的剂量段。如仲景使用麻黄有多个剂量段。六两：用于浮肿及无汗，但多配石膏，方如大青龙汤、越婢汤。三至四两：用于咳喘、无汗身痛，方如麻黄杏仁石膏甘草汤、小青龙汤、射干麻黄汤、厚朴麻黄汤、麻黄汤、葛根汤、乌头汤等。二两：或与附子细辛配伍，治疗脉沉的无汗、浮肿等，方如麻黄附子细辛汤、麻黄附子汤等；或与连翘、杏仁等同用，治疗发黄，方如麻黄连翘赤小豆汤等。至于用于湿家的肤痒或身体痛等，则麻黄用量更少，只有半两或一两。张仲景用附子有两个剂量段，大剂量为3～5枚，多用于治疗关节疼痛或心腹大痛；小剂量为1～2枚，多用于治疗脉沉微、四肢逆冷等。故止痛用大量，温阳用小量。临床上经常遇到这样的病例，方证相符，但效果不明显，结果药量加大以后，症状很快缓解。如最近我的研究生治疗一例腰痛，用麻黄附子细辛汤，初用麻黄5克，服一剂，疼痛虽好转但未除，后麻黄加倍，结果一汗而愈。但用量的问题是很复杂的，涉及药物的品种、质量、配伍、煎服法、个体素质、疾病等因素，所以，很多中医是靠经验，故可以认为中医不传之秘在于剂量。

张：张仲景通过对药物剂量加减变化提醒后人，要多注意这些问题的研究。其实，不单单是中药，针灸穴位的针刺角度、深度也很讲究，如针刺内关穴半寸、一寸、一寸半，功效也是不同的。所以，我们应该首先在遣方、用药、进针等实用技艺上实现规范，制定出能为大多数人运用的标准来，这又何尝不是一种继承、创新呢。在取得疗效，并且是经得起重复验证的疗效后，再去研究背后复杂的机理，印证某些学派的学说，也必然能有新的发现和更进一步的创新。

经方的剂型

张：最近看到《中国中医药报》(2004年8月)上刊登了李兴培教授关于中药颗粒剂的文章，他认为，将每味中药制成颗粒剂后再调配成方，与饮片配方后混煎相比，大相径庭，所以眼下不宜轻率地废弃中药传统的混合煎煮法。李教授列举了几组资料作为佐证：①有学者比较研究了生石膏单味煎煮和在17个复方汤剂煎煮中的含量变化，并观察与一些已知成分同煎时，对生石膏溶解度的影响。实验表明：复方汤剂溶液中石膏含量大多数比单味石膏溶液有所增加，石膏与一些含有机酸、鞣质、维生素和生物碱盐类的药物在水中同煎时，可使其溶解度增加。石膏在成方汤剂中含量增加，亦即含石膏汤剂的混煎在临床上有重大意义。②又如《伤寒论》中提出，葛根汤应先煎麻黄与葛根，后入其他药。经过研究发现，如此煎法则葛根中淀粉先溶于水成胶状，可以帮助麻黄素溶解,可能是由于二者可形成复合物,且胶状淀粉使麻黄素在水中稳定,不易受蒸气、热等破坏。③有学者为了探讨牡蛎在汤剂煎煮中的作用,比较研究了小柴胡汤、大柴胡汤、乙字汤(日本经验方:当归、柴胡、升麻、黄芩、甘草、大黄)、柴胡桂枝汤、柴胡桂枝干姜汤、柴胡加龙骨牡蛎汤,以及柴胡桂枝汤加牡蛎七个方剂。此七个方剂中都有柴胡,前四个方剂中无牡蛎,后三个方剂中含牡蛎。研究发现,牡蛎的作用主要是在煎煮过程中中和酸性物质,提高汤液pH而阻止柴胡皂苷D的分解,以加强柴胡的药效。由此可见,中药有效成分在煎煮阶段的复合作用,并不等同于在体内发挥药效时的协同作用或拮抗作用。

所以说,中药复方煎剂绝非单味中药的机械总合,乃是历经浸泡、高温加热煎煮后,具有特殊的效用协同和毒理拮抗作用。

黄:关于颗粒剂问题,这是中药剂型改革方面的实践,目前中国和日本的思路和做法尚不一致。日本更注重复方颗粒,而我国目前已开始使用单味颗粒。复方颗粒保留了煎剂共煎的优势,但不能加减,尤其是药量上的增减。单味颗粒方便了配制个体化处方,但传统煎剂的优势能否保住,传统的经验能否利用,都是问题。所以,这些问题还需要扎扎实实地研究。剂型改革不是件容易的事情。就如同将流传了几千年的汉字改为罗马拼音文字,确是非常棘手的一件事,弄不好,几千年中华民族积累起来的用药经验可能会因剂型不当而丢失。

汤剂是最常用的经方剂型,其主要优点在于可以根据不同的患者、不同的病情及时调整配方,而且取效较快。现在有些人总认为中医的汤剂是阻碍中医现代化的绊脚石,不改成片剂、针剂就不是中医的现代化,我不敢苟同。你说,用品牌鸡精冲溶而来的鸡汤与用文火炖出来老母鸡汤能是一个味道吗?那些天然的本草就是通过慢慢的煎熬才能溶出其精华,古人也通过这种传统的剂型,才摸索到了许多丰富的临床经验。但是,话说回来,对于现代社会来讲,在家用陶罐慢慢熬药已经有许多不便之处,如文火熬药花时费神，药味四溢扰邻，汤药携带不便等。但我想这些问题还是可以解决的，比如煎药机制出的真空包装的袋装汤药，我的不少患者使用后很满意，还有，在家用电子温控煎药器也不错。不过，我希望有条件的患者，还是自己煎药，这也是一种增强自我保健意识的需要。

张：说到传统煎煮法，现在有了先进的煎药机器，为方便起见，患者可以选择机器代煎，故而中药都是一股脑的“下锅”，也不分“先煎”、“后下”等特殊煎药法了。当然，这其中大部分是寻常的中草药，无须特殊煎煮方法。但有些特殊煎煮法关系到汤药的功效，是不能含糊的。比如，张仲景的煎煮法，规矩就很多，有主要药宜先煎者，如麻黄类方中的麻黄宜先煮，并去上沫；茵陈蒿汤先煮茵陈。有主要药不宜久煎者，如大承气汤后下大黄；桂枝人参汤后煮桂枝。有去滓再煎者，如小柴胡汤。有以多量水久煮者，如炙甘草汤“以清酒七升，水八升，先煮八味，取三升，去滓，内胶烊消尽，温服一升，日三服”，酒、水合为十五升，煎取三升，是将药汁浓缩成稀膏，非用慢火久煎莫得，《伤寒论》中此为最久煎之方剂（岳美中语）。还有特殊煎服法的，如大黄黄连泻心汤须麻沸汤渍，须臾绞去滓；乌头汤、乌头桂枝汤都是先用蜜煎乌头，再合其他药味煎煮。

中药传统剂型很多，如丸、散、膏、丹，都有它们各自的应用场合。请老师谈谈临床上如何有效合理地使用这些剂型，从而弥补单一的汤剂在治疗上的缺陷。

黄：合理的剂型是治病取效的关键，单一的汤剂其治疗范围是局限的。当年徐灵胎先生曾尖锐地批评过“只以一煎方为治”的时弊。张仲景就不仅仅用汤药，还用丸、散等剂型，比如乌梅丸、麻仁丸、四逆散、当归芍药散、五苓散等。剂型的确定应当根据病情的需要，这里面离不开传统的经验，尤其是经典著作的经验。比如小柴胡汤就应以汤剂为好。宋代名医朱肱曾治疗当时太守盛次仲疾，诊断为小柴胡汤证，但仆人给以小柴胡散，不仅病不愈，反而有胸满，后朱肱亲自煎煮，进二服，是夕遂安。这便是一例。去年来自山海关市中医院的进修医师赵立波，就介绍了他用五苓散、当归芍药散治病的经验，说常常汤剂不愈时，改为散剂，便立愈。这给我很大的启发，我现在也在摸索应用散剂治病的经验。

煎膏剂在江南民间很流行，多用于冬令进补。确实这种剂型适用于慢性病的调理，比如炙甘草汤、温经汤都可以使用煎膏剂。这种剂型，便于入口，便于服用。丸剂的加工目前不是很方便，但是可以代之以胶囊剂，也很方便。如泻心汤就可以装胶囊服用。

中药单味颗粒的使用，也需要摸索经验。我用单味颗粒，一般掌握以下原则，一是小方，味数一般在 5 味左右，最多不超过 10 味；二是以补益药为主，选择味道比较好入口的，因为黄连的颗粒剂，味道实在太苦了；三是慢性病，即以调理为目的的；四是病人愿意，这里要考虑价格因素。

经方疗效的评价

张：姜春华先生认为，中医的辨证论治中，有些是改善症状的，有些可能是治病的，有些是增强人体抗病能力而达到治病目的的，还有人认为中医用药一般包括辨证用药、对症用药、特效药三类。在临床上常常看到，患者身兼数病，服用中药汤剂的同时还在服用西药、中成药、保健品，甚至民间流传的单方、验方。我们应该如何评价经方的疗效问题？又该如何看待经方常用药以外的一些有效草药或地方上的经验用药，如常用于治疗病毒性肝炎的田基黄、平地木、鸡骨草等，治疗哮喘的瘪桃干、老鹳草等，还有一些毒性大、疗效肯定的药，如马钱子、砒霜、甘遂等，怎样将之纳入药证的研究中来。

黄：你谈到的经方疗效评价问题是个大问题，我想古今评价的标准是不一的。古代主要看症状和体征的改变情况，比如服用桂枝汤后是否能结束原来的自汗出，恶寒恶风，发热等症状，根据张仲景的观察，服用桂枝汤以后应该“遍身漐漐微似有汗”，这便作为了桂枝汤取效的标志。而现代就不同了，有的病可能也看症状是否缓解，体征是否消失，但更多地是看现代医学诊断的指标是否正常，比如是肝炎，那肝功能是必定要查的，如为白血病，那血象是必定要看的。所以，经方疗效评价的现代标准需要尽快制定，就是看症状体征的病，也要应用医学统计的方法，搞出量表。这方面，是我们经方研究者努力的方向。

至于经方和其他疗法并用的情况，在当今临床是难免的。临床治病和科研是不一样的。这就要求我们在临床上要注意观察，要注意撇开那些干扰经方疗效的因素，要科学地分析各种疗法的作用和效果，不能简单地将其他疗法的效果套在经方的头上。所以，我临床上一般在服用汤药的情况下，常常帮助患者调整一下用药品种，有些不必要服用的现代药物，可以停服，以观察经方的疗效。

经方是中医药中的一部分，或者说是比较成熟的部分。中医药中还有许多配方，我校编的《中医方剂大辞典》收方就达 10 万首，还不包括那些民间单验方。这些经验方、民间单验方以及民间草药中，不乏有效的好方，这些也需要我们去收集和验证，对其用药的适应症、禁忌症、适用范围等进行规定，让其上升到经方的范畴。经方者，经验方也，被人公认的经验方也。张仲景当年也就是将古代流传的经验方进行了规范化的工作。你说到的治疗病毒性肝炎的田基黄、平地木、鸡骨草等，都是草药，对其的临床应用标准需要进一步研究，即对何种肝炎有效，有何疗效，哪些人有效。

治疗哮喘的瘪桃干、老鹳草等，也要明确应用指征。至于如马钱子、砒霜、甘遂等的毒药，使用时更应小心谨慎，并必须开展有关药理毒理研究，通过现代科技手段以减毒增效。这些毒药的“药证”，我尚未作研究，你们有兴趣，可以先作文献研究。

经方与中医理论

张：日本现代汉方大家大塚敬节认为，《伤寒论》和《黄帝内经》理论体系不同，各自形成的背景不同。前者是以江南，即中国南方为中心形成的医学，主要采用以汤液经方为主的治法；后者是以黄河流域，即中国北方为中心形成的医学，主要采用以针灸为主的治法。所以说，以江南为背景发展起来的《伤寒论》医学体系从一开始就跟《黄帝内经》医学体系有着不同的医学观。我国医家胡希恕是支持这一论点的。因此，日本古方派认为《伤寒论》有其独特体系，反对导入《黄帝内经》体系去解释《伤寒论》，包括张仲景、王叔和在内的后人掺入的与古代《伤寒论》相矛盾的条文和字句应当全部删去。

藤平健先生认为，中医的各种理论与临床法则尽管都是在《伤寒论》和《金匮要略》的基础上发展起来的，但这种发展不是在忠实于原著的基础上进行的，在一定程度上还存在倒退现象，不如重新回到原著中进行深入研究。同时他提到，中国现在通行的《伤寒论》版本，在日本专家看来，其中部分内容肯定是后人的注解与窜文，与原来真正的《伤寒论》不一样，比较烦琐，这是不容忽视的重要问题，忽视这一点，用阴阳虚实理论等解释《伤寒论》就会背离原著。

清代《四库全书》的总纂官纪晓岚认为，金元时期是中医学发展的一个分水岭。著名医家章次公先生说："吾国医学发明之早，此堪世界医史实居先进，汉唐两代注重实验，已向科学之途迈进。金元以还，医家好以哲理谈医，以邀文人学士之青睐，于是，空言空论，怪诞不经，满纸皆是，亘千年而其流未息，其为害非浅矣。"

我们应该如何正确对待《伤寒论》与《黄帝内经》的关系，客观地评价《黄帝内经》、金元医家、明清医家等历代医家共同缔造的中医传统理论（包括现代中医理论）？请老师谈谈。

黄：《黄帝内经》与《伤寒论》关系问题，我也没有研究。不过，两书的风格是有区别的。前者多讲所以然，后者多讲所当然。前者反映的是古代的疾病观、治疗观、养生观，以及针灸的理论和实践经验，后者反映的是古代使用天然药物的理论和实践经验。前者比较繁杂，非一时一人之作；而后者比较专一，虽有后人的手笔，但毕竟前后呼应，思想是浑然一体的规范之作。所以，不少学者主张两者是不同的流派，也是有一定道理的。因为古代就有医经家与经方家的区别。将《黄帝内经》与《伤寒论》合在一起讨论，可以用《伤寒论》的方证去诠释古代的医学理论，而分别开来讨论，则可以更细致地再现经方家当年处方用药的场景，体会经方的意趣。

我同意章次公先生对金元以后医家的总体评价。金元以后，我国医学进入杂学化时期，各种学说空论一气。到明代，医学进入理学化时期，满纸阴阳水火太极八卦，太空泛！到清代，则进入医学的文字化时期，医家皆讲文字押韵对仗，连医案也写成骈体文了。医学离自然科学的道路越发远了，难怪鲁迅先生要对那时的中医发难！但中国医学中是有科学的骨架的，那就是经方。可惜鲁迅当年没有细细读过《伤寒论》。

你提到了两个概念，中医传统理论与现代中医理论。我认为，谈中医，谈中医理论，必须结合特定的时代和特定的个人。中医传统理论的提法不够严谨，很难说清楚。应该提《黄帝内经》，或《难经》，或《伤寒论》、《金匮要略》，或《千金方》、《外台秘要》等。或者提李东垣学说，或朱丹溪学说，或张子和学说，或张景岳学说等。在历代的典籍中，《伤寒论》、《金匮要略》是经方医学的经典。在历代各家学说中，徐灵胎、柯韵伯、舒驰远等许多经方大家的学说是最值得研究和借鉴的。

现代中医理论，应该是指以教科书为代表的中医理论体系。这个中医理论体系产生于20世纪50年代，其特殊的历史背景是大跃进和毛泽东的关于“西医学习中医”的“指示”和创造中国统一的新医学和新药学的“设想”。明清中医各家的学说加上西医学的框架，经过充满政治热情的中青年中医的加工创造，由此促使现代中医理论体系的构成。那个时代编写的许多教科书，满足了中医课堂教学的需要，满足了西医学习中医的需要，也满足了许多中医解释临床事实的需要。但是，这些理论在没有临床医生解释的情况下，就变得十分晦涩难懂，许多青年学生对此感到十分的茫然。

其实，古往今来，中医的各家学说，都是对临床经验和事实的个体解释，要想不通过临床实践，而通过理论的学习，就能完全掌握中医临床技术，那是空想。所以，我一直比较强调经方的学习，这是技术性最强的部分，也是所有理论产生的基础。至于现代中医理论的西医化倾向，也是一个十分严重的问题，以后有机会再谈。

中医教育与经方

张：现在的中医教育，可以说是中医现代化之后随之而来的又一大困惑。前些日子，一篇《中医的现代化是假的现代化》的文章可谓一石激起千层浪，中医临床工作者、教育工作者都应该为此感到耻辱。其实，圈子里面的人可能都知道，只是谁也没有去捅破那一层罢了。"往者不可谏，来者犹可追"，我们青年学子要保持警醒的头脑，要有点责任心和使命感，"士不可以不弘毅，任重而道远"。

黄：这是很好的想法。中医教育，严格来说，是现代高等中医教育，其历史不长，去年秋天，我校刚刚建校五十周年。从过去传统的师带徒式的传承方式转向现代的高等教育体系，是一个很大的转折。其过程中出现的许多问题是可以理解的。办中医教育，关键是目的要明确。为什么要办中医学校？不外是为了培养一大批满足现代社会需求的中医临床医生。但是，现实确实让人感到不快。名中医越来越少，中医医疗机构中中医中药的使用率越来越低，绝大多数中医大学生对前途感到渺茫。问题在哪里？我认为关键是中医临床疗效的下降。许多病人常常是乘兴而来，扫兴而归，奇迹并没有出现，效果还是平平。许多青年中医上临床后常常缺乏高水平的上级医生指导，更缺乏老中医的经验传授，常常证辨不明，方用不准，疗效也就可想而知了。几次下来，本来非常脆弱的自信心就荡然无存了。

张：邓铁涛老中医也说过："中医教育的一个最基本的任务就是引导学生确立对中医学的信心，是否对中医学具有信心其实也就是中医是否入门的一个标志。而在目前，中医教育遇到了前所未有的深刻的危机，而中医教育的危机从根本上说就是信心的危机。中医教育最大的失败就是没有能够解决学生的信心问题。”

黄：树立青年中医的自信心，是振兴中医事业的关键之举。而自信心的建立，在于疗效的亲身体验。这方面的工作，仅仅依靠学生自己是不可能完成的，需要社会的广泛参与。政府应当组织有关行业协会和学术研究组织制定切实有效的中医临床诊疗规范，学校应当大力培养大学生中医中药应用动手能力，教学医院应当为见习大学生安排最有临床实力的老师，在教学医院看病的患者对实习生应有更多的宽容和配合。当然，大学生还是主体，我鼓励大学生自己尝药，以身试药，在专业人员的指导下，可以先给父母、亲人看病，逐步积累经验，树立自信心。名医曹颖甫先生就是在给自己以及母亲、家人的治疗中，尝到经方的甜头而成为当代经方大家的。恽铁樵先生也是在用麻黄汤治愈自己孩子的发热咳喘之后才笃信经方的。没有临床实践就无法唤起青年中医的自信心。

我认为，使用经方是最容易唤起自信心的。前面说过，经方是比较规范的，是几千年临床经验的结晶，经过沙里淘金，千锤百炼，这些经方是经得起重复，经得起实践检验的，拿经方教学生最为切实。古代的医家都很重视经方的学习。清代名医陈修园在《长沙方歌括》卷首撰写“劝读十则”，其中，“以读仲师书，为第一劝”，“以经方之疗效神速，为第三劝”，“明经方之有利无害，为第四劝”，“知经方道本中庸，人与知能，为第五劝”等等。现代名老中医岳美中也指出：“学习中医，我意当从方剂入手，方剂之祖为仲景，因而读书还以从《伤寒论》、《金匮要略》入手为好……总之，仲景之书，分论各治，既昭示人辨证论治的原理原则，又指出了辨证论治的具体方法，其规律之谨严，对临床实践具有高度的指导意义，实是中医书籍的精髓，最宜反复钻研。”我经常向学生讲清代医家陆九芝说过的话：“学医从《伤寒论》入手，始而难，既而易；从后世分类书入手，初若易，继则大难”。为什么说大难，就是开始没有建立规矩，最后就不着边际，永不入门了。经方就是中医治病的规矩和准绳。

经方的研究思路

张：巴甫洛夫说："初期研究的障碍，乃在于缺乏研究法。无怪人们常说，科学是随着研究法所获得的成就而前进的。研究法每前进一步，我们就更提高一步，随之在我们面前也就展现出充满种种新鲜事物的更辽阔的前景。因此，我们的头等重要任务乃是制定研究法。"请老师谈谈经方的研究思路。

黄：经方的研究，不外文献研究、临床研究和实验研究。中国应用经方已经数千年的历史，从前人留下的许多宝贵的文献资料中发掘经方应用的经验，是目前经方研究非常重要的任务。具体来说，经方的文献包括：①《伤寒论》、《金匮要略》等经典文献；②历代方书，如《肘后备急方》、《备急千金要方》、《外台秘要》、《太平圣惠方》、《圣济总录》、《太平惠民和剂局方》等；③名医应用经方的医案；④经方研究的著作，如《伤寒论》、《金匮要略》以及《备急千金要方》等的研究著作；⑤经方应用的经验，如有关医著和医话等；⑥经方应用临床报道。所谓临床研究，主要是对经方进行的临床疗效观察，临床药理药剂研究。实验研究，即经方的药理毒理研究。

经方研究的原则，必须强调科学精神，即实证的研究。不研究看不见的东西，那些空洞而玄虚的理论，那种无法在临床验证的假说，我们一概不去理会。不必求全，但要求真，发现什么，就记录什么，不写没有发现的东西。有多少，就写多少，不臆测。经方的研究必须结合临床，没有验证，不能作数。所以，经方的研究，永远没有尽头，永远没有终止。我的《张仲景50味药证》，就只写了50味药的药证，出版至今8年，已经修订了3次，若以后有了新的得到临床验证的研究结果，可能还要修订。

张：在古代文献比如历代《伤寒论》、《金匮要略》研究著作、医案中，我们学习的着眼点应放在哪里？面对浩瀚的中医书籍，我们又该如何择善而从呢？

黄：择善而从，是我们研究的基本态度，也是一种重要的能力。中医书籍很多，各家学说纷纭，如何选择你所要的精华？这需要我们有强健的“脾胃”——那就是坚实的医学基础和科学的方法。熟悉《伤寒论》、《金匮要略》，以张仲景的疾病观和治疗观来审视后世各家的学说和经验，就能分别优劣。学经方就如滚雪球，关键是核心，在这里经典就是核心。所以，要熟读一些《伤寒论》、《金匮要略》的条文，掌握一部分重要的经方方证。

在自己尚缺乏择善能力的时候，也可以借助他人的眼光，那就是必须寻找名家，那些有真才实学的，对经方经典有深入研究的临床家，为你点拨，为你指教。如果能找到健在的名家，那是最好的，经方是需要真传的。但现在经方大家已经寥若晨星，所以，可以通过阅读古代经方大家的书，从字里行间去感受经方的魅力，去体会经方研究的思路和方法。我最推崇的就是徐灵胎、舒驰远、柯韵伯、曹颖甫、余听鸿、范中林、陆渊雷、叶橘泉、胡希恕、岳美中等大家，以及日本的吉益东洞、汤本求真、大塚敬节、矢数道明等学者。尤其是徐灵胎先生，他的著作思想性强，很值得一读。

日本汉方

张：叶橘泉先生曾对日本汉方的剂量能否有效表示怀疑，后来“文革”下放农村三年期间他进行了充分的验证，得出日本汉方能起到应有的疗效这一结论。如何看待日本汉方小剂量长期服用的方法？其与国内常规剂量，治疗周期较短所发挥的疗效相比，有没有区别？日本汉方使用剂量偏小，其实有的已经不再是经方原来的剂量比例了，可谓有方名而无其实，而且，颗粒剂与传统煎剂在疗效上尚不能轻易画上等号，那么，我们又该如何对待他们的这些治疗经验？

黄：日本汉方用量确实不大。从现代汉方巨头大塚敬节先生所著的《诊断处方与汉方疗法》一书中所用的煎剂处方来看，仅是我常用剂量的二分之一到三分之一。以半夏厚朴汤为例，大塚先生的处方为半夏6克、茯苓5克、生姜4克、厚朴3克、紫苏2克，而我的处方常用量为半夏12～20克，茯苓10～20克、生姜10～15克、厚朴6～12克、紫苏6～12克。汉方的小剂量肯定在日本发挥着作用，要不然，大塚先生也不可能有如此的声誉，而且，这种剂量也非大塚先生一人如此，许多日本医家均是如此。这确实是一个发人深思的问题。

对这个问题，我没有专门去验证，但根据我在国内的用药经验来看，临床处方的用量变化主要依据以下几个方面因素：一是病情。病情急且重，如剧痛、高热等，当用大剂量。比如我前不久治疗一例肿瘤高热不退，耳后淋巴结肿大如鸡蛋，我柴胡用至30克、黄芩20克、连翘70克。但如果是慢性病，或者是心理疾病，则用药量小，你可能看到我有时柴胡用量仅6克、半夏6克、龙骨牡蛎各10克。二是体质状态。一般来说，体质壮实、食欲旺盛者，或者青壮年，可以量大些；而体质状态差，食欲不振，或者年老体弱者，则用量小一些。三是疗程。疗程短者，用量要大，意在速战速决，而疗程长者，则可用小剂量常服。比如我治疗许多渴求中药治疗的乙肝病毒携带者，所给的药物，大多是量小而且安全无毒的，因为这些病人经常是连续服药半年或数年，大剂量肯定会对身体不利。

当然，还有其他影响用药量的因素，比如药物饮片的质量问题，药物煎煮法的问题，病人服用量的问题等等，如果都能考虑是很好的，但是，在临床很难说清楚。所以，我一般对这些问题就不予考虑了。好，我们再回到原来的问题。

那么，导致中日剂量悬殊的原因到底在哪里呢？这个答案是相当复杂的。

这里有价格的原因，日本历史上医学是属于贵族享有的，再加上许多中药依靠从中国进口，价格也就非常昂贵，就是现在的颗粒剂，也不便宜。仅四味药物的四逆散每天约需花费500日元，相当于人民币30多元。所以，医生会惜量如金。这里有国民性格的原因，日本人很节约，服药不会浪费，可以说是汤药滴滴入口，有时就以少胜多。日本人还很迷信药物，服用的时间也相当长，所以，不必求速效，可以用小剂量图缓功就，我国历史上明代医家也多是这样，如薛立斋等。

除以上的因素外，日本医界还有认为日本人体质柔弱，不胜药力的说法，有日本使用的饮片质量上乘故无须大量的说法，以及日本的水质是软水，煎煮时有效成分易于析出的说法等。另外，现在日本的医生也未必都使用小量，京都的江部洋一郎医生就是大剂量派，半夏曾用过120克，如此大量，我也为之瞠目。我想，对这个问题，现在要拿出完美的答案很困难。以上的意见，是供你再思考的。但是，有一点必须指出，尽管中日两国中医在用药量上有差异，但是并不影响相互经验的借鉴。因为用的处方药物，中日是一致的，而且，由于日本多用成方而不加减，这对研究这些处方的应用规律是很有帮助的。日本在古方的现代应用方面，在方证的识别方面，有许多相对稳定的标准，可供我们参考。

张：日本的汉方医对这些常用处方的应用目标都作了规范，在汉方期刊上公布，便于医者掌握和应用。比如，《汉方の临床》规定，桂枝茯苓丸的应用指征为：①精神神经系统症状：健忘，精神异常，感情失调，眩晕，头痛，头重感；②血流异常：手足冷，手足麻木，手足烦热，静脉瘤，静脉曲张；③皮肤黏膜变化：唇青黑色，齿龈青黑色，皮肤斑点，色素沉着，皮肤知觉异常，皮肤干燥，鳞片状落屑，皮肤毛细血管扩张；④腹部变化：腹部抵抗感，硬结，肿疡，腹满感；⑤女性生殖系统症状：月经不调，带下，不孕；⑥出血及出血倾向。如出现上述症候群即可考虑使用本方。

他们还对临床各科疾病使用频率较高的中药处方作了归纳，比如慢性支气管炎常用处方：①麻黄剂：麻杏石甘汤、五虎汤（麻杏石甘汤加半夏、陈皮、桑白皮）、华盖散、小青龙汤、麻附细辛汤、桂姜枣草黄辛附汤、神秘汤；②柴胡剂：小柴胡汤，小柴胡汤加桔梗石膏、柴朴汤、柴陷汤、小柴胡汤和麻杏石甘汤、大柴胡汤、四逆散、柴胡桂枝干姜汤；③其他：麦门冬汤、半夏厚朴汤、温胆汤、小建中汤等。又如荨麻疹常用处方：①急性期：A. 茵陈剂，如茵陈蒿汤、茵陈五苓散；B. 麻黄剂，如葛根汤、桂麻各半汤、小青龙汤；C. 承气类。②慢性期：A. 柴胡剂，如十味败毒散（柴胡、甘草、防风、荆芥、连翘、桔梗、川芎、茯苓、生姜、独活、陈皮）、大柴胡汤、小柴胡汤、丹栀逍遥散；B. 祛瘀血剂，如当归芍药散、桂枝茯苓丸、桃核承气汤；C. 防风通圣散、温清饮、白虎汤、真武汤。总的来说，这些规范简捷明了，而且是从经验的累积中得来的，并没有主观臆测、思辨推理。

黄：这本是经方医学的灵魂。现代中医学的发展为何步履维艰，值得我们好好地反思。多少年来，辨证论治，常常理解为对病机的思辨，临床上直观的东西少了，而思辨的玄学的东西多了，许多本应成为规矩的东西变得不可捉摸，中医学变得越来越难学，临床效果越来越不明确，问题全出在思想方法上。中医必须回归经方医学的实证精神。

张：在古代日本的流派中，有些流派如古方派，他们是否定《内经》的，否定传统的阴阳、五行理论的，而到了近现代，大部分汉方医师是“西学中”转变而来的，因此大多也是不讲传统的阴阳五行、脏腑辨证的，但指导他们的是在现代医学明确诊断前提下“方证相应”的思想，在这一诊疗体系下，临床应用中药治疗疾病也颇多效验，这是不可否认的。如用大柴胡汤合黄连解毒汤治疗全身寻常性牛皮癣，黄连阿胶汤治疗全身皮肤瘙痒症，桂枝茯苓丸加薏苡仁、大黄治疗掌跖脓疱症，五苓散治疗三叉神经痛，麻杏薏甘汤加术治疗浆液性膝关节炎有积水时，葛根汤提取物粉末剂抗疲劳、恢复精力，柴苓汤治疗带状疱疹，柴胡加龙骨牡蛎汤治疗脱发，小柴胡汤加桔梗石膏治疗全身湿疹等等。

黄：《内经》等古典医籍的作用是不能否定的，《素问》是古代的疾病观和治疗观的总汇，《灵枢》是针灸家必须详考之书，但是，对于方脉家来说，最重要的经典应该是《伤寒论》、《金匮要略》。《黄帝内经》的理论可以用于解释和指导医疗实践，但对于经方的应用来说，最重要的是方证的识别和药量变化。所以，当年徐灵胎先生在谈到如何学习古籍时认为，对于《灵枢》，方脉家略明大义就可以了，对于《素问》方脉家只要择其精要而切实的条文，熟记了解就可以了。

张： 日本汉方医师的经验确实有许多值得借鉴的地方。比如，日本在古方的现代应用方面，在方证的规范方面，在重视传统诊法——腹诊方面，还有一贯堂医学及其体质学说等等方面都有独到之处。

黄： 腹诊也不都是日本发明的，张仲景时代就非常重视腹诊，大柴胡汤证就是“按之心下满痛”。清代绍兴伤寒派的代表作《通俗伤寒论》也是讲腹诊的，还将腹部分六经证治。我家乡的伤寒家朱莘农先生就常常应用腹诊，如常常将脐跳有无、少腹是否拘急疼痛等作为能否使用肉桂的指征。但是，日本的古方家，特别是吉益东洞将腹诊与方证结合起来，使之比较直观，所以，影响也比较大。经过后来许多古方家的补充完善，腹诊成为日本汉方的一大特色。

一贯堂医学是以日本医家森道伯为代表的流派，其特色是讲体质，即将人的体质分成三大证——瘀血证体质、脏毒证体质、解毒证体质，分别使用通导散、防风通圣散以及柴胡清肝汤、荆芥连翘汤、龙胆泻肝汤给予治疗。这种重视整体治疗的思想与经方医学是一致的。而且，上述方剂也很实用。如防风通圣散可用于体质比较充实的皮肤病、肥胖、高脂血症、闭经、毛囊炎、痤疮等病的患者，往往汗出便通而症状缓解。

张： 国内大多数学者都认为，既然是使用中药处方，就应该在传统理论的指导下，按照理法方药的规矩来，先用阴阳五行、脏腑经络理论解释临床表现，总结出病机，然后提出治则，再处方用药，一环扣一环，否则就不是“正宗”的辨证论治。所以也就认为，否定以《内经》为代表的传统阴阳五行理论首先是要批判的，日本汉方医师临床诊疗的这种思路以及他们的经验理所当然也是不可取的。我认为这种认识是草率的，这么说来，日本的汉方医师个个都应该停业不看病啦。因为没有辨证论治，处方用药要不没效，要不图财害命，而事实显然不是这样。他们的指导思想其实直接来源于张仲景“方证相应”的思想。

黄：高等中医教育发展以来，我国中医界有此看法，但不能代表中医界的全部。岳美中先生曾认真研究过日本汉方，吉益东洞的《药征》是精读之书。胡希恕先生对汤本求真所撰写的《皇汉医学》是情有独钟的。近现代的中医学家恽铁樵、陆渊雷、叶橘泉、樊天徒等先生均吸收了日本汉方的思想和经验。“学术无国界，治病在疗效”，这是我的业师江苏省名中医叶秉仁的座右铭。学问是没有中西之分的，只有真伪之分，优劣之分，有用与无用之分，先进与落后之分。所以，只要是真的，优的，有用的，先进的，我们均应拿来使用。这不仅是在对待日本汉方的态度上，就是韩国的韩医，以及我国各少数民族的传统医学，我们均应提倡这种态度。

张：那么现在的日本汉方与我们主张的经方是否一致？

黄：从推崇张仲景，重视前人经验的学术思想上来说，两者是基本一致的。但两者还有不同点。第一，日本汉方医多为西医，故方证相应偏重方病相应；第二，日本汉方大多使用成方，剂型多为颗粒剂，所以，我在日本讲学时说，日本的汉方是不变的经方，而中国的经方是可变的古方；第三，日本汉方在方证的诊断上比较强调腹证，而中国的经方家比较重视脉舌证。还有，中国的经方家常常使用传统的理论去解释方义和病机，这是日本汉方医家所不能的。

（本篇文章是作者2005年春天与研究生的网谈实录，部分内容刊载于《中国中医药报》2005年3月25日6版及4月1日6版）

经方研究的思考

2006年1月，本人的个人网站“黄煌经方沙龙”上有一位名为大同的网友向我提出了有关经方研究的15个问题，本文是网上问答实录。

研究的理想模式与突破口

问：经方研究最理想的模式是怎样的？需要哪些方面的学者协作？

答：经方研究的领域相当宽，包括经方的应用研究、经方的药理药效研究、经方的剂型工艺研究、经方的教育及药事管理研究，还包括经方文献及史学研究。本人主要倾心于经方的应用研究，即如何安全有效地应用经方来治疗现代疾病及改善体质，换句话说，就是研究经方对哪些疾病有效，对哪种体质状态有效，其副反应如何。但上述的课题，涉及面非常大，我目前仅仅是做一些非常初步的研究工作，如整理古代的经方应用文献资料，收集一些专家应用经方的经验，并通过临床对部分经方的有效性及安全性作比较进行粗略的观察。还有，结合本人的职业，做一些经方的普及和推广工作。就现状来说，目前我的研究模式，可能还是传统的模式，着眼临床疗效，注重经验的整理。何为最理想的模式？说实话，我还没有十分清晰的概念。我想，只要以求实求真的态度去研究，可能思路会慢慢清晰起来的。就像我国改革开放早期，本来也没有什么发展模式的，后来苏南人富起来了，才有人总结出苏南模式；温州的个体经济发展了，又有了温州模式等。不过，我目前最希望有以下的学者开展协作，即循证医学研究人员、专科临床研究人员以及中医文献研究人员。

问：经方研究的突破口最有可能在哪里？

答：我国的经方研究目前还处在比较散在的、低水平的状态，如果日后引起众多学者的重视，特别是临床医生的重视，那大家研究的题目最有可能集中在经方的临床应用研究，特别是对其有效性及安全性的评价以及制剂的开发利用。而在这方面，突破口应该是经方有效性及安全性的评价体系。因为只有当存在一个行业公认的评价体系时，各大军团才能进行有效地合作，才能取得最大限度的共识。而这个评价体系的建立，目前必须借鉴20世纪末开始流行的循证医学，但不能是完全照搬，要结合中医的特点。几千年留下的大量文献资料应如何科学地利用，如何发挥其在寻找经方应用“证据”中的作用，这也是我们在苦苦思考的问题。

研究成果预测

问：经方研究可能获得的最大成果是什么？可能性有多大？

答：经方是临床治病之方，经方研究的结果还是为了提高临床疗效，为人类预防和治疗各类疾病提供更安全有效的天然药物疗法。具体来说，其可能获得的最大成果应该是常用经典配方的临床应用标准，这个标准主要包括其组成药物的品种质量规范、药量范围、剂型及制作工艺、服用法、服用量及时间、服用注意事项、适应病种及体质状态、禁忌症及不良反应、疗效评价标准等。有了这个标准，临床医生才能正确地应用好经方，法律才能保护中医医生，国家有关部门也才能据此指导老百姓正确择医，间接上可能促进中医的规范化。作为一门学科，规范化是它的客观要求。目前，本人编写了几本小册子，那仅仅是个人的应用体会和古代应用经验的不完全性综述，只能用于宣传经方，但如果今后有政府指导下的大兵团作战，那就有可能形成经方应用的准标准化文件乃至国家标准。

问：对于未来经方研究取得重大成果教授是否有信心？如果有，那么能否预测一下今后5～10年甚至20年的经方研究将是怎样的一种局面？

答：由于本人的经方研究尚处在个人兴趣爱好探索的层次，所以本人研究经方，其志不在是否可以取得重大成果，而在于对患者有日渐提高的实在疗效。所以，我对于靠本人的力量取得上面所提到的重大成果，确实信心缺失。但我多年来坚持利用讲坛宣传经方，普及经方，虽不能说培养出了多少经方家，但可说播下了不少经方种子，或者说，至少通过我的工作，使年轻的中医大学生们看到了中医中具有科学精神的部分，让他们恢复了对中医学未来的憧憬。我想，如果国家重视经方研究，能整合全国的力量开展扎实的科研工作，经方研究20年内会有重大进展，常用经方的国家应用标准可以出台，一批具有我国自主知识产权的经方制剂能够占有国际市场较大的份额，中国的老百姓能安全地服用经方防病治病。

误区及原因

问：经方研究的最大误区在哪里？造成这种误区的原因是什么？

答：讲经方古已有之，徐灵胎先生就是经方的大力提倡者。尤其是近代以来，经方一度成为热点，如曹颖甫先生、包识生先生、陆渊雷先生等一大批医家均强调经方。现代也是，胡希恕先生、岳美中先生、叶橘泉先生、赵锡武先生、范中林先生、吴佩衡先生、姜春华先生等也是让我们折服的经方家。现在杂志上，经方应用的文章很多，书店里，经方为题的书籍也不少。应该说，其中不少是有参考价值的。但从研究思路来说，也存在一些问题，主要是过分强调病机方义的阐述，而对于经方应用关键的方证归纳不到位、用量服法不清楚、加减过多过滥等。还有人谈经方过分强调原文，拘泥于古代注家的认识，而忽略现代临床应用。这种现象的最大误区在于认为研究就是弄清“为什么”，所以经方研究，就应该如现代药理研究，要弄清其机理。其实，经方研究首先要弄清“是什么”的问题，即弄清经方的主治范围及安全范围是什么。至于“为什么”的问题，必须在弄清“是什么”这些事实的基础上才能弄明白。但是，很可惜，中医界长期以来，就是不肯将“是什么”的技术性东西公开透明，而大讲“为什么”，结果让初学者弄不懂中医及经方究竟是什么。当然，研究经方也不能仅仅停留在弄清“是什么”的地步，最终还是要弄清“为什么”，但现阶段强调弄清“是什么”，是出于经方研究战略上的考虑。

思想基础

问：从方法学的角度而言，教授研究经方的方法和西医的研究方法有无区别？如果有，最根本的区别在哪里？

答：从方法学的角度而言，医学科学是不分中西的，方法本身就是中性的东西。但行医的艺术是可以有中西之别的。经方也是这样，在其研究方法上，没有中西之分。不过，本人研究经方的着眼点，可能更重视整体，重视“人”的感受，所以，我提出了“某某体质”的概念。还有，我比较着眼单味药物的应用指征，而且是从经方的经典应用指征中来破译，所以，我提出了“药证”的概念。我一直主张，“不求其全，但求其真”，即不想创造一种能够解释所有临床现象的学说，而愿意提供一些实实在在的临床经验和事实。

问：为什么只有中国能够产生经方？

答：这个问题很有趣，范围也很大。要回答这个问题，就必须回答“为什么中国能够产生那么美味的中华料理”这个问题。医食同源，中医也是中华民族的生活经验和生活方式的引申产物。一方水土养一方人，中国的黄土地、中国的长江黄河，孕育了中华民族，孕育了中国传统文化，也孕育了无与伦比的天然药物配方——

经方。说细一点，中国人重视农业，民以食为天，就像中国菜的菜谱一样，经方是通过尝百草，吃出来的。当然，这个尝的过程极其漫长！经方的产生，要远溯到汉代之前。另外，远古历史上的战乱和疾病流行，也是经方产生的客观要求。可以说，经方作为精练的高效方，其产生是被“逼”出来的！

问：唐代和宋代都非常重视研究、收集各类方药，在这数百年间取得的成绩为何反而不如仲景？

答：就像中国农业的生产经验，在唐代以前已经成熟，经方应用的经验在汉代已经达到完美的地步。就如诗是唐代的好，词是宋代的好，而小说则推明清。讲方，好方当属汉方及唐方。唐代宋代对方药的研究主要在收集整理上，因为少有原创，所以感觉上似乎不如仲景。另外，唐宋以后有不少方已经掺杂了宗教的色彩和商业的味道，所以，感觉上也没有仲景方那么纯，整体方面是难以超越张仲景的，但在局部上也不是没有闪光点的，比如温胆汤。这些经验也同样值得重视。

经方也是发展的。唐宋方中也有不少成为经典的配方。经方的临床应用，经过后世医家的实践，在方证方面的表述更加细腻，经验更加丰富。尤其是近现代的经方研究，更有成绩，这主要表现在经方对现代疾病的应用方面，知道哪些现代疾病可以用哪张经方，这也是很了不起的。

欣赏的医家与期望的学生

问：教授是否有比较欣赏的当代中医药学者？如果有，能否点一下姓名？

答：胡希恕先生、岳美中先生。

问：教授最欣赏的民间中医是哪一位？

答：民间中医，是指非高等学府或研究机构任职的中医，也是指在基层工作的中医临床人员。我没有作过实地考察，但本人在20世纪90年代曾对江苏省名中医及全国名中医进行过一次大规模的问卷调查，在整理调查资料的过程中，给我印象比较深的基层中医有不少。就江苏省而言，丰县的渠敬文先生、海安的王益谦先生、淮安的顾维超先生、常熟的周本善先生及李葆华先生、苏州的徐文华先生等，均有特色。全国而言，就不能一一说了，我主编的《方药传真》上有介绍。其中山西大同名中医田隽先生的经验给我印象最深，其用药细腻实在，是现代经方家的风格。

问：您认为您的哪几位学生可能在今后超过您？

答：“一枝独秀不是春”，普及经方应该着眼于“面”，而不是“点”。作为一名中医药大学的教师，我希望我的学生都能超过我，这也是天下园丁们的共同心愿。其实，有的学生在某些方面，已经走到我前面去了。

问：教授希望您的学生有哪些方面的理论功底？

答：除熟悉中医经典以外，还要有较好的现代科学基础和现代医学基础，熟悉医学史，熟悉哲学，熟悉中医学，有较强的观察能力和文字表达能力，更要有独立思考的能力。我常说，搞经方要有很好的思维品质，这种品质，就是科学态度和科学方法。相比理论功底来说，我更看重思维品质。我希望我的学生做学者或做医生，而不是做“两脚书橱”。

困惑与困难

问：目前最令教授困惑的问题是什么？

答：一是经方不容易普及，不是因为难学，而是因为太便宜。二是对于经方的研究开发，中国人不屑一顾，外国人则视如珍宝。三是花大笔的钱去搞机理研究动物试验，但其临床标准尚不清楚，如此研究经方有何实际意义！四是放着现在的经典配方不研究，非要开发自己不成熟的自拟方，杂凑成方，岂能有效。纯属资源金钱的浪费。五是在高等院校教人如何用中药的教师，大多不会看病，问题如此严重，但大家熟视无睹！六是普及经方迫在眉睫，但临床会用经方者甚少，经方家更少！七是中医界好空论。中医是否科学的争论，中西医能否结合的争论，可以暂时搁置，共同致力于临床疗效的提高岂不更好？听一听大众的呼声，看看民众最需要什么样的中医，然后向这个方向努力，不是要比清谈更有意义吗？

问：教授在工作中最大的困难是什么？

答：经方是我的最爱，我在临床也以使用经方取效为乐。但是，因为我不想将经方研究的事业做大，客观上也没有要做大的压力，所以没有感到有何困难。比如，如果要办一所以经方为特色的研究所或学校，那遇到的困难就无法想象了。

经方的开发

问：有些疗效确切的丸、散、膏、丹由于种种原因已经不生产了（比如救苦玉雪丹），教授认为哪几种成药最有价值，应呼吁中药企业生产？

答：这个问题确实存在，不生产的原因一是利润太薄，生产厂家不挣钱；二是传统的中成药主治范围不很清晰，现代医生不会用；三是药物来源有困难，比如含有麝香、犀角等药物，是不能生产使用的。再有可能是因为里面含有有毒中药，所以被禁止等。我建议在网上征求广大中医的意见，大家来推荐一下，呼吁有关部门重视，呼吁科研部门来开发。在这里，我想呼吁的是经方的开发，那些配方临床有效，而且日本、韩国也在开发，但我国的中药企业就是没有将目光转向经方。经方中值得开发的很多，如大柴胡汤、半夏泻心汤、柴胡加龙骨牡蛎汤、五苓散、四逆散、半夏厚朴汤、温经汤等，都是非常好的配方，我们中医人不能端着金饭碗讨饭吃！

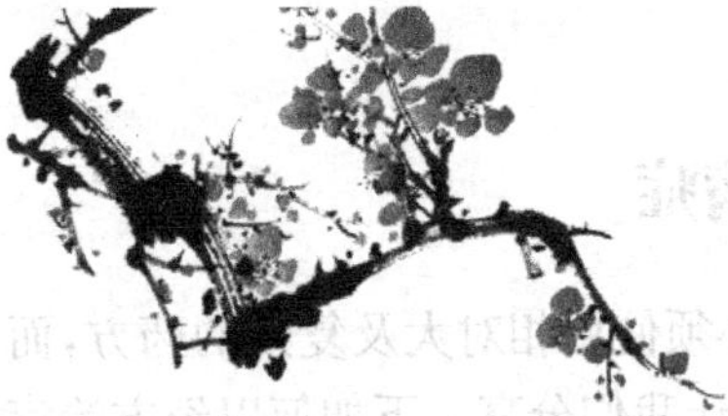

经方与养生

最近，美国中医师 Michael Max 先生来信问我几个问题。他的中文很好，是我《中医十大类方》英译本的翻译者。他对经方非常感兴趣，也有研究，还开设了专门的经方博客，并在美国和我国台湾省推广经方。现将他的问题和我的回答汇录于下。

如何用经方养生

问：人都说治病不如预防病，经方当然能治病。那么关于养生呢？经方能不能用于养生？

答：经方主要是治病的，没有疾病，一般不需要服用经方，尤其是长期服用经方。但是，在中医看来，疾病与健康之间，没有明确的界限，许多人都可能有患有某种疾病的可能性或疾病趋向，这就是我说的体质。也就是说，在明确体质状态以后，每个人都应该有一些适合自己服用的药物或配方，如人参体质，可以经常服用人参，或炙甘草汤，或生脉散等；如果是黄芪体质，则可以服用黄芪，或黄芪桂枝五物汤、玉屏风散等。但是，药物毕竟是药物，不能将药物当做食物来使用。换句话说，这种养生方不需要每天服用，而是在身体不适的时候，有方证的时候，才可以服用。经方的养生，还是通过治病来实现的。

经方如何治疗复杂病症

问：有人说，复杂的慢性病必须使用相对大及复杂的药方，而经方的药味一般较少而简单。请让我们分享一下如何以经方治疗那些比较严重的慢性病，如癌症、心脏病、糖尿病等。

答：需要说明，治疗大病重病，也未必一定要大方。但确实，临床有许多疾病由于病情复杂，单用一两首经方会感到无法顾及全面。如何办呢？我的经验是合方。所谓合方，就是将几首经方联合使用，以扩大主治的范围，以对付那些病情复杂的慢性病。比如，我治疗糖尿病，经常使用黄芪桂枝五物汤合桂枝茯苓丸，治疗癌症，我经常用小柴胡汤合五苓散，或炙甘草汤合麦门冬汤。还有治疗老年人的高血压、脑梗，经常使用柴胡加龙骨牡蛎汤合桂枝茯苓丸，或合栀子厚朴汤。治疗支气管哮喘，经常用大柴胡汤合桂枝茯苓丸。但是，经方中也有不少大方，可以用来治疗大病重病的，比如温经汤，药味 12 味，可治疗妇科病的月经不调、闭经等。再比如薯蓣丸，药味有 21 味，可以治疗肿瘤化疗以后的体质调理。

体质如何发生改变

问：体质能不能发生变化？如果能变的话会在什么情况下发生？

答：体质是能变化的。影响体质变化的因素主要有年龄、疾病、环境以及饮食、运动、用药等生活方式。比如年轻时是柴胡体质，但随着年龄的增长，可能转变为柴胡大黄体质，如果原来用四逆散就能有效，而这个时候，就需要用大柴胡汤了。也有本来是桂枝体质，但由于生活方式不科学，导致体重上升，血糖代谢紊乱，甚至心脏、肾脏发生病变，有可能出现黄芪体质，就要用黄芪桂枝五物汤了。还有，过度治疗或用药不当，也可以导致体质改变，比如长期服用黄连、大黄，可以出现四逆汤体质。

临证如何对病对体用药

问：一般来说，人生病的时候会根据其体质生病。就是说人的病证一般和体质是相关的。不过有的时候病人的证跟它的体质是不同的，在这情况下应该怎么处理？并且怎么去判断、诊断？

答：要回答这个问题，必须弄清经方方证学说。方证学说的核心内容是方证相应，也就是说，临床有什么方证，就用什么方，这是经方医学的原则。方证的构成是什么？是体质与疾病。但不同的方证，其体质与疾病的构成比例是不同的。有的方，是对体质的，比如炙甘草汤，就是适用于消瘦、贫血的体质。而有的方，则是对疾病的，比如栀子厚朴汤，就治疗一种“心烦、腹满、卧起不安”的病症。但也有的方，既对病，又对体质，如大柴胡汤，既能对胰腺炎、胆石症、支气管哮喘、反流性胃炎有效，也对代谢综合征、肥胖等一些全身性疾病有效，特别是对一些更年期妇女，体重增加较快、向心性肥胖、便秘、甲状腺囊肿、子宫肌瘤、乳腺小叶增生等，治用大柴胡汤后，可以改变体质，起到恢复体形等效果。所以，使用经方，有的时候是对病用方，有的时候是对人用方，也有的时候，是既对病用方，又对体质用方。一般来说，掌握方证以后，临床就能够作出正确的判断了。如果临床遇到患者的疾病的属性与体质的性质不相符合，一时间又无法判断是何方证的时候，可以先对病用方，如果效果不好，再对体质用方。

经方的特点如何

问：中医有两千多年的历史了，其间有天才和临床经验丰富的医师为其作出了贡献，创造了具有个性的医疗派别或特殊治疗法。请你谈谈经方的特点在哪里？

答：经方的特点是比较明显的。第一，经验性强。经方多从单味药发展而来，由药物发展为方剂，经过千锤百炼，包含了古人的实践经验，形成的过程相当缓慢，绝非出自一人一时之手，可以说凝聚着无数智者的心血。比如桂枝汤，究竟是谁发明的，已经无法考证；仲景方，并不是指仲景个人的经验方，而是他收集整理的古代经验方。第二，重在治病。经方多用药性较猛，带有偏性的药物，所谓“药不瞑眩，厥疾不瘳”，轻如麻黄桂枝，重如大黄附子，毒如乌头巴豆，剧如芫花大戟，这是与经方治病的特点有关，而不像后世的配方，多用一些补药和食物，如熟地、人参、石斛，如菊花、梅花、厚朴花、代代花，如丝瓜络、荷叶梗、扁豆、黄豆，以及牛肉、鹿筋、羊肾、猪肚，皆入药。第三，配伍严谨。经方相当严谨，动一药即换一名，甚至改一量即换一名，主治与功效也随之发生变化。体现了严格的构效关系，表现出古典朴素的结构美。第四，经方的主治比较明确，具体，真实。《伤寒论》、《金匮要略》中的记载虽然表述比较简略，但都来源于临床，是真实的，客观的。通过有经验的临床医生的解释，可以破译每张经方的主治范围。所以，经方利于传授。而后世的处方所主治的则是“阴虚”“阳虚”“水亏”“火旺”“上实下虚”“一切风”“五劳七伤”等病理概念，它的适应范围比较浮泛。第五，经方的药味少，用的是平常药，药价便宜，适合于大众，有利于减轻国家的医疗负担。

徐灵胎学术思想对中医学贡献如何

问：您以前说徐灵胎写的书给您很大的影响，令您思想方式发生变化。他的想法概念有什么特点？在临床上有何值得借鉴的意义？

答：我是在20世纪80年代开始读徐灵胎先生的书的，那个时候正是我学习研究中医的迷茫期、困惑期，但读了徐灵胎先生的书，思路就清晰多了。他的《医学源流论》气势磅礴，将中医学当做一部历史来看待，他批评了宋金元明清代医学存在的问题，强调了《素问》、《灵枢》、《伤寒论》、《金匮要略》、《神农本草经》在中医学中的指导地位，让我知道要历史地、客观地分析中医，不同的时代有不同的中医形态。他的《慎疾刍言》是一本批判当时医学偏向弊端的书，全书言简意赅，思想犀利，对我的震动也很大，因为清代医学存在的滥用补药、不注重个体差异、不注重煎服法等临床技术的问题，当代中医依然存在。他的《伤寒论类方》，从类方的角度演讲《伤寒论》，别出心裁，将中医学中最具有科学性的方证作了深入的解析，为经方的发展提供了重要的思路。徐灵胎的书，思想性极强，他不是教一方一药的，而是教人们如何认识中医，如何学习中医，如何治病，如何研究医学。

孟河医派与经方医学比较

问：您对历史有不小的兴趣而且已经学了很多，您硕士论文的题目是孟河派的形成与发展。孟河派的医生也算是高手。请给我们比较一下张仲景经方和费伯雄或其他孟河派医师处方的异同。

答：孟河医学流派是一个地方性的流派，18 世纪开始到 20 世纪上半叶，在江苏南部一个名叫孟河的小镇上有好几家历代相传的名医。他们培养了很多医生，大多成为上海、南京这一带的名医，后来人们称之为“孟河医派”。这些医生，都是农村的开业医生，是全科医生，内科、外科、喉科都很擅长，既用汤药，又开刀，贴膏药，还会针灸。他们很会看病，特别是看当时的常见病，比如外科感染、传染病以及当时中国人常见的虚劳病（可能是结核病）。他们的处方基本上是经验方，公开的仅仅是药物，但剂量大多不明，而且方证的表述不清晰，一般需要通过师徒之间的口授心传才能领会。而张仲景的经方，不仅组成是公开的，其方证也是比较具体而明确的，是医学的规范，这是孟河医家所无法与其相比的。学中医，还是要从张仲景的经方开始。

（本篇文章发表于“黄煌经方沙龙”网站，2009年4月30日）

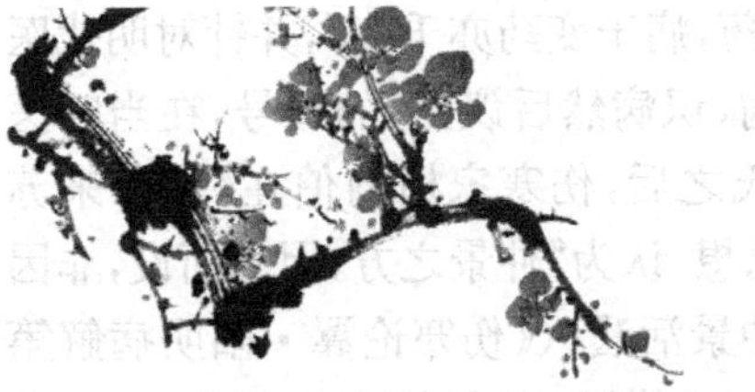

方证相应说

方证相应说是探讨临床处方药物应用规律的学说之一。该学说首见于《伤寒论》，后经众多医家的发挥，成为中医临床的原则和方法。方证相应说强调方与证的对应性，证以方名，方为证立，方随证转；临床上重视抓主证，有是证则用是药，无是证则去是药，而不受病名的约束。方证相应说在理论上有鲜明的特色，在临床上也有较大的实用价值，是中医基础研究的重要内容。方证相应说的研究也是实现中医现代化阶段性目标的必要途径，具有极大的现实意义，应当引起中医界的重视。本文就其学说源流、学术内容及其意义探讨如下。

方证相应说的源流

方证相应说首见于《伤寒论》。第317条："病皆与方相应者，乃服之。"《伤寒论》并有"桂枝证"、"柴胡证"等提法，如"病如桂枝证"(166条)，"如柴胡证不罢者，复与柴胡汤"(101条)。《金匮要略》则有"百合病"的病名。隋唐孙思邈遵循仲景这一原则，在《千金翼方》中对《伤寒论》的整理采取了"方证同条，比类相附"的方法。宋代伤寒家朱肱对方证相应说作了更明确的阐述，他将方证简称为"药证"，他说："所谓药证者，药方前有证也，如某方治某病是也。"并指出"须是将病对药，将药合病，乃可服之"。清代以后，仲景方证相应说越来越受到医家的重视，如喻嘉言将方证相应说通俗地解释为“有是病即有是药,病千变药亦千变”,并针对明代医学的偏弊,提出“治病必先识病,识病然后议药”的口号,在当时医学界产生了很大的影响。喻氏之后,伤寒家柯韵伯在《伤寒来苏集》中,高度评价方证相应的思想,认为“仲景之方,因病而设,非因经而设,见此症便与此方,是仲景活法”(《伤寒论翼·阳明病解第二》),其《伤寒来苏集》的编集以方类证,以方名证,方不拘经,充分体现了仲景方证相应的思想。清代名医徐灵胎对方证相应说的阐述则更为深刻,“不类经而类方”的《伤寒论类方》,是他研究《伤寒论》30年的心得。在书中徐氏指出《伤寒论》“非仲景依经立方之书,乃救误之书……盖误治之后,变症错杂,必无循经现症之理”。又认为“方之治病有定,而病之变迁无定,知其一定之治,随其病之千变万化而应用不爽”。这里的“方之治病有定”,就是方证相应。所以《伤寒论类方》重点论述各方证的病机治法,成为《伤寒论》研究史上的重要著作。不仅在中国有医家提倡仲景方证相应的思想,与徐灵胎同时代的日本古方派代表吉益东洞,对仲景方证相应的思想更为推崇,他认为:“医之学也,方焉耳”,“《伤寒论》唯方与证耳”,“医之方也,随证而变,其于证同也,万病一方,其于证变也,一病万方”。其著作《类聚方》只述方证,不及方意药理,识证更重视实证,临证擅长运用腹诊,强调方证相应近乎过激。近现代,方证相应说仍成为许多医家的临床指导思想。曹颖甫、陆渊雷、祝味菊、恽铁樵、包识生、范文甫等医家,在中医的危急存亡之际,开展方证研究,为保存中医学术作出了贡献。现代名医岳美中、吴佩衡、范中林、胡希恕等,临床擅用经方,在方证识别和古方今用方面创造了许多新的经验。综上所述,方证相应说始于张仲景,其后经众多医家的发挥和实践,已经成为中医临床的重要学说。

方证相应说的基本内容

1. 关于方

方证相应说所说的方,不仅是指药物的特定组合,还指有明确应用指征的药物，如独参汤、甘草汤等虽均是单味药物，但也称方，这是因为独参汤治气促汗出、心悸胸闷、脉弱舌嫩的元气欲脱证；甘草汤治咽痛干燥。这就是方为证立。所以，明确的应用指征对于方剂来说，是至关重要的。有方必有证，有证方才能成方。历代中医留下的方剂数量是惊人的，《中医方剂大辞典》收方10万余首，但真正有明确应用指征的方剂却不多，而且主要集中在《伤寒论》《金匮要略》以及唐宋方书中。这些方剂配伍严谨，指征明确，只要对证用药，临床疗效比较肯定。这些方，后世称之为"经方"、"古方"。如徐灵胎所说："上古圣人相传之方，所谓经方是也。此乃群方之祖，神妙渊微不可思议"(《兰台轨范·凡例》)。讲方证相应，必须以这些方为基础。

2.关于方证

证，字义证据、证实、证验、症状。方证是以方为名的证。方证就是用方的指征与证据。这个证，是以人的外在表现为依据的。古代的方证属于用望闻问切采集到的患者的外在表现，特别是《伤寒论》《金匮要略》的方证在描述上更朴实而形象。如黄连阿胶汤证"心中烦，不得卧"，勾画出一位焦虑不安、辗转反侧、心火旺盛的病人形象。桂枝甘草汤证"发汗过多，其人叉手自冒心，心下悸欲得按"则勾画出了一位心悸动、冷汗出的心阳虚病人的形象。大黄䗪虫丸证的"羸瘦腹满……肌肤甲错，两目黯黑"，则勾画了瘀血患者的形象。这些方证虽然属于定性的指标，但能帮助人们从整体上把握住疾病的本质，有利于正确地处方用药。方证的着眼点是"人"而不是"病"。所以，《伤寒论》《金匮要略》中经常使用"其人……"、"……者，……汤主之"的句型，以及"酒客"、"湿家"、"失精家"、"尊荣人"、"冒家"、"淋家"等提法，就是古方证重视"人"的反映。在这些方证基础上研究其病理实质，寻找方证定性定量的客观指标，将大大提高中医用药的准确率。

方证有主证、兼证、类证之分。所谓主证就是反映方证本质的那些特异性的症状和体征。如桂枝汤证以脉弱自汗为主证，麻黄汤以恶寒无汗而肿为主证。有这些主证的任何疾病都可使用本方。柯韵伯说"桂枝汤为伤寒中风杂病解外之总方也。凡脉浮弱、汗自出而表不解者,咸得而主之也","头痛、发热、恶寒、恶风、鼻鸣干呕等病,但见一症即是,不必悉具,惟以脉弱自汗为主耳"(《伤寒来苏集》)。所以,桂枝汤可以用于治疗心脏病、发热性疾病、呼吸系统疾病、皮肤病等多种疾病。所谓兼证,或称客证,是常伴随主证出现的一些症状或体征,如桂枝汤证多兼发热、关节痛、鼻鸣、干呕等,麻黄汤证多兼见浮肿、气喘、鼻塞等。主证与兼证的关系是主客的关系,没有主证,兼证就不能成立。例如,如果没有脉弱自汗的皮肤病,是不能随便使用桂枝汤的。所谓类证,是指临床表现相类似的方证。其中有近似证,如小建中汤证与桂枝加芍药汤证、柴胡桂枝汤证与柴胡桂枝干姜汤证、麻黄汤证与麻黄加术汤证等;也有证相同,而程度不同者,如桂枝加芍药汤证与桂枝加大黄汤证、苓桂术甘汤证与真武汤证;更有表现酷似而性质完全相反者,如四逆散证与四逆汤证。类证需要比较鉴别。

3. 关于方证相应

相应,是互相呼应。有是证,用是方,方与证的关系,是相对应的,两者浑然一体。方证相应是取效的前提和条件,徐灵胎说:"仲景之方犹百钧之弩也,如其中的,一举贯革,如不中的,弓劲矢疾,去的弥远。"(《金匮要略心典·序》)就是说方证必须相应,方证相应了,就是特效方,就是必效方。不对应,就是无效方。所以,一个中医临床医生的实际工作能力的标志,就在于能否识别方证或药证。前人常用"丝丝入扣"、"精细"、"绵密"等词来评价名医处方用药的水平,实际上就是评价方证相应的水平。

根据方证相应的原则,方剂必须随着证候的变化而变化,证不变方亦不变,方随证转。要做到这一点,方剂的加减就不可缺少。朱肱说:"仲景伤寒方一百一十三首,病与方相应,乃用正方,科有差别,即随证加减。"(《类证活人书》)徐灵胎也持此观点,他说:"其病大端相同，而所现之症或不同，则不必更立一方，即于是方之内，因其现症之异，而为之加减。”（《医学源流论·古方加减论》）他们所谓的“病”，就是方证，而“科”、“症”则是指“药证”。只有通过加减，才能使方与证达到相应的理想状态。徐灵胎曾指出临床使用方药的两种不良倾向：一种是有药无方。“按病用药，药虽切中，而立方无法，谓之有药无方”。另一种是有方无药。“或守一方以治病，方虽良善，而其药有一二与病不相关者，谓之有方无药”（《医学源流论》）。很明显，这两种毛病的症结就在于忽略了方证相应的原则。徐灵胎同时也指出正确处方用药的原则：“善医者，分观之，而无药弗切于病情，合观之，而无方不本于古法，然后用而弗效，则病之故也。非医者之罪也。”无论是切于病情或本于古法，都是方证相应的一种表述。要解决有方无药，或有药无方的问题，关键就在于方证相应。

倡导方证相应的意义

1. 方证相应是中医治病的优势和特色

中医学在认识疾病过程中，并没有采用西医学的分析还原的方法，因此治病没有从寻找特异性病因入手，而主要观察和辨别患者的机体反应状态，即使病因不同，只要主要反应状态相同，也给以相同的方药治疗。另一方面，按西医诊断认为是同一种疾病的，由于患者的反应状态不同，所处的方药也不相同。所以，方证成为中医学诊断治疗的最为重要的单位。对于这个问题，在西医学尚未传入的古代，已经有所认识。清代医学家徐灵胎曾说：“方之治病有定，而病之变迁无定，知其一定之治，随其病之千变万化而应用不爽”（《伤寒论类方·序》）。这里所谓的“方之治病”的“病”，就是方证。“病之变迁无定”的“病”，则是指病因。临床上，疾病谱是不断变化的，但反映机体反应方式的证没有变，抓住证，就能使用古方治今病，即使是那些病因尚不明确或无特效疗法的疾病，中医学依然有其治法。目前用黄连解毒汤治疗脑血管意外，用白虎汤治疗乙型脑炎，用半夏泻心汤治疗幽门螺杆菌感染，用小柴胡汤治疗艾滋病等应用，均能说明这一点。

2. 方证相应是天然药物复方的临床应用原则

天然药物的成分极其复杂，药物下咽究竟起到何种效应？要真正明确其中奥妙，恐怕相当困难。所以，若以实验室的动物实验数据，加上西医学现阶段对人体生理病理的认识，去指导对人体的天然药物的传统使用(煎剂、丸剂、散剂的传统剂型)，其可靠性是值得怀疑的。更何况，我们让患者服用的是饮片，是没有分离过的天然药物，而且使用的大多是复方，少则三五味，多则一二十味，经过传统的煎煮以后，几乎所有的药物成分均要下咽，所以，希望其中某种成分起作用只是良好的愿望，事实如何又是另一回事了。科学的态度应当是尊重前人在长期实践中形成的行之有效的经验，总结其中的规律。方证相应的临床应用原则是不容忽视的，这也是几千年来中医重视《伤寒论》《金匮要略》等古典中医学研究，重视前人实践经验继承的缘由所在。

3. 方证相应是中医诊断客观化的基础和前提

中医客观化的工作，近几十年来虽投入了大量人力物力，但收效甚微，其中的原因非常复杂。但过分重视理法证的研究，而忽视方药证的研究，也是原因之一。传统的辨证方式较多，但比较客观的应当是方证药证的识别。因为尽管中医的理论哲理较多，但其临床处方用药却非常实在。因为无论是八纲辨证、脏腑辨证、气血津液辨证、卫气营血辨证、三焦辨证、六经辨证，其最后都要落实到方药上去。只有通过方药疗效的反证，方能验证其辨证的正确与否。离开了具体的方药，辨证往往空泛而笼统，就成为如清代医家徐灵胎批评一些医生的那样，“袭几句阴阳虚实、五行生克笼统套语，以为用温补之地”(《慎疾刍言》)。如果总结和整理方证药证的识别经验，并使其规律化，就是中医诊断客观化的第一步。以此为基础，结合现代科技手段，就一定能够找到证的量化的指标，使方证药证的识别更客观和正确。

4. 方证的识别是经方派中医的基本功

方证识别中的抓主证、辨兼证、析类证等过程，是一项艰苦的思维活动。由于方证的识别具体而细致，注重这方面的训练，可以使临床思维更为细腻、绵密。尤其是经方的使用，更是中医临床上难度较高的技术，正如徐灵胎所说："夫经方之治病，视其人学问之高下，以为效验，故或用之而愈，或用之而反害……"（《医学源流论·禁方论》）。所以，方证的识别对于训练辨证论治的能力，培养知常达变的本领，是大有好处的。需要指出的是，由于方证识别的准确率常与医者的临床经验、思想方法、即时的精神状态等诸多因素有关，故百分之百的、彻底的方证相应仅是理想中的状态。但对经方派中医来说，方证相应永远是临证追求的最高境界。

（本篇文章原载于《江苏中医杂志》1998 年第 8 期）

药证的思考

什么是药证

药证是中医临床用药的指征和证据，也称药物主治。如用麻黄的指征和证据即为麻黄证，桂枝的主治即为桂枝证。有是证，用是药，是中医几千年相传的医学准则。

药证不是来自理论的推测，也不是来自动物实验的数据，而是中华民族几千年与疾病作斗争的经验结晶，更确切地说，是无数的先人用自己的身体尝试药物得出的结论。“神农尝百草”的传说，就是最好的佐证。

药证是以人为背景的。如果说，西医是治“人的病”，那么，中医是治“病的人”，药证是以“病的人”为背景的。所以《伤寒杂病论》中有“其人”、“瘦人”、“中寒家”、“湿家”、“尊荣人”、“强人”、“羸人”、“冒家”、“失精家”等诸多提法。药证将病人的体质、症状和体征、精神心理状态及行为、生存质量作为其构成的部件，患者的胖与瘦、强与羸，面黄与面白，恶寒与恶热，发热与不发热，出汗与不出汗，能食与不能食，呕与不呕，下利与便秘，出血与不出血，心下满痛与心下痞，咳逆上气与短气，胸满与腹满，苦满与硬满，口渴与口不渴，小便利与小便不利，烦与不烦，眩与不眩，欲寐与不得卧，默默不欲与其人如狂，气上冲与短气，咽喉不利与咽痛，脉浮与脉沉，脉缓与脉促等等，均成为医生临床用药的着眼点。疗效判定的标准，也在于汗出与否，脉出与否，口渴与否，血止与否，能食与否，安卧与否等等基本生命指征。对证下药的目的，也就是解除病人的痛苦。这个苦，就是患者的整体主观感受。其中包括了肉体的痛苦，也包括了精神的痛苦和生活质量的下降。可以说，中医学将解除病人痛苦和提高生存质量作为取效的最终目标和最高境界。

药证是客观的。它来自几千年的临床实践，具有实证性。它不是哲学的概念，也不是宗教式的感悟，而是有目共睹的事实。张仲景说"观其脉证"，就是说脉证是客观的。药证可以证伪，可以通过实践验证其正确与否。临床上有是证必用是药，用是药必见是效。反之，有是证不用是药，用是药不见是证，则其结局必然是无效的，其间容不得丝毫虚假与偏差。因此说药证是实证的、是客观的。客观即可证伪，证伪即可存真。

药证是具体的，也是朴素的。其内容没有阴阳五行、元气命门，也没有肝阳心火、脾虚肾虚等看不见摸不着的抽象概念，而是老老实实从病人身上寻找用药根据。病人体型的高矮胖瘦，皮肤的黑白润枯，肌肉的坚紧松软以及口、眼、鼻、舌、唇、喉、脉、腹、血液、分泌物、排泄物等的病态表现，才是构成药证的重要因素。药证是构成中医学各种概念的最基本最重要的要素。药证是八纲、六经、病因、脏腑、气血津液、卫气营血、三焦等各种辨证方式的最具体的表现形式。不熟悉药证，就无法理解中医学。

药证是综合的。药证既不同于现代中医学所说的"证"，也不同于西医学所认识的"病"，药证是用药经验的概括与提炼。离开了具体的药物，就无从谈起药证。因为有的药证，就是现代医学所说的某种病名，有的则是某种症候群，有的干脆是某个症状，而有的是某种体质状态。

药证是稳定的。人类有文明以来，疾病谱已经发生了多次变化，一些疾病被控制了，另一些新的疾病又发生了。过去没有艾滋病，没有埃博拉病毒，没有 O-157 大肠菌，没有 SARS，但现在出现了，可见疾病种类是不断变化的。但是，人的机体在疾病中的反应方式是几乎不变的，发热、咳嗽、昏迷、出血……，机体在疾病过程中的症状和体征，古人和今人也没有多少区别。药证是由症状和体征构成的诊断单元，所反映的是“人”的病理反应状态，而不是“病”的病原体，所以，药证是稳定的，几千年来几乎是不变的，并不会随着疾病的变化而变化。不论在什么时代，是什么疾病，只要出现柴胡证、桂枝证，就可以用柴胡，就可以用桂枝，张仲景时代是这样，我们这个时代也如此。所以，药证是最经得起重复的。清代名医徐灵胎说“方之治病有定，而病之变迁无定，知其一定之治，随其病之千变万化，而应用不爽”(《伤寒论类方》自序)，就是这个道理。

药证是严谨的。有是证，则用是药；无是证，则无是药。加药或减药，都以临床见证的变化而变化，决不能想当然地随意加减。以桂枝汤为例，证见恶风、汗出、脉浮者用之。如汗出多，恶寒关节痛者，必加附子；如发汗后，身疼痛，脉沉迟者，又必加人参；如气从少腹上冲心者，则又要加桂二两；腹中痛者，则当加芍药；如无汗而小便不利者，则要去桂枝，加白术、茯苓。所加所减，皆有根有据。喻嘉言说的好，“有是病用是药，病千变，药亦千变”。但不管是千变还是万变，药证依然是应变的准绳。严谨性决定了药证必然是临床化裁经方的依据所在。

药证是科学的。所谓科学，就是人们对客观世界的认识，是反映客观事实和规律的知识。达尔文说：“科学就是整理事实，以便从中得出普遍的规律或结论”。所谓规律，就是客观事实之间的联系，这种联系是事物发展过程中事实之间内在的、本质的、必然的联系，是在一定条件下可以反复出现的，是客观的。药证来源于大量临床的事实，历经了无数医家的实践检验，反映了药物与疾病之间的必然的联系，具有极强的可重复性，有极强的科学性，是中医学中极具魅力的东西。

药与证本是一体的。一个萝卜一个坑，一味中药一味证，药证之间具有很强的特异性与针对性，如形影相伴时刻不离。严格地讲，每一味经典药都应该有与它相对应的运用指征。用此药必有此证，见此证必用此药，无此证必去此药。真正的药物必须具备两个特性，即严格的适应证和可以重复的疗效。药与证的相互对应即是药证相应，也就是人们通常所说的“对证下药”。

以药名证的方法，源于汉代名医张仲景。《伤寒论》中有“桂枝证”“柴胡证”的提法，《金匮要略》中有“百合病”的名称，这就是药证。中医的初学者大多认为中医的用药是严格地按照理—法—方—药的程序进行的，但实际却恰恰相反，在许多有经验的临床医生的眼里，面对患者，他首先看到的可能是“某某药证”或“某某方证”，然后才上升为“某某治法”或“某某理论”。每味药物，均有其严格的适应症，每张方，也有其特定的药物的组合，所以，药证的识别极为重要，它是制方遣药的基础。正如邹澍所说：“不知一病有一病之方，一方有一方之药，一药有一药之效，不能审药，何以定方？不能定方，何以治病？”（《本经疏证·序》）

药证是构成方证的基础，方证是放大了的药证。两者在本质上是一致的。所以，宋代名医朱肱将药证和方证合称，他说：“所谓药证者，药方前有证也，如某方治某病是也。”（《类证活人书》）但是，单味药证与方证是有区别的。方证不是几味药证的简单叠加，而是一个复杂的组合，它们是新的整体，所以必须将方证看做是一味药证。

什么是药证相应

药证相应是中医取效的前提。要取得疗效，药证必须相应，药证本是一体的。《伤寒论》所谓“病皆与方相应者，乃服之”（第317条），即用此药必有此证，见此证必用此药。中医的临床疗效往往取决于药证是否相应，也就是人们所说的“对证下药”。如把桂枝比作箭，桂枝证就是目标，目标对准了，命中率就高。同样，药证、方证相对了，疗效自然会出现。换句话说，药证相对了，这就是必效药、特效药；不对应，则是无效药。这是中医取效的关键。“古人一方对一证，若严冬之时，果有白虎汤证，安得不用石膏？盛夏之时，果有真武汤证，安得不用附子？若老人可下，岂得不用硝黄？壮人可温，岂得不用姜附？此乃合用者必需之，若是不合用者，强而用之，不问四时，皆能为害也”（《金镜内台方义》）。所谓的合用，就是相应。

药证相应是天然药物的临床应用原则。天然药物的成分极其复杂，药物下咽究竟起到何种效应，要真正解明其中奥妙，恐怕相当困难。所以，若以实验室的动物实验数据，加上现代医学现阶段对人体生理病理的认识，去指导对人体的天然药物的传统使用（煎剂、丸剂、散剂的传统剂型），其可靠性是值得怀疑的。更何况，我们让患者服的是饮片，是没有分离过的天然药物，几乎所有的药物成分均要下咽，所以，希望其中某种成分起作用只是良好的愿望，事实如何又是另一回事了。科学的态度应当是尊重前人在长期实践中形成的行之有效的经验和久经实践证明的事实，总结其中的规律。药证相应的临床应用原则是不容忽视的。

药证相应体现了中医学诊断与治疗的一体性原则。现代医学出现有诊断而无治疗的情况是不见怪的，而中医即使无法断定是哪种疾病，依然可以识别药证，有药证就有治疗。因为药证不是针对某种疾病病原体的，而是针对疾病中的人体。所以，与其说药证是药物的临床应用指征，倒不如说是人体在疾病状态中的断面和病理反应在体表的投影。应用科学的方法研究药证，必然揭示现代医学尚未发现的人体病理变化的新规律。

药证识别是检验一个中医临床医生实际工作能力的标志。前人常以“丝丝入扣”“辨证精细”等词来形容名医的用药功夫，但由于药证识别的准确率常与人们的临床经验、思想方法、即时精神状态等有关，故绝对的药证相应仅是一种理想状态。药证相应是中医临床工作者始终追求的目标。

张仲景药证

严格地讲，所有被称为“中药”的药物都应该有药证，但事实不是如此。中医学在长期的临床实践中仅仅发现了一部分天然药物的药证,这些已经发现的、并在临床上起着重要指导作用的药证,主要集中在《伤寒论》、《金匮要略》中,我们称之为张仲景药证。

张仲景的药证是中医的经典药证。《伤寒论》、《金匮要略》非一人一时之作,仲景勤求古训、博采众方在前,王叔和、“江南诸师”补充在后,故仲景药证也非仲景一人之经验,而是总结了汉代以前的用药经验,而且经过后世数千年无数医家的临床验证并得到发展,其临床指导意义是不言自明的。所以,成无己说“仲景之方,最为众方之祖”,张元素说“仲景药为万世法”,王好古说“执中汤液,万世不易之法,当以仲景为祖”,徐灵胎说的更为明白:“古圣治病之法,其可考者,唯此两书。”可以这么说,张仲景药证是构成后世临床医学的基础,离开了它,中医学将变成无本之木,无源之水。用中药治病,若不明仲景药证,无疑是掩目而捕燕雀,乱摸而已。许多青年中医使用中药疗效不明显,大部分与对张仲景药证不熟悉有关。

《伤寒论》、《金匮要略》的用药十分严格,有是证,则用是药,无是证,则不用是药,加药或减药,都随临床见证的变化而变化,绝不能想当然地随意加减。故恶风、汗出、脉浮用桂枝汤,如汗出多,恶寒关节痛者,必加附子,名桂枝加附子汤。如发汗后,身疼痛,脉沉迟者,又必加人参,名新加汤。如无汗而小便不利者,则要去桂枝,加白术茯苓,这就是桂枝去桂加茯苓白术汤。茯苓桂枝白术甘草汤主治心下悸,茯苓桂枝五味甘草汤则为咳逆上气。大剂量药与小剂量药的主治也不相同,同样是桂枝汤的组成,但桂枝加桂汤的桂枝 5 两,其主治为气从少腹上冲心者;桂枝汤倍芍药主治腹中急痛,方名也改为桂枝加芍药汤;再加饴糖,又名小建中汤。又虽用过某药,但其证未去,则仍可使用该药,如《伤寒论》“柴胡汤病证而下之,若柴胡证不罢者,复与柴胡汤……”“太阳病,下之后,其气上冲者,可与桂枝汤……若不上冲者,不得与之”。这种用药法,体现了张仲景用药极为严格的经验性。《伤寒论》、《金匮要略》是研究药证的最佳临床资料。

《神农本草经》是现存最古老的本草书,其中有许多对研究药证极为重要的内容,但其毕竟不是“疾医”所著,全书收载药物365味,与一年天数相应,书中“轻身”“不老”“延年”“通神仙”等语比比皆是,掺杂了不少道家黄老之学。全书在如何使用这些药物方面,论述略而不详。而《伤寒论》、《金匮要略》在记载病情上忠于临床事实,表述客观具体,完全是临床家的书。两书虽为方书,但通过适当的研究,完全可以搞清张仲景用药的规律,破译出一本《中医经典临床药物学》。

张仲景药证的研究主要采用比较归纳的方法,通过同中求异、异中求同,互文参照,来分析仲景用药的规律。以下的原则可以参照:

最大量原则:《伤寒论》、《金匮要略》中同一剂型中的最大用量方,其指征可视为该药药证。例如仲景汤方中,桂枝加桂汤中桂枝5两,为《伤寒论》中桂枝最大量方,主治气从少腹上冲心者。原文“烧针令其汗,针处被寒,核起而赤者,必发奔豚。气从少腹上冲心者,灸其核上各一壮,与桂枝加桂汤。”则其气从少腹上冲心是桂枝证的主要内容。

最简方原则:配伍最简单的处方,其指征可视为该药药证。如桂枝甘草汤(2味)主治“发汗过多,其人叉手自冒心,心下悸,欲得按者”,则心下悸,欲得按为桂枝证的主要内容。此外,桔梗汤证对桔梗证的研究,四逆汤证对附子证的研究,都具有特别的意义。

量证变化原则:即症状随药量变化而变化者,该症状可视为该药药证。如黄芪最大量方(5两)的黄芪芍药桂枝苦酒汤主治“黄汗之为病,身体肿,发热汗出而渴,状如风水,汗沾衣,色正黄如柏汁,脉自沉”。其证之一是浮肿,且是全身性的,因风水为“一身悉肿”。其证之二为汗出,汗出能沾衣,可见其汗出的量较多。桂枝加黄芪汤(2两)主治“身重汗出已,辄轻者,久久必身瞤,瞤即胸中痛,又从腰以上必汗出,下无汗,腰髋弛痛,如有物在皮中状,剧者不能食,身疼重,烦躁、小便不利,此为黄汗”,“诸病黄家,但利其小便,假令脉浮,当以汗解之,宜桂枝加黄芪汤主之”。原文提示,患者腰以下无汗出,加之此证的治法当以汗解,其出汗的程度是较轻的,所以黄芪仅用 2 两。根据以上两方证的比较可以发现,黄芪用于治疗自汗,汗出的程度越重用量越大。又如葛根,葛根黄芩黄连汤为葛根的最大量方,用 8 两,主治“太阳病,桂枝证,医反下之,利遂不止,脉促者,表未解也;喘而汗出者”。利遂不止,指泄泻不止。葛根汤类方中用于下利的有葛根汤。原文为“太阳与阳明合病者,必自下利”,自下利,为未经攻下而大便自然溏薄者,其程度要比葛根黄芩黄连汤证的“利遂不止”为轻,故用量仅为 4 两。可见葛根用于下利,下利的程度越重,其用量也越大。

味证变化原则:即药物的增减变化带来应用指征的变化,则随之增减的指征可视为该药药证。如《伤寒论》理中汤条下有“若脐上筑者,肾气动也,去术加桂四两”。四逆散条下有“悸者加桂枝五分”。《金匮要略》防己黄芪汤条下有“气上冲者加桂枝三分”。可见脐上筑、悸、气上冲,均为桂枝主治。《伤寒论》中有桂枝去桂加茯苓白术汤,原文为:“服桂枝汤,或下之,仍头项强痛,翕翕发热,无汗,心下满微痛,小便不利者,桂枝去桂加茯苓白术汤主之”。此证未见冲逆证,也无自汗证,故去桂。

频率原则:应用统计方法,凡频率越高,其属于该药药证的可能性越大。如柴胡类方中,凡大剂量柴胡与黄芩同用,其指征都有往来寒热,并有呕而胸胁苦满。如除去黄芩证,则柴胡证自明。

仲景药证是比较成熟的药证,需要运用现代科技手段去搞清其所以然,这样可以发现一些现代医学尚未发现的病症,也可揭示出人体生理病理上的某些规律,还可使药证的识别趋于客观化,并使药物的临床应用范围更清晰。通过现代研究,有的药物可能成为治疗现代某种疾病的特效药,有的则可能成为改善体质的新型药物,而有的可能一时还弄不清楚,必须按照传统的药证用下去。要完全揭开药证的实质,恐怕需要相当长的时间。所以,传统的药证需要继承，特别是仲景药证更应继承好，传下去。

《张仲景50味药证》的宗旨

《伤寒论》114方，有名有药者113方，共91味药，其中1方次36药，2方次以上65药。《金匮要略》205方，有名有药者199方，共156味药，其中1方次62药，2方次以上94药。本书选择临床常用且仲景叙述药证比较明确的药物50味，分原文考证、药证发挥、仲景配伍、常用配方四部分重点论述药物主治。虽说仅50味，但每味药均为常用药，只要掌握好每药的主治和常用配伍，则在临床自能演化出无数新方。

"旧书不厌百回读，熟读深思子自知"(宋·苏轼)。由于《伤寒论》、《金匮要略》是临床实践的真实记录，故历代医家都主张对仲景书要反复研读，特别在临床上认真研究，能不断取得新的认识。陈修园说他读仲景书"常读常新"，就是这个意思。本书中的药证发挥，为笔者的研究心得，其中肯定有许多不当之处，随着研究的深入，临床经验的增加，必然要有改进，这点必须说明。

规范化是一门学科发展的必要条件，药证的研究就是试图建立中医临床用药的规范。这项研究工作，历史上中日两国的医家已经有了令人起敬的成绩，清代伤寒家的崛起，近代经方家的出现，日本古方派的实践，都是为了建立一种理论与临床的规范，促使医学的健康发展。代表者是清代医家邹澍的《本经疏证》和日本的古方派大家吉益东洞的《药徵》。本人的工作，是在他们的基础上进行的。当前，中医学庸俗化的趋向比较突出，青年中医往往在不切实际的一些理论中纠缠不清，辨证论治成为一种踏虚蹈空式的游戏，而临床疗效的不明确，又极大地挫伤了他们研究中医药的热情。究其原因，主要应归结为其《伤寒论》、《金匮要略》的功底不深，特别是对仲景药证缺乏研究。如此以往，中医学的实用价值必将大大降低。另外，许多中医的实验研究，选择的"证"大多是含糊模棱的，往往缺乏特异性的方药相对应，而表现在实验动物身上的

“证”更是缺乏必要的可信度，其研究结果不能让人十分信服，这也影响了中医现代化的进程。有慨于此，而作此书。希望通过本人的工作，唤起大家对古典中医学的重视。继往才能开来，根深才能叶茂，中医学的发展离不开对古代优秀遗产的继承，因为这里有中医学的根。

[本文为第2版《张仲景50味药证》(人民卫生出版社2004年)一书的前言]

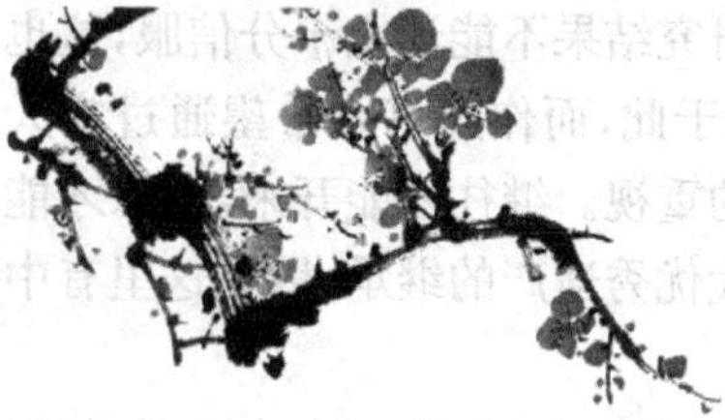

我的药人方人说

我的体质观的形成

1973年，我开始跟家乡江苏省江阴市的名老中医叶秉仁学医，其间又向夏奕钧、邢鹂江等先生问业。夏、邢两先生均是苏南名医朱莘农先生的弟子。朱莘农先生幼承家学，壮年以擅治伤寒大症而享盛名，平生对《伤寒论》钻研甚勤，临床重视验体辨证。他有句名言："医道之难也，难于辨证，辨证之难也，难于验体，体质验明矣，阴阳可别，虚实可分，病症之或浅或深，在脏在腑，亦可明悉，而后可以施治，此医家不易之准绳也"。其辨体质，多从望诊和切诊入手，尤其是擅长使用"咽诊"与"脐诊"。我虽无缘亲睹朱莘农先生诊病的风采，但从夏奕钧、邢鹂江先生的用药来看，他们非常重视强调客观指征，常常或凝神直视，或按压腹部，或察看咽喉，临床思忖良久，而当机立断，说"此人要吃桂枝!""此人要吃黄连!""此人是桂甘龙牡汤证!"这种药人相应、方人相应的思路，对我临床思路的形成影响很大。我曾一遍遍地翻阅苏南医家推崇的清代叶天士《临证指南医案》，从医案中归纳总结叶天士体质辨证的思想和经验，当时我对体质的认识尚是零碎的经验和想法。

1979年，我考入南京中医学院（南京中医药大学的前身）攻读中医各家学说，有机会深入研读了柯韵伯先生的《伤寒来苏集》，其以方类证的思路深深吸引了我。其后，又翻阅到日本一贯堂医学的体质论，其简便易用的思路让我耳目一新。20 世纪 80 年代中后期，我已经开始注意到不同体型不同体貌患者在辨证用药上的不同点，将临床诊疗的思路从单纯的症状辨别以及对病论治转向辨体质论治。

1989 年我受中国政府派遣，赴日本京都大学医学部进修，期间我细细阅读了细野史郎先生的《汉方医学十讲》，并有机会向细野诊疗所的坂口弘先生以及中田敬吾先生学习日本汉方，对日本汉方求实的思想产生了强烈的共鸣。在细野诊疗所每周一次的读书会上，为求易记和实用，我大胆地用药物名来命名体质，由此而形成了“药人”的概念。回国以后，我又以此“药人”概念为基础，将在日本讲学的讲稿整理成书，名《中医十大类方》。此时，我的体质论基本形成。以后，在临床上不断进行补充，成为本人临床处方用药的基本思路。

我所认识的“药人”

所谓“药人”，就是适合长期服用某种药物及其类方的体质类型。某种体质，服用某种药及其类方，往往起效快，而且相对安全。我在《中医十大类方》中提出了五种“药人”，即“桂枝体质”“麻黄体质”“柴胡体质”“黄芪体质”“大黄体质”。后来，在临床上又发现了“半夏体质”等“药人”。遵循药人的经验识别，可以大致了解该体质患者可以考虑哪一类方。这些“药人”，虽然以单味的药名命名，但就其内涵来说，应该冠之以“某某类方体质”可能更合适。不过，就如《伤寒论》中有“桂枝证”“柴胡证”的提法一样，这种简约的提法，可能更便于记忆。下面，是我在临床常见的几种药人。

“桂枝体质”：患者肤色白而缺乏光泽，皮肤湿润而不干燥，口唇黯淡而不鲜红，体型偏瘦者多，肌肉比较坚紧，一般无浮肿，腹部平，腹部肌肉较硬而缺乏底力，如同鼓皮，严重者腹部扁平而两腹直肌拘急。多见于循环系统疾病、消化道疾病、营养不良患者。桂枝体质是适合长期服用桂枝以及桂枝汤类方的一种患者体质类型。代表方为桂枝汤、小建中汤、桂枝加龙骨牡蛎汤等。这类患者在疾病状态中多表现为心肾阳气的不足，或肝胃阴液的不足，易于表虚，易于阳越，易于气脱，易于气阴两虚。

“柴胡体质”：患者体型中等或偏瘦，面色微黯黄，或青黄色，或青白色，缺乏光泽。肌肉比较坚紧，舌苔正常或偏干。主诉以自觉症状为多，对气温变化反应敏感，情绪波动较大，食欲易受情绪的影响，四肢冷。女性月经周期不准，经前多见胸闷乳房胀痛结块等。多见于精神神经系统疾病、免疫系统疾病、呼吸系统疾病、胆道疾病患者。柴胡体质是适合长期服用柴胡以及柴胡类方的一种体质类型。代表方为小柴胡汤、柴胡桂枝汤、柴胡加龙骨牡蛎汤、四逆散等。此类患者在疾病状态中多表现为气机的郁滞或逆乱，或外邪郁于半表半里不易透发，或肝胆胃的气机易于逆乱，或气滞，或血瘀。

“麻黄体质”，患者体格粗壮，面色黄黯，皮肤干燥且较粗糙。恶寒喜热，易于着凉，着凉后多肌肉酸痛，无汗发热；易于鼻塞、气喘；易于浮肿，小便少，口渴而饮水不多。身体沉重，反应不敏感。咽喉多不红，舌体较胖，苔白较厚，脉浮有力。多见于体格壮实的中青年和体力劳动者。呼吸道疾病、骨关节痛、寒冷、疲劳等常是这种体质患者患病的主要诱因。麻黄体质是适合较大剂量服用麻黄以及安全使用麻黄以及麻黄类方的一种体质类型。代表方为麻黄汤、麻黄附子细辛汤、葛根汤等。此类患者在疾病状态中多表现为寒气郁表，或肺气郁闭，或寒湿滞留经络之间，或表里俱实。

“大黄体质”：体格健壮，肌肉丰满，食欲旺盛，但容易腹胀，或大便秘结，口唇红或黯红，舌苔多厚。皮肤易生疮痘。血压偏高，或血脂偏高，或血黏度偏高。精神状态饱满，易烦躁，易激动。消化系统疾病、代谢病、感染性疾病等多见于这种体质。这种患者长期使用大黄比较有效而且安全。大黄体质多见于中老年人。代表方为大柴胡汤、三黄泻心汤、桃核承气汤、黄连上清丸、防风通圣散等。此类患者在疾病状态中多表现为积滞伤食，或腑气不通，或瘀热于内，或积热上冲，或积热逆于营卫之间。

“黄芪体质”：其人多面色黄白或黄红隐隐，或黄暗，都缺乏光泽。浮肿貌，目无精彩。肌肉松软，腹壁软弱无力，犹如棉花枕头，按之无抵抗感以及痛胀感。平时易于出汗，畏风，遇风冷易于过敏，或鼻塞，或咳喘，或感冒。易于浮肿，特别是下肢肿，手足易麻木。咽喉多不红，舌质淡胖，舌苔润。这种体质的形成，除与遗传有关外，尚与缺乏运动、营养不良、疾病、衰老等有关。患有心脑血管疾病、糖尿病、骨关节退行性病变、免疫系统疾病、血液病、呼吸道疾病、消化道疾病的中老年人多见黄芪体质。黄芪体质是适合长期服用黄芪及其类方的体质类型。代表方如黄芪桂枝五物汤、防己黄芪汤、黄芪建中汤、玉屏风散等。此类患者在疾病状态中多表现为肺脾气虚，或表气不固，或气虚血瘀，或气虚湿阻，或中虚等。

“半夏体质”：营养状况较好，肤色滋润或油腻，或黄黯，或有浮肿貌，但缺乏正常的光泽；形体並不羸瘦，肥胖者居多。主诉较多而怪异，多疑多虑，易于精神紧张，情感丰富而变化起伏大，易于出现恶心感、咽喉异物感、黏痰等。脉象大多正常，或滑利。舌象多数正常，或舌苔偏厚，或干腻，或滑苔黏腻，或舌边有两条由细小唾液泡沫堆积而成的白线，或有齿痕舌。半夏体质是适合较长时间或大量服用半夏及其类方的体质类型。代表方为小半夏加茯苓汤、温胆汤、半夏厚朴汤等。此类患者在疾病状态中多表现为痰热内蕴、痰气交阻、风痰上扰、痰湿内阻等。

此外，还有见人参体质、当归体质、芍药体质等。

我所认识的“方人”

“方人”，是近年来本人在药人的基础上提出的一个新的概念。2003 年以来，我在给南京中医药大学开设的“经方应用”课程中，为使大学生能更快捷地使用经方，而将本人的应用经验作了一总结，特别提出适合使用某方的患者在体型体貌、心理行为、发病趋势等方面的特征，并以该方命名该类患者，简称“方人”。也就是说，所谓“方人”，即指对该方有效而且适合长期服用该方的体质类型。比如我对那些服用温经汤有效，而且长期服用也比较安全的患者，常常称之为温经汤体质。所以，常常病人一来，大致就晓得该用何方。比起药人来说，方人更具体，范围更明确，往往与某些疾病或某类疾病相关，可以说，方人是体质与疾病的结合体。下面列举我临床常见的几种方人。

“温经汤体质”：羸瘦，肌肉松弛，腹壁薄而无力。口唇干燥而不红润，皮肤干枯发黄发黯，缺乏光泽，或潮红，或黯红，或黄褐斑。有些患者的手掌脚掌出现裂口，疼痛或发热感。指甲变薄变脆，缺乏光泽。还有的女性可以出现阴道炎、阴道干枯瘙痒，毛发出现脱落、干枯、发黄，易于折断。许多妇科疾病，特别是卵巢功能性疾病患者多见这种体质类型。

“三黄泻心汤体质”：营养状态比较好，无明显虚弱表现，面部黯红，腹部充实有力，食欲较好，大便干结或便秘，多有出血倾向。咽喉多充血，唇色或舌质红或黯红，脉象滑数。体检血压、血脂、血液黏度、血尿素氮较高。目前最多见于高血压、动脉硬化患者以及出血性疾病。

“炙甘草汤体质”：羸瘦，面色憔悴，皮肤干枯，贫血貌。这种体质状态，多见于大病以后，或大出血以后，或营养不良者，或极度疲劳者，或肿瘤患者经过化疗以后。患者精神委靡，有明显的动悸感，并可伴有早搏或心房心室颤动等心律失常。消耗性疾病、呼吸道疾病，或循环系统疾病，或血液系统疾病等的患者多见这种体质类型。目前在临床上多见于肿瘤患者及老年病患者。

“黄芪桂枝五物汤体质”：其人多肌肉松弛，皮肤缺乏弹性，平时缺少运动，食欲虽好，但经常疲乏，头晕，气短，尤其是在运动时更感力不从心，甚至出现胸闷胸痛，或头晕眼花。运动心电图常提示心肌缺血。面色黄黯，也有见黯红者，其舌质多淡红。头痛、胸痛、身痛、肢麻的中老年人多见这种体质类型。

"桂枝茯苓丸体质":患者体质比较强壮,面色多红或黯红、皮肤干燥或起鳞屑,唇色黯红、舌质黯紫等。腹部大体充实,脐两侧尤以左侧下腹更为充实,触之有抵抗,主诉大多伴有压痛。多有头痛、便秘、腹痛腰痛、心悸等症状。妇科病、男性的生殖系统疾病,皮肤病、周围血管病变以及五官科疾病等的患者多见这种体质。

此外,还有如桂枝加龙骨牡蛎汤体质、大柴胡汤体质、四逆散体质、当归芍药散体质、防己黄芪汤体质、防风通圣散体质等。

几点说明

(1)体质的确定,是有效并且安全使用中药的基础。由于当前疾病谱的变化,中医的服务对象主要是慢性病患者,慢性病的治疗原则以调整体质状态为主,服用药物的周期长,如果不针对体质用药,常常会出现许多副作用。所以,"药人""方人"的提出,也是有时代背景的。

(2)以上列举的"药人"与"方人",并不能包含人类体质的全部,而仅仅是本人临床上常见的适合使用某种方药的体质类型。就其人种来说,仅仅限于亚裔黄种人。也就是说,我的药人方人说,不属于体质人类学的范畴,而是一种应用中药及其配方的技术。

(3)我所认识的"药人"与"方人",应该是药证与方证的延伸,尤其是突出药证方证中"人"的部分,也就是突出了患者的体型体貌以及发病趋势的特征,从而突出了药证方证的客观性和整体性。这样,可以使人更易于把握方证与药证,更容易从整体的角度看问题。换句话说,方人药人的提出,与其说是经验的传授,倒不如说是思维方式的强调。从本人的教学实践看,讲方人药人,可以让当今的中医大学生们的思路发生很大转变,一方面,让他们从纷繁的理论中摆脱出来,转向朴实无华的临床技术,另一方面,让他们从"对病用药"以及"对症状用药"的思路中解放出来,转向整体的用药思路。所以,药人方人说的提出,是一种中医临床思维方式的技术调整。

(4)重视患者的体质特征,是古典中医学的基本思想。在《伤寒论》、《金匮要略》两本书中,有许多有关患者体貌体态特征及疾病的易趋性的记载,如尊荣人、失精家、亡血家、支饮家、中寒家、湿家、喘家、呕家、冒家、淋家、黄家、疮家、衄家、汗家、盛人、强人、瘦人等。这些病人的个体特征,为张仲景的处方用药提供了十分重要的参照及依据。本人的"药人"与"方人",很多都能从张仲景所说的那些"人"、那些"家"中找到影子,比如黄芪体质与尊荣人相似,桂枝体质与失精家相似,麻黄体质与湿家相似。

(5)作为本人处方用药的参照系,药人方人说具有一定的预测病情以及指导选方用药的临床实用价值。但这种体质归纳,经验性很强,许多是经典的训示以及前人临床经验的提示和总结,当然,其中也有许多是本人的临床经验。所以,这个学说尚不是十分成熟,需要不断改进和完善。

(本篇文章是作者 2006 年 11 月 4 日参加南京国际中医药论坛的发言稿)

经方的学习与应用

经方是中医的根本

对中医来说，方是极其重要的。古时称中医为方脉家，医术为方技，日本则称中医为汉方。无论是伤寒派，还是温病派，是古典派，还是现代中西医结合派，是讲脏腑辨证，还是讲六经辨证，到最后交给病人的都是方，所以，日本古方家吉益东洞说："医之学也，方焉耳"。方，是中医的内核，是根本。

中医的方剂，数量多得让人兴叹。宋代的《太平圣惠方》有100卷，方16834首；《圣济总录》有200卷，方2万首；明代的《普济方》有426卷，方61739首；我校编写的《中医方剂大辞典》收录医方达96592首。要熟悉掌握这么多的方剂，既不可能，也无必要，因为关键的方剂，不过上百首，这就好比汉字的字根，英语的词根，是组成千万张处方的基本构成，可称之为"方根"。

方根在哪里？在《伤寒论》，在《金匮要略》。这两本书的方剂，并非张仲景一个人独创，而是总结了汉代以前的用药经验，而且经过后世数千年无数医家的临床验证被证实并发展，可以说是中华民族几千年与疾病作斗争的经验结晶，是我们中国人经自身试验筛选出的临床有效良方。只有把这两本书弄通了，才能在临床上左右逢源，触类旁通。后世名医虽多，其临床的基本法度都不出仲景学术的范围。所以，成无己说"仲景之方，最为群方之祖"，张元素说“仲景药为万世法”，王好古说“执中汤液，万世不易之法，当以仲景为祖”，朱丹溪说“仲景诸方，实万世医门之规矩准绳”。笔者说仲景方当为中医之根，为中医之魂。可是，现在古典的东西往往被视为不合潮流的，是阳春白雪的，是束之高阁的供观赏的古董，这是对中医学的无知。中医学的经验性是极强的，经验的东西就需要经过历史和时间的考验和锤炼，时间越久，经验提炼得越精，就像好酒一样，越陈越香。《伤寒论》、《金匮要略》之所以被称为经典，是因为在数千年的实践中证明它是有用的，是科学的，在临床上是能解决问题的。学经方，离开了仲景方，那就成了一句空话。

方证是规范

学《伤寒论》、《金匮要略》，最好读白文，也就是未加注释的原文。古往今来，注《伤寒论》的有数百家，注《金匮要略》的也有几十家，其中虽不乏精品，但大多数是随文演绎，无大发挥。这些注释看多了，往往把你带入太空世界，使你在所谓理论的解释里混混沌沌，云里雾里，而临床实用功夫则十分贫乏。其实《伤寒论》、《金匮要略》两书的文笔十分朴实，多为临床实际的客观表述，少有空洞的解释，故读白文是可行的。不过，两书的体例为条文式，孤立地读常常不得其要，必须采用分类比较的办法。按什么分类？古时候有按六经分，有按治法分，有按症状分，有按主方分，分法较多。笔者倾向于按主方主药分。按主方分，清代医学家徐灵胎的《伤寒论类方》最好。这是其研究《伤寒论》三十余年的心得之作，形成初稿以后，竟反复修改 7 年，其间五易其稿，最后他才在序言写上“乃无遗憾”四字。他采用的方法就是将《伤寒论》方分为 12 类，如桂枝汤类、麻黄汤类、葛根汤类、柴胡汤类，栀子汤类、承气汤类、泻心汤类、白虎汤类、五苓散类、四逆汤类、理中汤类等。笔者拙作《中医十大类方》是以主药分的，其特点是以药类方，以方名证，主要便于初学者记忆。该书并非中医经方的全书，而仅仅是为读者提示一种认识并掌握中医经方的方法。经方何止十类？该书之所以题名为《中医十大类方》，只不过为读者阅读该书增加一点轻松的氛围而已。应当指出，无论按方分或按药分，关键是要抓主治，识方证。许多人对方论以及方剂功效的解释比较热衷，而对其主治则轻描淡写，含糊其辞，一笔带过，这可以说是混淆了主次。对中医来说，经方的主治是最要紧的，解释在其次。方证最关键，功效在其次。

药物的应用指征称之为“药证”。方剂的应用指征为“方证”。如桂枝的应用指征为“桂枝证”，桂枝汤的应用指征为“桂枝汤证”，这是古人应用药物和方剂的根据和证据，是中国人几千年积累起来使用方药的最为实用和重要的经验。如把桂枝比做箭，桂枝证就是目标，目标对准了，命中率就高，同样，药证、方证相对了，疗效自然会出现。换句话说，药证相对了，这就是必效药、特效药；不对应，则是无效药。这是中医取效的关键。《伤寒论》、《金匮要略》的用药十分严格，有是证，则用是药，无是证，则无是药，加药或减药，都以临床见证的变化而变化，决不能想当然地随意加减。故恶风、汗出、脉浮用桂枝汤；如汗出多，恶寒关节痛者，必加附子，名桂枝加附子汤；如发汗后，身疼痛，脉沉迟者，又必加人参，名新加汤；如无汗而小便不利者，则要去桂枝，加白术茯苓，这就是桂枝去桂加茯苓白术汤。茯苓桂枝白术甘草汤主治心下悸，茯苓桂枝五味甘草汤则为咳逆上气。大剂量药与小剂量药的主治也不相同，同样是桂枝汤的组成，但桂枝加桂汤的桂枝五两，其主治为气从少腹上冲心者；桂枝汤倍芍药主治腹中急痛，方名也改为小建中汤。又虽用过某药，但其证未去，则仍可使用该药，如《伤寒论》“柴胡汤病证而下之，若柴胡证不罢者，复与柴胡汤……”（第 101 条），“太阳病，下之后，其气上冲者，可与桂枝汤……若不上冲者，不得与之”（第 15 条）。这种用药法，即方证相应法，《伤寒论》所谓“病皆与方相应者，乃服之”（第 317 条）。又《伤寒论》中有“桂枝证”“柴胡证”“病形象桂枝”等说法，都为药证相应、方证相应的体现。药证相应与方证相应，体现了经方的极为严格的经验性，这是中医辨证论治的基本内容。离开了古人的用药经验，辨证论治只能是空谈。

“方证相应”是《伤寒论》、《金匮要略》的基本精神。清代伤寒家柯韵伯说：“仲景之方，因证而设……见此证便与此方，是仲景活法”。其所以为“活法”，是因仲景之法不同于辨病论治，常常是异病同方或同病异方，非常灵活。不理解者，则谓中医不规范，难以掌握。但从另一角度看，方证相应则是以不变应万变的方法，如徐灵胎说：“方之治病有定，而病之变迁无定，知其一定之治，随其病之千变万化，而应用不爽”(《伤寒论类方》自序)。正因为有定，才能变化，这就是有规矩方能成方圆。有是证用是方，就是强调规范。方证就是规范，这是中医学的灵魂。

药证是基础

经方医学有一点非常关键，就是药证。中医讲求理法方药，药是基础，没有药，何谈方？没有方，何谈理法？但是，许多搞经方者，往往停留在方证的层次，缺少变化。这就是徐灵胎先生所谓的“有方无药”的毛病。仲景书中，许多方证条文下，均有加减法，不加减，是不容易取得最佳的临床疗效的。而要正确的加减，就必须了解每味药物的主治，也就是药证。

张仲景的书，是方书，他没有留下专门论述药物的专著。那么，《神农本草经》如何呢？这本书是中医现存最古老的本草书，但是，其中的神仙家的味道太重，对临床医生用药不是非常适合。比如它收录 365 味药，与天数相应；以上、中、下三品对药物进行分类，与临床指导用药相距甚远；至于书中许多关于“轻身”“不老”“延年”等药性的记载，具有浓厚的道家色彩。所以，本人推论《神农本草经》与《伤寒论》、《金匮要略》的经方家医学尚不是同一流派的书籍。显然，要学好用好经方，必须有一本张仲景的药物学，一本古代“疾医”所用的本草学。本人所著的《张仲景 50 味药证》就是在这方面作了一些探索，通过对仲景原文的比较分析，试图破译出一本《张仲景临床药物学》。这个药物学，就是药证。

从本质上来说，方证与药证，两者本无区别，同属一门。所以，宋代伤寒家朱肱说过："药证者，药方前有证也"。他是将药证与方证合称的。考虑到中医用药的习惯，我还是主张分论。单味药的主治，称为药证，复方的主治，称为方证。药证，是方证的基础，是经方加减变化的前提。它的好处，一是可以更清楚地理解方证。比如四逆散，方中柴胡甘草治疗往来寒热、胸胁苦满，枳实芍药治疗痞痛，芍药甘草则治疗腹痛脚挛急，所以，四逆散能够用于四肢冷、腹痛腹胀者。又比如同样是治悸，药证不同，其所主治的悸也不同，如黄连黄芩治烦悸，桂枝甘草治动悸，龙骨牡蛎治惊悸，半夏茯苓治眩悸，人参麦冬阿胶甘草治虚悸。二是能组合成新的处方，而且不离经方精神。本人的四味健步汤（芍药、牛膝、石斛、丹参）是根据药证的思想创制出来的，我的八味逐瘀汤，是根据药证对血府逐瘀汤进行修正后得来的。

用经方要辨"人"

经方医学的又一特征是着眼于"人"。如果说西医是治"人的病"，那么，中医是治"病的人"。这个"人"，就是整体，就是全身。中医没有剖开肚子去寻找在器官细胞水平上的病理变化，也无法看到天地间的各种致病的微生物，但我们的先人却能从宏观上把握住机体的变化，寻到消除病痛的办法。清代伤寒家钱潢说得好："受本难知，发则可辨，因发知受"。这就是经方医学的疾病观。这个"发"，是"人"在疾病中出现的全身性的反应。

张仲景是如何着眼于"人"的呢？

一是望形。仲景书中的所谓"尊荣人""失精家""湿家""强人""羸人"等均有明显的外观特征。如尊荣人"骨弱肌肤盛"，即为缺少运动、肌肉松软，稍动即易汗出伤风的体质类型。失精家则多为男子，面色白、肌肤柔薄，瘦弱，脉大而无力等。湿家多面黄而形肿，鼻塞身痛等。

二是切脉。脉浮、脉沉、脉浮紧、脉滑实等，并不表示某种疾病，而是反映患者全身所处的状态。如浮脉与出汗、出血有关；沉脉与腹泻、过量发汗有关；脉浮紧，提示可以使用强烈的发汗剂；脉滑实则提示可以使用泻下剂。换句话说，脉象可以辨人的寒热虚实表里，而不可辨食道癌、胃炎、痔疮、关节炎等具体病症。中医临证时脉象不可不重视。

三是问所苦。如恶寒与恶热，口渴与口不渴，小便利与不利，不大便与下利不止，能食与不能食、烦与但欲寐等。这些体征反映人体的基本生理状态，是非特异性的诊断指标。其作用主要是用于辨“病的人”，而不是辨“人的病”。

需要指出，后世比较重视的舌诊和日本的腹诊，其本质也是辨体质状态，辨寒热虚实，补充经方方证，故在临床应用经方时，是完全应当使用的。经方的舌证，散见于后世各家医著中，代表性的有清代张登的《伤寒舌鉴》、叶天士的《外感温热篇》、俞根初的《通俗伤寒论》，梁玉瑜、陶保廉的《舌鉴辨正》等。各经方家的医案中这方面的内容尤为丰富。经方的腹证，《伤寒论》、《金匮要略》中已经有较多的表述，可以细细揣摩。日本汉方家研究古方腹证较深，其中古方家吉益东洞的《类聚方》以及稻叶克文礼和和久田寅叔虎的《腹证奇览》记载较详，值得参考。

笔者通过研究张仲景医学和吸收后世各家辨脉、望舌、切腹的经验，认识到临床上寻找经方与“人”的对应点，是运用好经方的关键。笔者的主张是：未识方证，先辨“药人”。即寻找和辨别某种药证方证的出现频率比较高的体质类型，以此作为辨方证的先导。《中医十大类方》中提出了五种“药人”，即所谓的“桂枝体质”“麻黄体质”“柴胡体质”“大黄体质”和“黄芪体质”。“药人”绝不止五种，以上五种只是本人比较熟悉和临床常见的。这些体质类型主要靠运用中医传统的望诊、切诊、问诊来观察患者的体型、皮肤、脉象、舌象而识别。书中有“附子脉”“黄连舌”“桂枝舌”的提法，是为了更为直观地反映“病着的人”与药物的对应点，便于记忆和临床应用。笔者认为，若使用中医方剂，唯以辨病为主，不诊脉，不看舌，不诊腹，不认体型，没有“人”的指征，那就失去了中医的特色。

重视加减法及煎服法

经方方后的加减，不可忽略。张仲景加什么、减什么，是有严格的指征的，这是研究药证的重要内容。如咳加五味子、干姜、细辛；腹痛加芍药；口渴、小便不利加茯苓、白术；气上冲加桂枝；咽痛加桔梗；不呕，去半夏；无汗、小便不利去桂枝；咳去人参。

仲景对煎服法也极为讲究。煎法有去浮沫、先下、后下、去滓更煮。煎药用水有水、酒的不同。服法有顿服，日二服、三服、四服、五服，少少咽之等。还有药后啜粥或不啜粥的不同。如桂枝汤服后要啜粥和温覆取汗，这在临床是极为重要的一环。有实验研究证明这样能增强桂枝汤对流感病毒性肺炎的抑制作用。以上这些临床护理技术，经方应用中不可忽视，用清代伤寒家陈修园的话说，“古圣人之心法在此”(《长沙方歌括》)。

医案和验方要研究

要真正活用经方，光研究《伤寒论》、《金匮要略》是不够的，揣摩后世名医的医案，特别是经方家的医案，尤有实用价值。如叶天士医案中关于运用桂枝汤、栀豉汤、苓桂味甘汤、真武汤的经验，尤在泾医案运用金匮肾气丸的经验，近代名医范文虎医案中运用四逆散、桂枝汤的经验；徐小圃医案运用麻黄汤、四逆汤的经验，吴佩衡医案运用附子的经验，都是学习经方时的重要参考资料。本人所编著的《医案助读》中选择了不少经方家医案。这些医案，或为大病奇病，或立法有新意，或处方用药别致，或议论精辟，值得细读。

在读名医医案中，应注意两方面的内容，一是如何把握经方的应用指征，二是如何加减变化。

此外，研究历代名家小方的主治和药证，也很有必要。这些小方，药味在3味左右，主治比较明确，对于理解经方的主治以及配伍规律是有较大帮助的。有人统计《伤寒论》、《金匮要略》、《千金翼方》、《普济本事方》等古籍中，4味药物及其以下者分别占各书方剂总数的38.7%～64.5%，可见经方中小方数是占有极大比例的。研究小方与研究经方具有相同的意义。

实验结果不是临证指南

近年来，国内外一些医药研究人员对一些常用经方进行了大量的药理作用和配伍的研究，其实验结果对经方药效的证明，方证的明确，经方剂量、服用方法和剂型的改进等，都有积极的意义。这是学习与研究经方时所必须了解并加以利用的。但也应该认识到，由于实验室与临床尚有较大的区别，动物实验与人体实验不同，单因素研究与多因素研究不同，传统水煎与提取物不同，所以，实验室的结果只能作为临床应用的参考，而不是临床指南。如现代药理学研究证明，黄芪对心血管系统、血液系统、肾功能、物质代谢以及肿瘤等均有良好作用，可使减少的血细胞数恢复正常，可扩张冠状动脉，改善心脏功能，增加抗缺氧能力，防止脂质过氧化，改善肾脏功能，防止肝糖原减少，抗衰老等。但是否临床所有心血管疾病、肾病、肿瘤都可以使用黄芪呢？结果显然是否定的。所以，要正确使用经方，注重临床是关键，这是根本。经方的方证目前尚难作出公认的动物模型，只有在临床，在具体的病人身上，才能体会到经方的使用方法，才能悟到经方的精妙之处。笔者对经方的兴趣，完全是在临床培养的，不是信而好古，而是由于经方的疗效确切，如桂枝加龙骨牡蛎汤治咳喘胃痛，防己黄芪汤治疗汗出而肿的糖尿病，黄连阿胶汤治疗漏下不眠，白虎加人参汤治出血……使笔者尝到了应用经方的甜头。

经方的运用经验，来之不易，如有名师指点，那比自己在临床摸索要强许多。此外，同道之间多交流，注意收集各种杂志上有关经方应用的报道，也有利于自己经验的积累和临床水平的提高。

用经方，留住根

中医学已经流传了数千年，今后能不能继续流传下去是令人深思的问题。中医学面临的形势依然严峻，中医药学后继乏术，后继乏人的局面未能改观。现在的局势是：中医人才过剩，而城乡分布不均；总体水平不高，而名中医日趋减少；社会呼唤中医，而青年中医纷纷改行。问题在哪里？作为中医教育工作者，首先要在学术上找原因，在教育上寻出路。笔者呼吁中医药学的继承，呼吁青年人重视古典中医学，呼吁高等中医院校切实开展经方医学的教学改革工作。继往才能开来，根深才能叶茂，中医学的发展，离不开对古代优秀遗产的继承。

（本篇文章为1995年以后的演讲稿，其中主要内容曾刊载于《山西中医》1996年第6期）

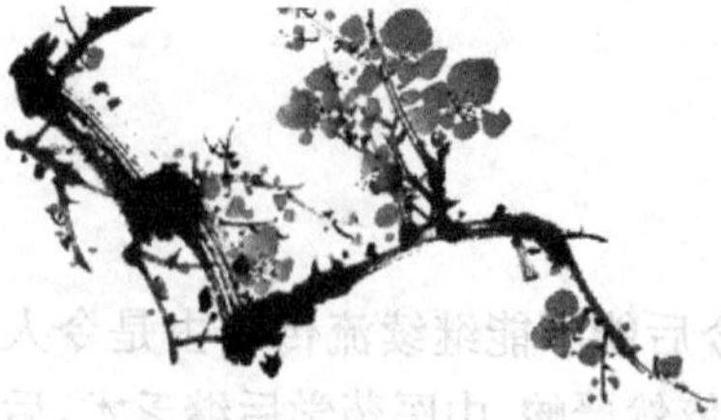

读经典与用经方

虽然中医学史上涌现了一批又一批的经方家，但与广大的时方派医家相比，却也似凤毛麟角，少得可怜。那么，为什么从事经方研究与运用的人是如此之少呢？个中的原因可能是中医医生认为经方难学吧。“经方之难精，由来尚矣。”这似乎也是不争的事实。但仔细分析难学难精的因素，多半还是苦于找不到正确的学习方法。恰如孔子的弟子子贡所言“夫子之墙数仞，不得其门而入，不见宗庙之美，百官之富。得其门者或寡矣”（《论语·子张第十九》）。而一旦掌握了科学的学习方法，学医者就会发现《伤寒论》与《金匮要略》竟是那样的丰富多彩，登堂入室之路也并非想象的那么遥远。那时豁然开朗的心情想必并不亚于陶渊明笔下那个走进桃花源的武陵人。在此结合个人的治学经验谈谈如何读《伤寒论》与《金匮要略》。

类方类药法

采用归类比较的方法研究方、药与证，这种方法即是类方、类药、类证。归类便于求同，比较便于析异。这种方法始于孙思邈的“方证同条，比类相附”。它打破了传统的六经分类及以病为纲的框架。方和药乃祛病之利器，证则是研究疾病的重要途径，由此入手去读《伤寒论》与《金匮要略》即是抓住了关键环节。比起从六经、八纲、脏腑、治则、治法等角度而言，更为实用，更为贴近临床。

采用类方形式来研究经方，这也是为众多医家所接受的思路。类方研究的理论依据及其意义等有关内容前文已有论述，具体类方研究可参阅本人的《中医十大类方》，此处不作赘述。在此，着重谈谈类药的研究。在类方研究的基础上，我们侧重于最简方的研究，由此过渡到对药物主治的研究。

最简方

最简方多为二三味药之方，甚至仅含一味药，如甘草汤。这些方最能揭示药物的主治，如桂枝甘草汤主汗出后心悸，从某种意义上也提示桂枝所主治的方向，即桂枝主悸。同样，桔梗汤对桔梗主治的研究，甘草干姜汤对干姜主治的研究，芍药甘草汤对芍药主治的研究，都具有特别的意义。最简方属药物固定配伍之一，除此之外，还要注意对方中药对的研究。比如黄连黄芩、枳实厚朴、茯苓白术、龙骨牡蛎、干姜细辛五味子等等，这些也同样是仲景常用的配伍形式。我们把最简方与药对都叫做“方根”。之所以称为“方根”，是因为它们是组成千万张处方的基本要素，恰如汉字的偏旁部首，英语的词根一样，它们是组成经方的最基本单元。比如麻黄汤，即可视为麻黄杏仁与桂枝甘草两个方根的相合；苓桂术甘汤，可看做由桂枝甘草与茯苓白术两个方根组成。方根揭示了药物主治的特异性，它们是协同增效的配伍，是有共同主治病证的联盟，是有内在联系的，不是想当然地乱点鸳鸯谱。熟悉方根是运用经方的重要基本功。

量效关系

所谓的量效关系，是指在不同的用量下药物表现为不同的治疗作用。它包括大剂量、中剂量与小剂量这三个不同剂量段的药物主治。如黄芪的最大量方是《金匮要略》的芪芍桂酒汤，主治“身体肿，发热汗出而渴”，黄芪用了五两，可知黄芪主治必有汗出而肿。葛根芩连汤主治“利遂不止”，用葛根半斤，葛根汤主治“自下利”，用葛根四两，均为主利，却有程度的不同。而桂枝汤治汗出恶风，桂枝用三两，桂枝加桂汤用桂五两，主治却为“气从少腹上冲心”，提示大剂量桂枝主治气上冲，有质的区别。再如黄连阿胶汤用黄连四两，主治“心中烦，不得卧”，而诸泻心汤仅用一两，主治“心下痞”。说明大剂量黄连除烦，小剂量黄连消痞，此亦有质的区别。采用这种方法，为求得结论的可靠，所选择的条文应具有可比性，故一般可选择汤剂及其他内服剂型。

加减方

研究药物主治，还要注意加减方及方后加减的研究。加减方如桂枝加附子汤、桂枝新加汤、桂枝去芍药汤等。为什么要加附子，为什么要去芍药，为什么加人参，这些都是研究药物主治的重要线索。而方后加减的条文主要集中在小柴胡汤、真武汤、四逆散、小青龙汤等方剂中。这些条文除了结合该方所属研究外，还应与上述的有关加减方相比照，才能得出较全面的结论。

经方剂量

关于经方的剂量，我们认为它包含了绝对剂量与相对剂量两种涵义。所谓绝对剂量，即是指仲景之量相当于今天多少量。目前关于这方面的说法也不统一，就拿“两”来说，教材通行折算为1两=3克，日本药局方则以1两=2克折算，上海中医药大学柯雪帆教授考证结果则认为1两=15.625克，比较接近仲景量。但仲景方仅煎煮一次，显然药物有效成分的煎出并不完全，故也有人主张以此公式换算出的量再乘以3/5方为实际用量。我们认为不管一两等于15.625克，还是等于3克或2克，实践中都有效，除特殊病例需要加大剂量外，通常等于3克即可解决问题。实践经验告诉我们，绝对剂量靠灵活掌握，相比之下，我们更强调相对剂量。

所谓相对剂量，即是方中诸药相互之间的比例，尤其是主药的比例。比如桂枝汤，桂芍之比 3∶3，桂枝加桂汤又为 5∶3，桂枝加芍药汤又为 3∶6；又如大黄、厚朴、枳实，因其比例不同，又有小承气汤、厚朴三物汤、厚朴大黄汤的不同命名。中国中医科学院对五苓散利尿作用的实验表明，按仲景原方计量比例利尿效果最好，这些都说明经方相对剂量的稳定性、严谨性与科学性，提示临证用方不要轻易改变原方相对剂量。如果把方剂主治变化视为质变，那么方剂内部结构的调整便是量变。这种量变，除了表现为药味的增减外，还体现为相对剂量的改变。经方的绝对剂量总结了仲景的剂量经验，反映了汉代以前药物用量的大致概况，而相对剂量则体现了经方组方法度和配伍规律。人们常用“方简药精，效专力宏”来形容经方，其中经方功效的大小无疑受到绝对剂量的影响，但方剂整体功效的发挥，诸药作用合力的趋向，则必然受相对剂量决定。换言之，绝对剂量决定“力宏”，相对剂量决定“效专”。经方剂量的问题除了上述因素外，更多的还受患者病情、体质等个体因素影响。另外，药材的质量与炮制也是不容忽视的方面。可见经方的剂量具有极强的经验性，靠个人在临床中细细体验。相比于药物主治，其灵活性更大，难怪有人说经方的不传之秘在于剂量。

煎服法

张仲景的煎药方式十分丰富，有先煎，有后下，有去滓再煎。溶媒方面有一般的水，有潦水，有浆水，有泉水，有甘澜水，有单用苦酒，有水酒合用，有水蜜合用等。煎煮时间方面，则多以煎取多少水分为标志，如桂枝汤以水七升，煮取三升；也有用“须臾”等时间副词来说明，如大黄黄连泻心汤；而含粳米之方则又以“米熟”而定“汤成”。服药方面也不拘一格，既有一般服法，又有桂枝汤的汗出停后服，不必尽服，不汗更服，不拘一二剂，并配合啜热稀粥；有乌头桂枝汤的不知渐加，以知为度；有大乌头煎“不差，明日更服，不可日再服”；有赤丸的先食酒饮下；有大黄附子汤服后如人行四五里进一服；有蜀漆散的未发前服；有顿服，有日二服，有日三服，有日三夜一服，有少少含咽之等等。总之，内容丰富多彩。经方用药的取材部位也耐人寻味，多用根茎类、果实类、矿石类，而叶、花、草等则相对较少。这是否与前者生长期相对较长，药力含量充足有关？很值得研究。另外，经方中有一些药所用品种也尚无定论，如术，是白术，还是苍术？芍药，是赤芍，还是白芍？人参，是指辽参，还是党参？桂，是桂枝，还是肉桂？期望这些悬而未决的问题能早日定论。

方证术语

《伤寒论》与《金匮要略》是汉代著作，书中的术语与今天的中医术语并非完全等同，如“烦”、“悸”、“痞”虽叙述过简，但内涵却很丰富。不能单纯地把它看做一个孤立的症状，而应视为一组症状，即一个综合征，甚至是一个病。要理解这些证的真正内涵，就该进入仲景的临床思维，而不能简单地进行古今置换，把仲景现代化。况且，经典著作的特点就是信息量大而又高度浓缩，高度简练。因此，阅读时要解压，要稀释，要破译，像考古一样，从片片陶瓦中探求蕴涵的信息。比如“心下痞硬”，其内涵不仅仅是一个腹诊指征，更多的则是提示一种虚弱消瘦的体质，提示汗、吐、下之后病人的津亏液涸，提示病人饮食不佳，提示脉弱无力，提示舌面干燥，提示要用参、草、枣等补益中药。证的破译需要结合伴随症及具体方药作参考，才能得出比较全面的结论。当然，我们也不该排斥利用实验室检查、影像学检查等现代医学手段来破译经典证，因为经方本身就是一个开放的体系，仲景既然可以“博采众方”，我们为什么就不能“博采众科技”呢？

证的破译对识别方证有很大帮助。如果对证的实质内涵没有清晰的认识，面对病人即使遇到某一方证，也只会视而不见，眼睁睁地看着它溜走，错失了用方良机。比如甲亢病人主诉繁多，喋喋不休，怨天尤人，诸事不遂其愿，动辄便与人争吵，注意力不集中，此即“烦”证，而不必因病人未言“我很烦”而忽视之。方证的记忆并不很难，难的是识别与理解，其间证的破译具有非常重要的意义。

症状量化与方证

症状的量化对方证的鉴别与疾病的判断有重要的意义。辨证不仅是寻找相关方证，还需要鉴别类似方证，去似即是存真。类似方证的鉴别除了从其他伴随症状着眼外，症状的量化便是必不可少的环节了。同一症状在不同的方证中其表现也不同，即量化的指标也不一样。比如呕吐一症，柴胡桂枝汤证为“微呕”，小柴胡汤证为“心烦喜呕”，大柴胡汤证为“呕不止”；再从时间量变上来看，大黄甘草汤证为“食已即吐”，大半夏汤证之“胃反”则是朝食暮吐，暮食朝吐。如腹痛，小陷胸汤证“按之则痛”，大陷胸汤证“硬满而痛，不可近者”是不按也痛。大小建中汤证之腹痛也有轻重之别。如肿，甘草附子汤证“身微肿”，桂枝芍药知母汤证“脚肿如脱”仅限于“脚”，防己黄芪汤证“腰以下当肿及阴”，其部位在腰以下，越婢汤证则“一身悉肿”，其范围更为广泛。如下利，葛根汤证的“自下利”与葛根芩连汤证的“利遂不止”迥然不同。这些方面对方证的鉴别均是细节所在，临证当从严从细。从思路上来说，症状的量化不仅有助于方证的鉴别，也为方证的客观化与规范化研究增添了一条新途径。

方药关系

方由药构成，药通过方发挥协同作用。但方与药之间的关系把握不好，则极易犯两种错误。一是有方无药，即知道了该用何方却不知变化，只套用原方，或即使变化也是毫无依据地胡乱加减；二是有药无方，即缺乏配伍规则，组合零乱而无法度，七拼八凑，药物之间没有内在联系，甚至相互掣肘，形不成有效合力，药物虽多亦不过是乌合之众。方与证，药与证之间均呈一一对应关系，因此研究时可采用方证互测，药证互测。仲景条文是抓主证的，次证常被忽略，并且在流传过程中，也可能有某些条文被遗失。通过以方药测证，可补经文之不足。另外，仲景书中有些条文有证无方，此时则可以证测方药，从而拓宽辨治思路。

经方家医案

学习《伤寒论》与《金匮要略》，除了读原文外，后世医家，尤其是经方家的临证经验也是重要参考。这些经验多体现在他们的医案中，有的是仲景经验的重复运用，有的则超越了《伤寒论》与《金匮要略》，突破了经典运用范围，是对仲景学说的发展。如许叔微的《伤寒九十论》、曹颖甫的《经方实验录》、赵守真的《治验回忆录》以及范文虎、吴佩衡、岳美中等的临床经验，都是值得用心研读的，对理解运用经方都有相当大的启迪作用。我们赞成陈修园的学习方法，即白天看病，晚上读书。只不过我们强调读白文与医案，而不主张去读那些所谓"医论"，因为这些注解也只是以经解论，以臆测论，多半都是随文衍义。传说古代有个高明铁匠，临终前弟子们请教其打铁的秘诀，他郑重地说"铁烧红的时候千万别用手碰它！"这确是大实话，但更是无用的大空话。在历代经方医论中，类似铁匠的高论者太多太多。

医案与医论相比，多注重遣方用药与临床实效，而少空论，是联系经方理论与临床的桥梁。作为中医，要紧的是训练临床的下手功夫，而不是把自己培养成诡辩家。读医案即是对思维的训练，是辨治的"军事演习"。相比之下，经方家的医案更为朴素，更为实用。一本薄薄的《经方实验录》令多少人为之拍案，把多少人引入经方之门。经方家的医案，各有特色。余听鸿先生的《诊余集》，是追忆式的，如说如话，追忆了生平治疗疑难大症的经过，有的情节跌宕起伏，让人紧张，有的则缠绵细腻，犹饮香茗，回味绵长。徐灵胎的《洄溪医案》并不仅仅是讲一方一药的疗效，也并非是炫耀医技，而是通过案例阐述如何为医的道理，对当时医学弊端的针砭，入木三分，发人深思。他们的医案质朴无华，无空话套话，不做表面文章；他们的用药，重古而不废今，唯对证是取，其辨证用药，无臆测之见，且胆识过人。细心的经方研究者们不难发现，其实《伤寒论》与《金匮要略》本身就是一本活生生的医案。

读医案，也不是一般意义上的阅读，而是研究，是思考，是揣摩，是探索，也是选择。对于临床经验，读者可以根据自己的需要，从前人的医案中寻找。读案并非像读小说那么轻松，只有调动了读者的观察力、判断力和临床经验，才能有所收获。

经方应用

学习《伤寒论》与《金匮要略》更重要的还是落实到临床上来。仲景学说，原本就来自临床，是临床经验的如实记载，学习它的目的当然是为了古为今用。从实践中来到实践中去，这是认识论的重要原理。那么临床应该如何运用经方呢？

首先，可以从模仿开始。只要出现与经文相一致的方证，便可直接套用，也不必作太多化裁。其前提是必须对经文熟悉。这种方法是对仲景经验的重复，虽是最原始的层次，但却是入门之始，功基所在，是必不可缺的步骤。许多经方家都是由此起步的。

其次，是经方化裁运用阶段。证是人体机能的病态表现，是活的，是变化的，是复杂的。即使主证不变，其兼夹证也会有变化。因此，用方也当随之而变，这样才能达到动态的方证相应。观小柴胡汤、真武汤、小青龙汤等即可知医圣本身即有加减先例。至于“经方以不加减为贵”，当是指与原文基本吻合的情况。倘若证有变化而执方不变，此岂不是刻舟求剑，不晓活用，死于句下吗？毕竟没有病人是按书本去患病的。当然化裁是要有依据的，不是随心所欲的，此依据即是药证。

再次，是扩大经方的运用范围。如果说加减化裁是主证不变情况下照顾兼证的话，那么此则是突破经方的传统的主治范围，突破仲景的条文。如芍药甘草汤治偏头痛、呃逆、夜间磨牙；麻杏石甘汤治副鼻窦炎、结膜炎、嵌顿痔；大柴胡汤治阳痿、哮喘、高脂血症、高血压病、肥胖等。这些又属于经方新用，是经方运用的最高层次，需要创造性思维。这种思维包括对方证的引申与借用。比如龙野一雄治一病人夜寐需以物压手腕方得入睡，处以柴胡加龙骨牡蛎汤，即是将此症状作为“一身尽重”的延伸，属引申运用。范中林治一女教师尿频窘迫，每昼夜小便数十次，伴涩痛，方以四逆散加减，此即是对条文“或泄利下重”的借用。

最后，还必须摆正主诉与主证的关系。一般而言，主诉是病人最大的、最明显的、最主要的痛苦与不适，是用方主证之所在。但在有些情况下，主诉并非主证。尤其在屡治不效情况下，要考虑主证的识别有误。比如主诉为失眠，予养心安神等治疗不效，询问病前有服感冒药出大汗史，且病人感到心慌喜按。此主证当为“心下悸，欲得按”，方当选桂枝甘草汤；又如以头痛为主诉，细问之有口渴及小便不利，便可考虑用五苓散，此口渴及小便不利才是主证。

（杨大华整理于2004年6月）

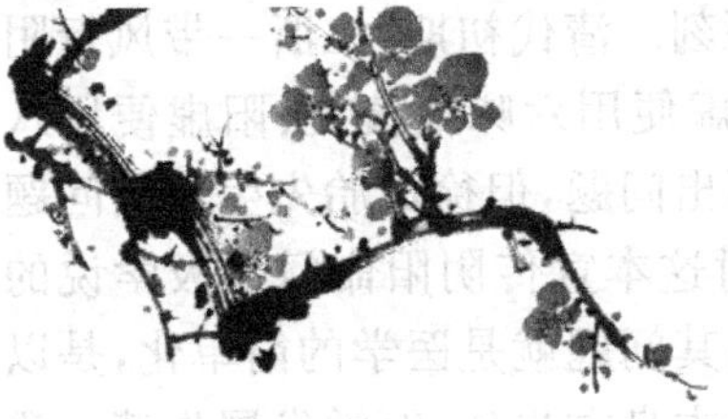

我们为什么要读经典

学中医，到底哪些是必读之书

学中医，到底哪些是必读之书呢？根据本人主持的课题组于1998年对全国330位名中医的问卷调查，结果是《伤寒论》、《金匮要略》、《黄帝内经》高居前列。清代医家徐灵胎先生晚年所著的《慎疾刍言》一书中开具的必读之书为《灵枢》、《素问》、《伤寒论》、《金匮要略》、《神农本草经》、《备急千金要方》、《外台秘要》、《医宗金鉴》。可以认为，《伤寒论》、《金匮要略》、《黄帝内经》等为代表的汉唐古医著，就是中医的必读之书。读经典，也就是要读这些古代医著。

学中医为什么要读经典著作

学中医为什么要读经典著作呢？说白了，就是为了培养一种明辨是非、鉴别优劣的眼光，培养一种选择的能力。初学者学中医难，难就难在不熟悉规范，难就难在不会选择。《伤寒论》、《金匮要略》、《黄帝内经》等古典医著，不仅仅是几千年来中华民族与疾病作斗争的经验结晶和生活智慧，更是中医的基本规范，是经过长期实践验证而公认的医学标准。用徐灵胎先生的话说，“果能传心体察，则胸有定见，然后将后世之书遍观博览，自能辨其是非，取其长而去其短矣”。徐灵胎先生学医是强调学经典的，所以，他看问题，就十分深刻。清代初期，江浙一带风行阴阳五行生克学说，滥用补药，阴虚便用六味地黄丸、阳虚便用八味地黄丸，成为定例。别人看不出问题，但徐灵胎先生看出问题来了。他写了本书《医贯砭》，对这本宣传阴阳命门太极学说的畅销书进行了尖锐的批判，指出其问题就是医学的简单化，是以哲理替代医理，其后果是导致千古良方失传，医学发展失范。我当年正是在琢磨命门学说时读到此书，顿感震撼，这才有所醒悟，遂废这种学说而转入经方大道。

现在为什么要提倡读经典

现在提倡读经典的意义有三。

一是拒绝神秘，回归朴实。中医的历史长，几千年来神秘文化不断渗入，给人带来不科学的错觉。但是汉代的医学却十分朴实，具有古代唯物主义的精神。比如经方的配伍、用量、煎服法以及对方证的描述，都十分精细和准确，是后世医方所无法比拟的。那些神秘兮兮的理论和用药，不属于中医。而当前的中医界，不断有将中医神秘化、玄学化的声音和做法，提倡读经典，就是强化医学自身的科学精神，回归朴实的自然科学之路。

二是修正思路，回归本源。从临床看，现在许多中医的思路有偏离传统思路的倾向，比如治疗失眠，往往想到安神药；治疗浮肿，往往想到利水药；治疗久病，往往想到正气虚而用补益药。这种思路，与古代医学的思路有很大的不同。中医自有中医看病的角度和方法，研读经典，可以让我们的思路得到调整，知道中医应该是怎样看病的，是怎样养生的，从而进一步发扬中医的优势和特色，提高临床疗效。读经典，就是强调基本理论和基本知识以及基本技能的训练，因为这是中医的本源所在。

三是传承经验，回归临床。中医学的特色就是经验性强，对临床的依赖性强，从经典的研读可以清晰地感受到这一点。经典中的理论和经验，都是几千年实践的经验结晶，是当今开发利用的重要资源。强调经典，就是要让我们在进行医疗教学研究中，必须注意传承几千年留下的宝贵经验。比如，经方的开发和利用就应当引起高度重视，不仅要在临床上推广和应用经方，而且要面向市场大力开发经方。同时，提倡经典的研读，可以纠正当前中医研究大多脱离临床，教学也大多停留在书本的不良倾向。综上所述，现在我们提倡的读经典，不是一般的读书活动，而是一次思路的调整，一次视野的开拓，还是一种积极的引导！引导中医大学生们关注经典，关注医学基本功的训练，关注中医学发展的正确方向。

青年大学生应该如何读经典

一是要将读经典与学好大学课程结合起来。读经典的读，与读小说的读是两个概念。对《伤寒论》、《金匮要略》、《黄帝内经》来说，与其说是读，不如说是研究更为贴切。为何？经典是当时的实证的记录，经典为我们提供了实实在在的文献研究的原始资料。我们利用这些古代记录的资料，来研究疾病，研究人体，研究古代医学认识人体和治疗疾病的思想方法和经验。将古人没有说清楚的东西说清楚，将比较模糊的东西变得清晰起来，这就是我们的任务。而要研究，必须要有工具。这个工具，就是现代科学的方法和知识。生理、解剖、病理、诊断、统计要学好，因为古代医学的研究对象与现代医学的研究对象都是人。马克思主义原理、自然辩证法、历史唯物主义也要学好，因为中医本身就是一部历史，也是一种传统文化，更是一种认识论和方法论。所以，读经典与目前大学学习的课程是没有矛盾的，要读好经典，必须有科学的头脑，有坚实的现代科学知识基础。否则，就是熟读《伤寒论》和《黄帝内经》，也顶多是个活字典而已。

需要指出，提倡读经典，并不是要否定现有的中医学基础课程教学。中医学基础、中医诊断学、中医方剂学、中药学等课程的教材，产生于上个世纪五十年代，其雏形是对经典的阐释、提炼和加工，但由于种种原因，教科书还不是很成熟，还在不断地修改和完善之中,其中有些内容与经典著作的理念有些偏移。所以,目前的教科书还不能替代经典著作,我们还要提倡读经典。但作为中医入门的阶梯,中医学基础课程教学可以帮助我们熟悉中医的术语,了解中医的基本理论和基本知识,是读经典的基础。所以,读经典与中医学基础课程相互不矛盾,两者是相辅相成、相互补充、相得益彰的关系。

二是要将课堂听讲与课后自学结合起来。课堂听讲是学习经典的阶梯,应当高度重视,因为大部分同学一生可能只有这一次能全面地听老师细细讲解经典。作为课堂学习的目标和压力,建议同学们在刚开始学习时要背诵一些重要的原文和经方,如果没有这个要求,恐怕要深入了解经典著作是比较困难的。但读经典不是容易的事情,因为要读懂,靠课堂学习是远远不够的,需要课后不断地思索和阅读,特别是在实践中多应用,多体会。陈修园先生说"愈读愈有味",就是这个意思。我在碰到临床难题时,常常翻阅《伤寒论》、《金匮要略》,往往会有所启发。我觉得,《伤寒论》、《金匮要略》是用来翻的,而且要常翻,如果哪天将书翻烂了,你对经典的认识也能上一层次了。

三是要将经典原文与后世研究成果结合起来。经典是不全面的,是片断的,经典没有把话说完,因而对经典的进一步阐释成为了一个研究领域。比如《伤寒论》的研究著作,我国有三百多种,日本现存著作也有四百种,如果就经方来说,则后世的应用经验更为丰富,近代以来临床研究、实验研究的论文达数千篇。在读原文的同时,结合后世研究的成果,就会更深地理解经典和发展经典。所以,要注意收集有关研究资料,多向有经验的老师和同学请教。建议在校期间,能写两三篇有关经典研究的读书笔记或综述。

(本篇文章是作者2006年11月在南京中医药大学仙林校区医学类学生"读经"活动启动仪式上的讲话)

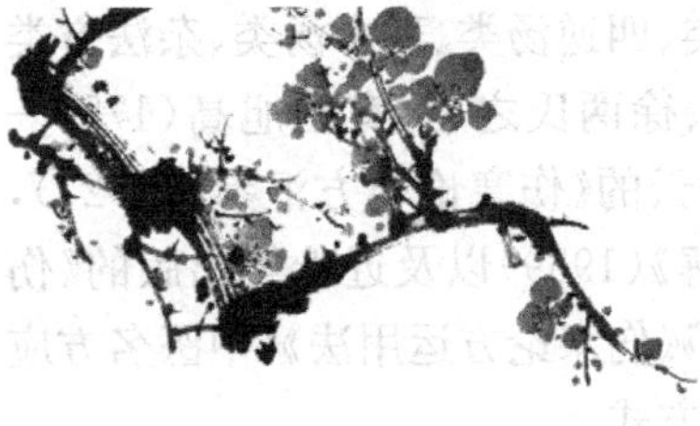

《伤寒论》类方研究

打乱《伤寒论》原有以六经为纲的编次顺序，改为以方剂为中心的分类形式，从逐条解释原文，转向归纳分析方证药证，这是18世纪以后我国及日本《伤寒论》研究的主要动向。一大批以方类证著作的问世以及许多经方家的涌现，形成了《伤寒论》研究中引人注目的“类方派”。

类方研究的回顾

最早以类方形式全面编集《伤寒论》的是著名伤寒家柯韵伯。他于1729年（清·雍正七年）作成《伤寒来苏集》，其认为“仲景之道，至平至易；仲景之门，人人可入”，而历代注家或随文敷衍，或奇说巧言，违背张仲景心法。遂根据《伤寒论》中有“太阳证、桂枝证、柴胡证”等名词，采用以方名证，以经类证的方法重编，即以方证名篇，再附以原文。又列举六经脉证总纲，某方证为某经所重者，即分列于某经。如桂枝汤证、麻黄汤证列于太阳脉证下，栀子豉汤证、白虎汤证列于阳明脉证下。继柯韵伯之后，更彻底地主张类方研究的是著名医学家徐灵胎。1759年（清·乾隆二十四年），徐氏“探求三十年”的心得之作《伤寒论类方》终于定稿。他认为，张仲景当时著书，“不过随症立方，本无一定之次序”，故《伤寒论类方》“不类经而类方”，共分十二类，每类先定主方，然后附以同类诸方，共分桂枝汤类、麻黄汤类、葛根汤类、柴胡汤类、栀子汤类、承气汤类、泻心汤类、白虎汤类、五苓散类、四逆汤类、理中汤类、杂法方类12类，六经脉证则附于书末。柯、徐两氏之后，有王旭高（1789—1862）的《退思集类方歌诀》，左季云的《伤寒论类方汇参》（1927），江苏省中医研究所的《伤寒论方解》（1959）以及近十年出版的《伤寒论方证研究》《伤寒论汤证新编》《伤寒论方运用法》《中医名方应用大全》等，均采用了类方的研究方式。

值得注意的是日本汉医对类方研究也情有独钟。在徐灵胎完成《伤寒论类方》后仅3年的1762年，日本的古方派大师吉益东洞也完成了作为该流派经典著作的《类聚方》，此书将《伤寒论》与《金匮要略》中的处方与证“列而类之，附以己所见，其有疑者，矩之以方焉”（自序），其研究思想与编集方式与《伤寒论类方》十分相似。《类聚方》在日本汉方医学界产生了极为深远的影响，后世相继有《类聚方集览》《类聚方辨正》《类聚方集成》《类聚方广义》等著作问世，形成了一股古方热。

类方研究的理论依据

类方派的学术主张是什么？其思想实质是什么？这些问题的研究对于正确认识《伤寒论》乃至整个中医学的科学实质，对于活跃当今中医学研究思路，必然会带来有益的启示。

强调以方名证，方证相应，是类方派最主要的学术主张。其理论依据主要有以下几点：

（1）方证相应与否的鉴别是医者基本的临床技能，也是《伤寒论》的基本精神。与其他《伤寒论》注家不同，类方派所注意的并不是伤寒中风等病名，也不是六经脏腑等理论术语，而是《伤寒论》中最基本的内容——方证。在他们看来，《伤寒论》的基本精神是方证相应，是有是证便用是方。柯韵伯说：“仲景之方，因证而设，非因经而设，见此证便与此方，是仲景活法。”徐灵胎说，《伤寒论》是一本“救误之书”，而“误治之后，变证错杂，必无循经现证之理”。故张仲景当时著书，“亦不过随证立方，本无一定之次序”。所以，按六经、病名去编集《伤寒论》，均不如以方类证合适。随证立方，与《伤寒论》中“观其脉证，知犯何逆，随证治之”的治疗原则是一致的。《伤寒论》中有“桂枝证”、“柴胡证”等称呼这点也证实了张仲景的这种以方证为中心的临床思维方式。徐灵胎还说，以方类证的《伤寒论类方》能“使读者于病情药性，一目了然，不论从何经来，从何经去，而见症施治，与仲景之意无不吻合……”。这里的“见症施治”，便是辨方证施治。“仲景之意”，实际是《伤寒论》乃至中医学的基本精神。吉益东洞则说得更直截了当：“医之学也，方焉耳”。其私淑弟子尾台榕堂在《类聚方广义》中也补充道：“医之急务，在方证相对如何耳”。

(2)方证是证的基本构成，而《伤寒论》的方剂分别与六经的表里、寒热、虚实、阴阳相对应，因此，掌握了《伤寒论》方剂的应用规律，便能掌握辨证论治的基本法则，临床上自然能应变无穷。徐灵胎的话是：“盖方之治病有定，而病之变迁无定，知其一定之治，随其病之千变万化，而应用不爽。”“方之治病有定”中的“方”，主要是指《伤寒论》中的方；“治病有定”的含义有二：一是指《伤寒论》方于应用指征有明确的规定；二是指《伤寒论》方证是六经、八纲等机体的反应状态的具体反映形式，与强调特异性的病名诊断相比，辨方证就是一种以不变应万变的方法。吉益东洞的话是：“夫医之处方也，随证以移。惟其于同也，万病一方；惟其于变也，一毒万方”。这里的“万病一方”与“一毒万方”是辨证论治的不同说法。需要指出，《伤寒论》是一部治疗多种外感疾病的著作，其中科学地记载了在外界致病因素的刺激下机体的多种功能反应状态及治疗方法。其中的方剂大多是经过数千年实践检验证明了有效的良方，这些方是“证的方”，而不是“病的方”。因而，《伤寒论》方证的研究显得更为重要。虽然研究的是方证，实际上是研究治疗方法及原则，这种寓思想于实证的研究方式，是与中医学极强的实践性相一致的。

类方研究的意义

从医学发展的角度出发，类方的研究有其积极的意义。这首先是因为，有一定之规的方证是中医规范化的基础，是医学发展的前提。长期以来，中医学的不规范现象十分严重，就《伤寒论》一书为例，宋代以后，注家日多，每家皆持一说，有主三纲鼎立说者，有主经络脏腑说者，有主气化说者，且编集体例也各不相同，至于对论中的条文更是意见不一。正如徐灵胎所说"后人各生议论，每成一书，必前后更易数条，互相訾议，各是其说，愈更愈乱，终无定论"(《伤寒论类方·序》)。《伤寒论》研究以何为标准？如何规范？徐灵胎经长期研究，最后决定从方证入手，因为医者随证立方，最为具体，处方的组成、剂量、加减法，皆可以作出规定，特别是张仲景的方剂，于此规定甚严，"各有法度，不可分毫假借"。研究《伤寒论》的方证，无疑是研究中医学的临床规范，其意义不言而明。所以，徐灵胎对自己的研究成果比较满意，完成《伤寒论类方》以后，才在序文中写上"乃无遗憾"四字，柯韵伯对其《伤寒来苏集》以方名证的方法也充满自信，说"虽非仲景编次，或不失仲景心法耳"(凡例)。与中国的伤寒家一样，吉益东洞也是不满当时日本医学"空言虚语，臆说理义"(《类聚方·凡例》)"其方法不统一，而治疗无规"(《类聚方广义·题言》)的倾向，而提倡古医学，强调恢复张仲景的诊疗标准。据说《类聚方》于宝历十二年(1762)刊行之后不久，在京都、江户即卖出一万册，其后，作为日本汉方的临床规范，《类聚方》有力地促进了日本医学的进步。

其次，方证研究便于理解药性及方意，便于临床使用，正如《类聚方·凡例》所言："诸言以类就位……其方之用与药之能，可得而言矣。"《类聚方广义·题言》也说："类聚之旨，在审方意、便方用也。"徐灵胎也认为类方能使读者"于病情药性，一目了然"，不失为"至便之法"(《伤寒论类方·序》)。类方使用的是比较异同的方法，由于《伤寒论》有关方证散在于条文中，前后参差，或隐于字里行间，故分类比较无疑是主要的研究方法。通过方证比较得出的药证，比《神农本草经》记载的内容更为实用，更为翔实，也更为科学。吉益东洞尚通过《伤寒论》方证的分类比较，研究了药物的使用指征，著成了颇有特色的临床药物学专著《药征》。

最后，方证的研究使《伤寒论》研究走出了传统的以经解经的圈子，而直接面对临床。长期以来，《伤寒论》一直被作为伤寒病的专书，其辨证论治的普遍原理未得到广泛的认识，一些问题长期争论不休，如《伤寒论》是伤寒专书抑是伤寒杂病合论之书？《伤寒论》仅为狭义伤寒而设，还是为广义伤寒而设？伤寒与温病别途还是寒温一体？若从方证的角度看，答案便是十分清楚的。有是证便用是方，着眼点不在病而在证，其适应范围当然不拘于伤寒一病了。柯韵伯明确地提出《伤寒论》中是伤寒与杂病合论，《伤寒论》方不仅仅合于伤寒，也能用于杂病，所谓“伤寒杂病，治无二理”，“仲景方可通治百病”，从而使《伤寒论》方的应用范围大大扩大了。同时，各家在方证的研究中必然突破《伤寒论》的范围，而汲取后世临床经验，如王旭高的《退思集类方歌诀》，即以徐灵胎的《伤寒论类方》为本，又附以《金匮要略》方、后世方及作者的经验方，共分24类。左季云的《伤寒论类方汇参》中汇集了临床常用的加减主治及各家应用经验，使《伤寒论》方更为实用。现代许多方证研究著作中更是大量引用新中国成立以后有关《伤寒论》方临床应用的报道资料，充分体现了《伤寒论》方一方治多病，一病有多方以及中医学异病同治、同病异治的特点。同时各家在研究中重视《伤寒论》原文而又不拘原文，使研究的立足点从文献转移至临床，《伤寒论》的错简重订与维护旧论的争论也变得无意义了。这不能不说是《伤寒论》研究的一大突破。

《伤寒论》类方研究的实质是医学研究的实证化，即尊重前人的临床经验与事实，强调中医学的实践性。这种思想，对于促进中医学中临床实验医学的发展，提高中医学的临床疗效，有积极的意义。明末清初，我国学术界对空疏浮泛的宋明理学作了深刻的反省，“经世致用”的实学之风兴起，在这种学风的影响下，中医学界也开始重视整理应用前人的经验与临床事实，重视方剂药物的研究，特别是汉代医典《伤寒论》的研究，类方派正是其中的代表。日本的现代学者也曾将《类聚方》作者吉益东洞为代表的古方派的出现，称为日本的“文艺复兴”，它“并不意味着医学的倒退，实质是医学的自然科学化”（山本严）。应当指出，中医学是一种汉民族的传统文化，其中有大量的人文科学的内容，完全自然科学化是不可能的，也是有违中医学的本质的。但是科学实证是医学的基本精神，这点无可非议。作为一项传统的实证研究，类方及方证研究仍应在中医学的研究中占有一定的地位。

（本篇文章原载于《南京中医药大学学报》1995年第2期）

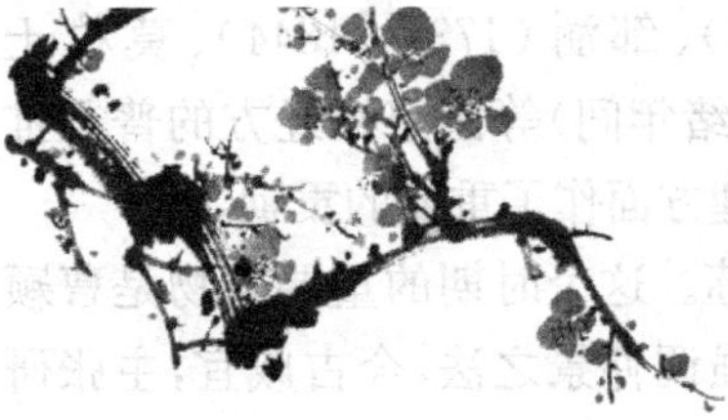

经方医学的源流与现状分析

经方医学是中国传统医学中的一个学术分支，简称经方。所谓经方，本是古代经验方的称谓。明清初期伤寒学迅猛发展，张仲景的《伤寒论》、《金匮要略》被医家视为医学的经典，仲景方便由古时的“经验方”变为经典方的“经方”，如徐灵胎说：“古圣治病之法，其可考者惟此两书，真所谓经方之祖”。经方，现在已经成为经典方以及经方医学的代名词。经方医学强调方证相应，重视药物及其配伍的研究，重视临床技术的研究，以擅用经方大剂为临床特色，学术个性非常鲜明。加强经方医学的研究与传承，是当前以及今后我国中医药界一项十分重要而紧迫的任务。

经方医学的源流

对经方的重视和应用，是从明末清初开始的。在学术界经世致用思潮的影响下，许多医家从明代医学浮泛不实的医风中脱逸出来，转向《伤寒论》为代表的古医学体系的研究和传承。如方有执(1523—1593)、喻嘉言(1585—1664)、程应旄等提倡错简说，主张重新编次《伤寒论》，借助古人开拓自己的实学之路。舒驰远倡导六经定法、擅长用伤寒论方治杂病。柯韵伯(1662—1735)、徐灵胎(1693—1771)等主张类方研究，强调方证相应，别开生面。由此，医学风气为之一振。

清代中后期，经典普及不足，经方声音平缓，但其中不乏振臂高呼者，如陈修园（1753—1823）、邹澍（1732—1844）、莫枚士（1862—1933）、陆九芝（1818—光绪年间）等医家在经方的普及推广、经方的理论研究以及文献整理方面作了重要的贡献。

晚清以后，经方医学开始复苏。这个时期的重要人物是曹颖甫（1866—1937）。他力挺经方，强调仲景之法，今古咸宜，主张研究仲景学说以“考验实用为主要”。他的《经方实验录》所反映的重视实证的思想，代表了当时中医学术界的新思潮。晚清有一批临床经方家，值得推崇的有郑钦安（1824—1911）、余听鸿（1847—1907）、汪莲石（1848—1928?）等人。他们擅用经方大剂，开世人眼目。

五四运动以后，中医存废之争激烈，为了证明中医学的科学价值，为了寻求自身的优势，为了适应和生存，中医界又一次看到了久经实践检验、朴实无华的典范之作《伤寒论》，特别是近代日本汉方的代表作《皇汉医学》中译本发行后，日本经方研究成果极大地振奋了当时中医界的信心，日本近代汉方研究的思路也给中国的经方研究带来许多启发。经方再度引起中医界的瞩目，一大批擅用经方的医家被人视为“经方派”。其代表人物有陈伯坛（1863—1938）、范文虎（1870—1936）、包识生（1874—1936）、陈鼎三（1874—1960）、恽铁樵（1878—1935）、祝味菊（1884—1951）、陆渊雷（1894—1955）、黎庇留等。

抗日战争以后，时局动荡变迁，经方研究大受影响，但经方医学已经产生深远的影响，经方家如雨后春笋般涌现。上个世纪中叶，北京有胡希恕（1898—1984）、岳美中（1900—1982）、赵锡武（1902—1980）等，上海有徐小圃（1887—1959）、夏仲方（1895—1968）、吴涵秋（1900—1979）、刘鹤一（1901—1976）、姜春华（1908—1992）等，江苏有叶橘泉（1896—1989）、余无言（1900—1963）、章次公（1903—1959）、樊天徒等，福建有陈慎吾（1897—1972），江西有杨志一（1905—1966），湖北有冉雪峰（1879—1963），湖南有赵守真，山西有刘绍武（1907—2004），云南有吴佩衡

(1888—1971),四川有范中林等。至于擅用经方的地方名医数量更多。如昆明的戴丽三,重庆的补晓岚(1856—1950),成都的唐步祺(1917—2004),河南邓县的周连三(1889—1969),江苏锡澄的朱莘农(1894—1962),江苏泰州的武简侯(1892—1971),东台的翟冷仙(1900—1990)均名动一方。但是,随着这批经方家的年高谢世,经方派传人渐少,经方医学从主流中医领域逐渐淡出。特别是从20世纪末开始,李克绍、陈亦人、刘渡舟、陈瑞春等几位著名《伤寒论》研究专家教授相继去世,使得原本在中医高校中就已经不响亮的经方之声更加微弱。我国的经方医学传承已经面临十分严峻的局面。

我国经方医学的现状

1. 总体来说,经方医学的现状是民间热、高校冷,网上热、临床冷,海外热、国内冷。

近年来,经方中的姜附剂被人们重视,以民间医生李可先生为代表的"火神派"非常活跃,这是经方派的一支。经方出版物日渐增多,如《张仲景 50 味药证》已经再版 3 次,印刷 10 次,发行 3 万余册。但是,高校对经方依然冷漠,尚无经方教材,《伤寒论》、《金匮要略》等经典课程学时不足,教学力量匮乏。

现代网络给经方的传播提供了极大的便利。用 google 引擎搜索"经方",有 232 000 条查询结果。我国目前最大的经典网站"伤寒论坛",每天有数千人在线。本人的个人网站"黄煌经方沙龙"开办 3 年多,点击数也已超 23 万。google 引擎搜索"经方沙龙",约有 3 460 000 条查询结果。但是,临床使用经方的医生还很少,甚至有人视经方为异端邪说。

经方医学在海外持续升温。日本早就将仲景方的许多制剂纳入医疗保险,其临床及药理研究均深入细致,经方已经产业化。经方的出版物也很多,日本东洋学术出版社还推出了《经方医学》重点出版物,另外每年的学术活动也有大量经方研究的论文。经方书籍在我国台湾热销，不少开业医生以经方为号召。经方在欧美及澳洲也受到高度关注，《伤寒论》已经有英文版，澳洲著名的中医杂志《天窗》(*Lantern*)经常发表有关经方的文章，《中医十大类方》、《张仲景50味药证》等经方医学书籍在海外热销并已译成英文，本人今年赴美国、澳洲的经方讲学之旅受到热捧。

2. 当前中医界看待经方医学的心理及原因分析

当今我国大部分中医看待经方医学的心理，大致有以下四种。

第一，不知用。很多年轻中医，大多没有受过经方教育，根本不知道中医学中还有经方这一派。教材《中国医学史》仅仅笼统地介绍各时期的医学成就和代表医家，《中医各家学说》提到的经方家为数甚少，对于经方派这一重要的临床流派的学术特点在介绍时未足够突出，也远远没有真实地反映出经方派在历史上所作出的贡献。我曾在《中医临床传统流派》一书中介绍了一些经方派医家的学术思想和经验，还在《医案助读》中重点介绍了经方家的医案，但还比较粗略。

第二，不会用。这部分医生知道经方之名，但无经方应用经验的传授，不识方证，不懂加减，更不懂经方的现代应用。长久以来，大多数临床医生已经习惯了一些用药套路，气虚则黄芪、党参，血虚则当归、熟地，治疗腹泻则山楂炭、石榴皮、马齿苋，久泻则四神丸，失眠则夜交藤、珍珠母，咳嗽则贝母、前胡，冠心病的用丹参，心律失常的用苦参，转氨酶高的用五味子，或简单套用传统的用药经验，或根据药理研究的结论，采取普通的对症处理，疗效一般，而对于精准高效的经方却熟视无睹，对于尖端的辨证论治方法——经方的方证辨证更是全然不知。

第三，不敢用。经方用药大多比较峻烈，如麻黄、附子、大黄、细辛等略有毒性，许多医生怕用不好产生不良反应，引发法律风险；如麻黄、细辛、肉桂等只敢用3克、5克，半夏不超过15克，那还得是姜半夏或法半夏。临床医生如果长期恪守着这样的教条，临床疗效如何能提高。"有是证则用是方，有是证则用是药"，患者的疾病、体质状态把握准了,方一病一人相应、药证相应则效如桴鼓。不敢用说到底还是不会用。

第四,不想用。经方味少,贵重药更少,价格低廉,经济效益差。

导致一些医生存在以上四种想法的社会因素,主要源于当今的医疗体制。在医药不分,以药养医的体制下,经方价廉效显的优势反而成为劣势;药事管理没有尊重中医发展的自身规律,束缚了经方家的手脚;经方家人数稀少,学术经验缺乏传承;还有,高等中医教育改革严重滞后,中医界学术空气沉闷,经方医学受到挤压。因此,在目前的状况下,经方的发展比较困难,但这是暂时的,随着我国经济社会的发展以及医疗体制改革的深入,经方医学必将迎来第三次发展的高潮。

3. 当今潜在的发展经方的有利因素

当今发展经方的有利因素有:第一,新医改方案出台,强调医院的公益性,实施医药分开,有利于中医医疗机构发挥中医特色,更有利于经方发挥价廉的优势;第二,今年1月8日我国正式实施《中药注册管理补充规定》,特别增加了"来源于经典名方的中药复方制剂"这一类别,并明确了临床研究的有关要求,这充分反映了国家已经高度重视中医经典名方临床研究及其开发应用的战略思想,这为经方的开发利用开辟了一条通道。第三,中共中央关于推进农村改革发展若干重大问题的决定,将有利于农村公共卫生事业的发展,农村中医队伍会有所壮大,经方也将会作为适宜医疗技术得到政府的支持,而得以一定的普及。用经方就意味着花小钱,治大病,经方实用、廉价、高效的特点也容易在基层得到很好的推广。此外,中医药法规的不断完善,经方医学在国外的不断升温,中药颗粒剂的推广使用,以及国内有识之士的反复呼吁,均有利于经方医学的发展。

当前我国经方医学的研究方向与课题

鉴于目前我国经方医学人才匮乏、文献及临床研究不足、经方研究民间化而国外经方逐渐产业化的趋向，我国经方研究必须坚持理论与应用相结合、提高与普及相结合、文献研究与临床观察相结合、民间与官方相结合的原则，不求其全，但求其真，立足临床，唯求实效，扩大经方医学的影响力，让更多的中西医临床医生了解经方，掌握经方。基于以上考虑，本人提出以下几个当前可以深入开展的研究方向及课题。

——方证研究。方证是经方医学的核心内容，也是经方研究的永恒课题。但中医方剂的方证研究非常滞后，《中医方剂大辞典》收录的方剂数量近 10 万条，但绝大多数方有药而无证，就是常用经方，也因为古籍的不完全表述，使其方证若隐若现。方证由主治疾病谱、适应人群体质特征构成。方证研究者应回答如下三个问题，第一，该方对何种症状或体征有效？第二，该方对何种疾病或何种症候群有效？第三，该方对何种体质状态或体质有效？传统的用药经验，对回答“该方对何种体质的人有用”起到了有力的支撑；而现代的报道，对回答“何方对何病，尤其对哪些现代疾病有效”有重要的指导意义。在古代经验和现代报道的基础上，结合临床实践搞清楚这些问题，才能总结出现代意义上的方证，经方才能在临床运用中发挥其安全有效的特色。目前，方证研究还是相当粗疏的，大部分是经典的译释和经验的总结。现在方证研究的重点还在文献整理和临床观察上，除了要加强传统的个案研究外，大样本、统一、多病种、全面系统的经方临床观察也应该积极推进。

——药证研究。药证也是经方医学的核心内容。不弄清药证，就无法认清方证的结构，也无法安全有效地使用经方和进行合理的加减化裁。药证的研究除从《伤寒论》、《金匮要略》等古典方书中研究破译以外，还必须结合后世方书、医案、医家经验以及现代实验结果，其中对唐代方书进行药证研究以及对后世名医用药经验的整理发掘显得尤为必要。

——合方研究。将两张以上的经方相合而用，是当前很多经方家临床治疗复杂病情时通常采用的做法，如胡希恕先生常用大柴胡汤合桂枝茯苓丸治疗支气管哮喘，用柴胡桂枝干姜汤合当归芍药散治疗肝病，效果确实不错；我的经验方之一的八味解郁汤，即四逆散合半夏厚朴汤，治疗心境障碍、功能性消化不良等患者效果也很好。我的学生温兴韬医师常用四逆散合小陷胸汤，名四陷汤，治疗循环、呼吸、消化等系统的疑难杂病效果出奇。日本一贯堂荆芥连翘汤就是黄连解毒汤、四物汤、四逆散等方的合方，治疗内热性体质的痤疮、鼻炎、中耳炎以及过敏性疾病、免疫性疾病均有很好的疗效。经方一般药少功专，合方以后，功效复合，作用面加宽，有利于提高疗效和安全性，特别适用于慢性病、老年病以及调理体质。此外，临床观察合方的效果，对于弄清经方方证的演变组合规律，对于分析和评价后世大方的结构和适应症也有帮助。

——疗程与疗效评价标准研究。这是经方医学传承与发展绕不过的实际问题，也是许多临床医疗工作者经常遇到且最为困扰的难题。经方的疗程与疗效评价标准在经典中记载很少，如《神农本草经》有“久服”，《伤寒论》中大青龙汤条下有“一服汗者，停后服”，桃花汤条下有“若一服愈，余勿服”等，均是相当于疗程的记录。又如服桂枝汤后应“微似有汗者益佳”，服柴胡桂枝干姜汤后“初服微烦，复服汗出便愈”，这就是张仲景的疗效评价标准。这些记载相当简略，就是这些不全的记载，也只是在部分经方中才有，大部分阙如。后世文献中记载也比较零碎。但可以认为，后世大多数有经验的医生，是有其自己的疗程及评价标准的，如清代喻嘉言《议病式》曾指出医生要预先明确“其效验在于何时”。所以，经方疗程与疗效评价标准的研究，首先需要做历代文献整理，再做临床观察。需要指出，经方疗程和疗效评价标准各方不一，各病不一，各人不一，紧贴临床，实用性强。标准的确定，需要兼顾中西医，兼顾医生和患者，兼顾疾病与体质，兼顾近期与远期，这是一个综合平衡的结果。而且，与患者协商告知，以取得患者的理解并能配合观察，也是必须的。总而言之，如何建立统一规范的反映各个经方的疗程以及疗效的评价标准，这可能是今后经方医学研究的重点和难点。

——经方用量规范。常言道：中医不传之秘，在于用量。这反映中医在用药量上的规范基本上是不公开的，或不容易规范的。张仲景虽然公开了经方的用量，但问题在于：《伤寒杂病论》原载的经方用量如何折算成现代应用标准？目前在汉代重量折合公制的折算标准上，各位学者的认识悬殊较大，很难统一。高等中医院校教科书主张以一两等于 3 克换算，而近现代学者的主张分别有一两等于 8 克、13.67464 克、13.92 克、14.1666 克、15.625 克的不同。对此，本人根据师徒相授的用药习惯，常按一两等于 3～6 克的标准进行换算，但这只是经验折算法，尚有待论证。另外，经方的原载用量，也未必是终极真理，还有进一步研究提高的必要。特别是如何根据实际情况适度变化药物用量及配比，以求得疗效的最大化和安全系数的最大化，是当今不容忽视的经方研究课题。

——经方制剂规范。剂型是用汤还是用丸？是散还是膏？汤液的煎煮上，用何种水？量加多少？有无先煎后下？要加酒还是加蜜？煎煮时间多少？要不要浓缩？服法上是一日三服，还是四服，还是顿服？这里有太多的技术性内容，经验性很强。当前需要建立一个经验交流的平台和机制，保证经验共享，促进研究深入。经方的复方颗粒研制应该引起高度重视，此外，利用目前国内开发的单味配方颗粒进行经方配方的临床观察也是目前应该关注的课题。

——药材品种鉴定。经方所用的药物，大多已经沿用了几千年，再加上各地用药习惯不同，药名称谓不一，异物同名，名实不符现象很多。比如张仲景时代的桂、术、芍药、枳实、人参等都存在这类问题，至于通草、连轺等究竟何物，更是说法不一。药材品种鉴定，需要对历代本草文献进行考订，收集整理各地用药情况和老药工中药材鉴别经验，参考植物科属亲缘关系和其他有关科研成果，工作量也非常大。还有，目前经方用药品种的混乱、药材质量滑坡等问题不仅影响临床疗效，还会使临床医生所总结的用药经验失真，对于临床经验的交流会产生很大的干扰。经方研究同样也不能忽视对这些方面的关注。

——唐方研究。唐代的大量经验方是汉代经验方的延续，是经方的组成部分。我国清代医家徐灵胎、张璐等医家曾对唐方进行过深入研究。徐灵胎《兰台轨范》中收集了许多《千金方》、《外台秘要》中的方剂，其《洄溪医案》也有许多成功应用唐方的案例。而张璐是历史上唯一的一位《千金方》注家。日本医家对唐方也有研究。日本江户时代医家山田业广（1808—1881）的《九折堂读书记·千金方 外台秘要》对《千金方》《外台秘要》书中部分文字、语句、方药作了校勘考证及评述，有重要的文献研究价值。但近现代对唐方的研究显得十分冷清。目前，可以开展《千金方》、《外台秘要》的文献研究，特别是通过比较分析方证药证的研究，不仅可以弥补经方研究中汉代文献不足的缺陷，同时可以发掘一些仲景不常用而后世常用的药物、方剂的药证与方证，比如石斛、牛膝、生地以及犀角地黄汤、续命汤、苇茎汤等。

——经方各家经验的整理。经方医学的研究，离不开对经方家临床经验的整理总结。我国高等中医院校中医各家学说课程中尚很少提及经方派，有必要对我国历代经方家的学术思想和临床经验进行比较系统的整理和比较研究。特别是民国期间的经方家学术经验的整理研究应进一步开展，目前的研究还仅仅限于个别知名的医家，如祝味菊等。当时还有一大批活跃在临床上并且善用经方的医家，如盛心如、王季寅等，对他们学术经验的整理目前还是个空白。我计划组织团队编写一本《中医各家经方》，介绍经方派的源流，介绍历史上那些知名的和不知名的经方家。同时，也不能忽略对日本汉方家的研究。除了古方家以外，汤本求真、大塚敬节、矢数道明为代表的近现代日本汉方家的学术思想与经验，也应该是研究重点。此外，对于经方在日本现代汉方界的研究动态也必须跟踪调查，做好情报的收集整理工作。如对日本汉方临床期刊的经方研究报道就需要进行系统的整理归纳，不但要做到知己知彼，还要能为我所用。

——经方案例研究。案例研究是中医传统的研究方法。由于经方方证的出现有明显的个体性和即时性，所以个案的整理与分析，对于经方方证的研究、理论概括与经验假说的积累以及经方应用能力训练，都具有非常重要的作用。目前需要收集整理典型的经方医案，并编写出经方案例教学资料。

——经方大众化的方法途径研究。藏方于民，还方于民，这是经方不朽的秘诀。我们在经方研究中应该努力促成经方的大众化。经方大众化，就是经方的普及化、通俗化以及民族化。所谓普及，目前首先是对临床医生的普及，特别是对基层临床医生的普及。其次，是对中医院校大学生的普及教育，还包括对广大群众进行通俗实用的经方应用知识和技术的普及宣传。所谓通俗，就是要让广大临床医生听得懂，用得上，甚至还要为非医学人员编写经方的通俗书籍。民族化，就是要使经方医学保留浓厚的中国味，方证、药证、体质以及口服、复方、饮片、汤液等经方元素应在大众化过程中不断加强。经方大众化也要寻求与市场经济的结合，利用经济杠杆推进经方的推广和普及。

此外，经方的文献研究需要进一步加强，经方的实验研究，特别是经方药理研究也应该稳步开展。

随着经方研究的不断深入以及推广普及工作的不断开展，经方医学将越来越为更多的现代人所了解、喜爱，古老的经方必将以其安全、有效、廉价的特点，焕发出新的时代魅力。

（本篇文章是作者在2008年11月在江阴市中医院召开的全国经方与现代临床提高班暨学术交流会上的发言稿）

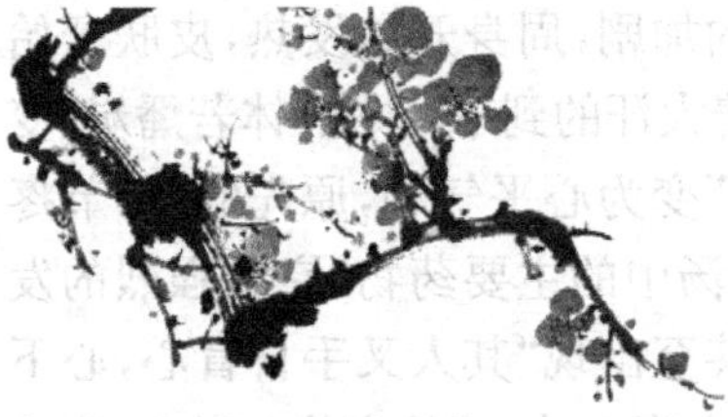

经方杂谈

桂枝汤

桂枝汤(桂枝、芍药、甘草、生姜、大枣)是古代的补益剂,凡是在寒冷、饥饿、极度疲劳、精神紧张后,患者出现自汗、心悸、腹痛、脉弱等情况,均可使用。张仲景的时代是兵荒马乱的年代,从战场上下来的士兵,疲于奔命的难民,就是桂枝汤的最佳适应者。经过大量的出汗,已经多日无法正常进食和休息,成天处在极度惊恐之中,可谓是风餐露宿、饥寒交迫,这样的人必定形容憔悴,消瘦。强烈的惊恐导致心动悸、烘热或出冷汗,饥饿导致干呕、腹部阵阵隐痛,反复的出汗使得全身肌肉酸痛,寒冷的刺激又使鼻流清涕、关节痛、恶风。这就是桂枝汤证。桂枝汤中药物都是食物中药,甘草、生姜、大枣、桂枝、芍药,就像今天的酸辣汤。先喝一碗药,然后再喝热气腾腾的糜粥,盖上被子,好好睡一觉,病人自然会微微出汗,一觉醒后,许多症状必然减轻或消失。这就是桂枝汤的魅力。桂枝汤不是发汗剂,病人服药以后的汗出,是机体各种调节功能恢复的标志,用中医的话说,是那热粥的"谷气"加上患者的"胃气"交融的结果,是"营卫之气和谐"的结果,是体内阴阳平衡的结果。

麻黄汤

麻黄汤(麻黄、桂枝、杏仁、甘草)是发汗剂,但是是比较安全的发汗剂。温服以后，伴随着心跳的加剧，周身开始发热，皮肤开始湿润，最后可能是大汗淋漓。随着大汗的到来，原先“体若燔炭”变成“脉静身凉”，原先的“无汗而喘”变为心平气和，原先的“骨节疼痛”变为浑身舒坦。麻黄，是麻黄汤中的主要药物，它有强烈的发汗作用，同时，会导致心跳加剧，甚至出现“其人叉手自冒心，心下悸，欲得按”的情况，或者如“气从少腹上冲心”的症状。对此，张仲景自有办法，那就是服用桂枝甘草汤。桂枝四两、甘草二两，这两味药物具有定悸的作用。也就是说，麻黄汤中的桂枝甘草具有对麻黄发汗动悸作用的预防作用。所以说，麻黄汤是安全的发汗药。但是，教科书认为麻黄配桂枝发汗，麻黄无桂枝则无发汗作用，这似乎值得商榷。

小青龙汤

小青龙汤(麻黄、芍药、细辛、干姜、甘草、桂枝、五味子、半夏)是气管与支气管炎症的专方，是剧烈咳嗽和大量稀痰的镇咳剂与化痰剂，具有明显的近期疗效。对于以“咳”“喘”“痰稀”为主诉的呼吸系统疾病，确是名医手中的一张王牌方。《伤寒论》和《金匮要略》相关条文共有 5 条，其中“咳”作主证的共 3 条，可见咳嗽是本方主治的目标所在。至于咳嗽的程度，《金匮要略》痰饮咳嗽病篇“咳逆倚息不得卧”则是直点龙睛之语。事实上，病人咳嗽越是严重，本方的效果也就越好。本方临床加减很多，本人常用的有加石膏，加黄芪，去麻黄加人参、麦冬等。只要对证，取效神速。张仲景虽然没交代痰液的形状，但从“妇人吐涎沫”条文的描述来思考，便不难触类旁通了。临床所见，病人咳嗽多伴随大量的痰液，尤其是夜间更多。如果细心观察该类病人，不难发现一大早其人床前的痰盂或纸篓里总是装得满满的；这种痰如果吐在地上，则呈鸡蛋清状或带有泡沫，很快就渗入土中而不见；病人自己也会说痰清凉凉的滑溜溜的很好吐；过敏性鼻炎也表现为流大量清稀的分泌物，伴有频繁的喷嚏，从症状的比类来看，其鼻涕类似于痰，喷嚏类似于咳,故也同样适合运用本方。对此,我把它们形象地归纳为"水样的鼻涕水样的痰"。

如何看待本方条文的或然证也是临床医生所关心的问题。这些或然证的出现应当有它们共同的病理基础,从临床来看,这种病理基础很可能是长期咳喘造成的肺源性心脏病,在继发感染时出现的心功能衰竭。此时,体内的水分过多地停留在组织中而不能被人体有效地利用,所以出现"或渴";同时可以并见消化道的水肿,胃及食管的水肿可以出现"或噎";肠道的水肿加上受到寒冷的刺激可以出现"或利";经过肾脏排出的水分减少,因此"或小便不利";病情进一步加重出现腹水可见"少腹满";心衰不能泵出足够的血到肺进行氧交换,血氧浓度下降因此"或喘"。从一元论的角度来看,唯有这个病理基础能将所有的或然证全部解答,较之古代医家云里雾里的注释也更贴近临床。再从用药来看,加附子以强心,加茯苓以利尿,去麻黄是因为此时麻黄会无效地增加心跳次数,使病人感到心慌,提示了我们在心衰时运用小青龙汤的注意事项。当然,张仲景当时并不会想的这么多。

本方用了大队的温热药物,也符合"病痰饮者,当以温药和之"的精神。方虽八味,但核心药物仅为"姜、辛、味",此仲景治咳之经典配伍,这一点从张仲景加味方的条文中可得到证明。应当指出的是,本方不能作为老慢支的根治药而久服,一旦病情缓解,即当改为苓甘类方继后。

小柴胡汤

小柴胡汤(柴胡、黄芩、人参、半夏、甘草、生姜、大枣)一直作为和解剂用来治疗少阳病。那么,究竟什么是少阳病?少阳病的特点就是缠绵不愈,多见于疾病的迁延阶段。这种状况很大程度上是由于免疫系统的功能失调所致。事实上,小柴胡汤治疗的很多疾病都与免疫失调有关。比如类风湿关节炎、强直性脊柱炎、系统性红斑狼疮、肿瘤、过敏性疾病以及病毒感染等等。这类疾病都可以表现为发热或“寒热往来”的特点。对于“寒热往来”这一表现临床应当活看。所谓“寒热”，它可以是体温表所测得的发热，更多的却表现为病人的一种主观的自我感觉，属于感觉过敏状态。所谓“往来”也有特殊意义。一指有节律性，或日节律，或周节律，或月节律，这就是所谓的“休作有时”。二指没有明显的节律，但表现为时发时止，不可捉摸，比如癫痫、过敏性疾病等。小柴胡汤主治的这种“寒热往来”，既无可汗之表证，又无可下之里证；既无附子干姜可温之寒，也无石膏知母可清之热。“寒热往来”常“如疟状”，但“如疟状”却并非都是本方所主治。如桂枝麻黄各半汤也主“如疟状”，但却是“发热恶寒，热多寒少，其人不呕”；柴胡桂枝干姜汤也治疟，但却为“寒多微有热、或但寒不热”。

“胸胁苦满”是小柴胡汤证的另一种表现。“胸胁”提示了小柴胡汤主治的病位。肝、胆、胰腺、肺、胸膜、乳房等疾病多表现为胸胁的不适。但临床上应该将胸胁的概念拓宽，诸如甲状腺、胸锁乳突肌、耳颞部等头颈部的两侧，少腹部、腹股沟等都可以作为广义上的胸胁，我把它称为“柴胡带”。“苦满”是患者自觉的胸膈间的气塞满闷感和胁肋下的气胀填满感。也有他觉指征，如沿肋骨弓的下端向胸腔内按压，医生指端有抵抗感，患者也诉说有胀痛不适感。除了自觉的胀满外，他觉的柴胡带的触痛、肿块也可以作为“苦满”的特殊表现形式。

“默默不欲饮食，心烦喜呕”是疾病累及胃肠，消化道功能受影响的结果。“烦”、“喜”、“默默”这些词带有很大的感情色彩，反映了患者主观感觉的敏感和情绪的低落。此证当与百合病作鉴别。百合病也有“意欲食复不能食，常默默”，“如寒无寒，如热无热”。但其不同于此证的是“欲饮食或有美时，或有不用闻食臭时”“如有神灵者”“身形如和”。可见，百合病的精神症状更为突出，而躯体症状则很少。从症状的不定性来看，很类似于今天的神经官能症，而小柴胡汤证却是躯体有实在病变的。

小柴胡汤之所以能治疗上述疾病在于它合理科学的配伍结

构。方中柴胡甘草主治寒热往来与胸胁苦满，黄芩主治心烦，半夏生姜主治喜呕，人参、甘草、大枣主治默默不欲饮食。其中柴胡和甘草是本方的核心成分，这一点从方后的条文加减可以看出。黄芩可去，半夏可去，人参、大枣、生姜可去，柴胡与甘草却不去。柴胡甘草配黄芩以清热，黄芩所主为"烦热"，如三物黄芩汤主"四肢苦烦热……头不痛但烦者"，又如《伤寒论》第333条"而反与黄芩汤彻其热"，又柴胡甘草配半夏生姜以止呕，配人参以助正驱邪，配姜枣以调理消化功能，即"和胃"。

小柴胡汤是临床上使用频率非常高的一张处方，其运用范围极其广泛。在《伤寒论》和《金匮要略》两本书中就有20条的相关记载。据不完全统计，现代医家用小柴胡汤治疗的病种就有70余种，涉及内、外、妇、儿、五官各科，想要灵活运用小柴胡汤就必须对小柴胡汤进行相应的化裁。化裁的方式有两种，一种是在原方的基础上进行加减，另一种是与其他方子合方使用。加减方面张仲景为我们作了很好的示范，但临证不能局限于此。

我的加减经验是：病毒性感冒高烧，患者面色通红，出汗而体温持续，微微恶风，或咳嗽，或咽痛者，加连翘40克。类风湿关节炎见关节肿痛，晨僵，加连翘20克、生地20克、黄柏10克、白芍12克，且甘草的量应适当增加。过敏性皮炎、荨麻疹、异位性皮炎、过敏性鼻炎等，其发病具有休作有时的特点，此外，患者大多对风冷过敏，属往来寒热的范畴，可考虑使用小柴胡汤加荆芥10克、防风10克、石膏30克、连翘15克。支气管炎、迁延性咳嗽服用抗微生物药无效者，加五味子、干姜。甲状腺功能亢进或甲状腺瘤，出现有胸胁苦满者，可用小柴胡汤加牡蛎、知母等。本人曾治疗一位甲亢患者，其因服用他巴唑等，导致药源性肝损害，并全身消瘦，两眼外突，手抖心慌。服用小柴胡汤加白芍2个月后，不仅自觉症状明显改善，而且突眼症也明显好转。临床对于突发性耳聋、中耳炎、鼓膜炎等，用小柴胡汤加连翘、山栀等；甘草大剂量使用时，要加泽泻、茯苓以防出现水肿。

小柴胡汤合方使用的经验是：精神症状明显，见情绪低落或伴有梅核气时，与半夏厚朴汤合用，此即是柴朴汤。肿瘤手术或化疗后，病人体质虚弱见汗出恶风者，与桂枝汤合用，此即是柴胡桂枝汤。肺炎见咳嗽痰多而黏黄，心下有压痛者，与小陷胸汤合用，名柴陷汤。伴有水肿或腹泻水样便者，与五苓散合用，谓之柴苓汤。伴有舌苔白厚，不欲饮食者，与平胃散合用，称为柴平煎。泌尿系肿瘤如前列腺癌见小便不利及血尿者，与猪苓汤合用。

小柴胡汤的剂量、剂型及用药品种也同样是值得重视的问题。我常用的剂量是：柴胡 10～30 克、黄芩 10～20 克、党参 5～10 克、半夏 6～15 克、甘草 6～10 克、生姜 6～10 克、大枣 6～15 枚。如果用于类风湿关节炎、发热性疾病如病毒性感冒，则柴胡的用量一定要大，成人至少要 20 克以上。小柴胡汤有振汗作用，随着通身的汗出，病人发热也随之而退，身痛也随之减轻。对此，本方有类似于西药激素样作用，可以看作天然的激素。如果作为免疫调节剂而长期服用治疗慢性肝炎和肿瘤病时，则要小剂量使用，柴胡用 6～10 克，黄芩用 6 克。需要指出，小柴胡汤是不能作为散剂来使用的。宋代名医朱肱曾治疗当时太守盛次仲疾，诊断为小柴胡汤证，但仆人给以小柴胡散，不仅病不愈，反而有胸满，后朱肱亲自煎煮，进二服，是夕遂安。方中柴胡，我用的是北柴胡，人参用的是党参而不用红参。学界有观点认为张仲景所用的人参就是今天的党参。传统观念认为党参健补脾气，多用于消化道功能低下，本方证的“心烦喜呕，默默不欲饮食”即是属于消化道功能低下，因此用党参，我通过临床观察发现效果比较满意。

上述的“寒热往来”、“胸胁苦满”、“心烦喜呕”和“默默不欲饮食”是小柴胡汤的四大主证，我把它叫做“小柴胡综合征”。这是由中国古代先贤发现的综合征，它的产生既有外部的因素，更有内在的体质特异性。我把这种很容易出现“小柴胡综合征”的体质称为“柴胡体质”。其特点是：患者体型中等或偏瘦，面色微黯黄，或青黄色，或青白色，缺乏光泽。肌肉比较坚紧，舌质不淡胖，舌苔正常或偏干。患者主诉以自觉症状为多，对气温变化反应敏感，情绪波动较大，食欲易受情绪的影响。女性月经周期不准，经前多见胸闷乳房胀痛结块等。在日本，小柴胡汤和小建中汤也常常作为改善体质的药物来使用。看来小柴胡汤的使用着眼于“证”，而非“病”；在“病”和“人”之间，更注重于特定体质的“人”。柴胡体质对于正确地使用小柴胡汤有相当重要的指导意义。

目前，小柴胡汤在很多人眼中仅仅是作为感冒发热药和肝炎药来使用的，就连成药小柴胡冲剂的说明书也是这样写的。他们的着眼点都是抗病毒，这种认识无疑限制了小柴胡汤的使用范围。小柴胡汤能够直接杀死病毒吗？我想更多的还是通过调节人体的免疫能力来抗病毒吧！日本学者发现艾滋病病人服用小柴胡汤三个月以后，T 淋巴细胞开始增加，说明小柴胡汤抗艾滋病有效。药理实验也证明小柴胡汤有提高机体免疫功能的作用。其实，病毒侵犯人体之所以对人造成伤害，大部分还是通过破坏机体的免疫系统起作用的。诸如曾经肆虐全球的“SARS”，就是侵犯了免疫系统。其病变在肺，表现为高热、呼吸窘迫等，与本方证的发热、胸胁苦满的表现很相似，想必可以在本方的基础上化裁。《苏沈良方》记载：“元祐二年(1087)，时行无少长皆咳，本方(即小柴胡汤)去人参、大枣、生姜，加五味、干姜各半两，服此皆愈”。“SARS”具有极强的传染性和流行性，参照以上历史经验，可以试用小柴胡汤治疗。对于病毒性肝炎来说，小柴胡汤就是天然的干扰素，加猪苓茯苓就是中药的“猪苓多糖”；而对于像胃癌、淋巴瘤等肿瘤来说，小柴胡汤就是中药的胸腺肽和白细胞介素 2。若我们把小柴胡汤作为免疫调节剂来看待，那么这张千古良方在今天的临床运用中将会有更为广阔的前景，很有进一步研究的必要。

大柴胡汤

大柴胡汤(柴胡、黄芩、芍药、半夏、生姜、枳实、大枣、大黄)是一张具有多方面治疗效能的古方，它可以看做是天然的胃肠动力药。我们知道西药中胃肠动力药有胃复安、吗丁啉、西沙必利等，中药中大柴胡汤也可与之相媲美。我常以本方治胆汁反流性胃炎及食管炎，胃切除后的倾倒综合征，此数病因胃肠的逆蠕动，均症见有呕吐。而本方在经文中治“呕不止”，用半夏生姜，且方中生姜用了五两，而治“心烦喜呕”的小柴胡汤生姜也用了三两。另外，方中的枳实、大黄还有促进胃肠蠕动的作用。综合来看，大柴胡汤对缓解胃肠的逆蠕动还是有帮助的。值得说明的是胃癌大部切除后的倾倒综合征，不要一概地认为是虚证而予补法。不解决胃肠的逆蠕动，病人频繁地呕吐，再好的补药也发挥不了作用！

大柴胡汤还可以看做是治疗胆囊炎、胰腺炎的专方。观仲景用大柴胡汤，腹证描述共三条：“心下急”，“心下痞硬”，“按之心下满痛”，可见本方病位均不离“心下”。结合现代医学解剖学知识可知：肝、胆、胰三脏均可部分分布于剑突下两肋弓夹角内区域，即是“心下”，且这些器官的疼痛多为痉挛性的。而大柴胡汤方中有枳实、白芍，此即“枳实芍药散”可治腹挛痛，仲景原文治妇人“腹痛烦满不得卧”，其中枳实之治，又以心下为目标，枳术汤可证。由此，可以认为大柴胡汤是天然的解痉镇痛剂。当然在肝胆疾病出现黄疸时其也是传统的利胆药，不过此时芍药当用赤芍，且量也要大一些。我的研究生做了大柴胡方证研究的毕业论文，他把古今运用大柴胡汤的文献加以收集、整理、分析，发现临床运用以肝、胆、胰感染性疾病最为突出。我也曾经以此方治疗多例胆囊炎，病例如：杨某，女，36岁，2002年9月21日初诊。患者3年前出现右上腹部疼痛，行B超检查显示：胆囊炎，肝囊肿。间断服用西药或中成药，症状时缓时作。此次因上腹部疼痛1个月而就诊，诊见：形体中等脸色偏黯，皮肤粗糙，上腹部疼痛，纳呆，口有异味，夜寐多梦，腹胀，大便溏，一日2～3次，自觉慵倦，舌红苔黄，脉弦。腹诊：腹部平坦，上腹部触之即痛，压之有明显的抵抗感，腹直肌紧张，两季肋下压之不适。处方：柴胡12g，黄芩10g，制半夏10g，枳实10g，白芍10g，制大黄5g，生姜3片，红枣6枚。7天后复诊，患者诉服药后诸症明显缓解，精神好转，大便成形，日1次，继以原方服14剂，诸症均平。我也曾治一56岁的冯姓女病人，右肩背连及上臂疼痛2年余，曾在某医院诊为颈椎病，经针灸推拿治疗效果不明显。伴有胆囊炎病史一年余，来诊时胃脘部满闷不适，大便不畅。右上腹、右季肋部按之拘急疼痛。处以大柴胡汤后肩背部的疼痛随胃脘部症状的改善而缓解。从本方用药来看，白芍是方中重点。观仲景用芍药，多用来缓急止痛。结合临床，不论颈椎病的肩背痛还是胆囊炎的按压痛，都为挛急之象，以芍药缓之，也在其理。

大柴胡汤尚是天然的脂类代谢调节剂。高脂血症与肥胖虽无腹胀腹痛，但此类患者多体质壮实，属"实胖"之体型。腹部充实，按压有力，如果伴有失眠、心烦等精神症状及便秘者也可用本方。现代药理研究显示柴胡、黄芩和大黄都有降血脂作用。其中大黄的降脂作用可能是通过降低脂类在肠中的吸收而实现的，但要久服才能见到效果，一般疗程两个月左右；且一定要控制饮食，这是基础治疗。大柴胡汤降脂减肥，还要详辨体质。一般而言，其人多颈短肩宽，胸围及肋弓角较大，且腹肌一定要坚实有力。倘若是皮肤色白，皮松肌软，赘肉下垂，动则汗出气喘，神疲乏力的"虚胖"，那就不适宜了。这种情况，多半是黄芪体质，要用防己黄芪汤的。况且大柴胡汤是肌肉的松弛剂，绝不能用于松弛的体质，只能用于紧张型体质。

大柴胡汤中含大黄，临证时是否一定要有大便秘结才能用该方呢？那倒也未必。观仲景有关大柴胡汤的条文中有"下利"反无便秘，且此方又可治细菌性痢疾，可见大黄之用在泻热而非通便。仲景用大黄攻下通便多有"大剂，生用，后下"的特点，大柴胡汤用大黄既非大剂，也不后下，显然不是攻下。临床上若大便干可用生大黄，量可偏大；无便秘者，则应量小，可用制品。我曾治多例慢性胆囊炎胆石症患者的腹泻，服用健脾药无效，服本方后大便反转为正常。另外，现代药理研究也表明，大黄含鞣酸，有收敛止泻作用。

久煎则其泻下作用的蒽醌苷被破坏，而鞣酸却不被破坏，此时发挥的即是止泻作用，前人也有用大黄久煎治痢的经验。

大柴胡汤还有其他的作用，比如治疗心烦失眠、阳痿、糖尿病、痛风、高血压、哮喘、心律失常等等。大凡形体壮实，心下按之满痛的病人，多半都要考虑使用大柴胡汤的。

炙甘草汤

炙甘草汤（炙甘草、生姜、人参、生地黄、桂枝、阿胶、麦门冬、麻仁、大枣）又名复脉汤，在《伤寒论》中主治“伤寒，脉结代，心动悸”。《金匮要略》载《千金翼方》该方的主治是“治虚劳不足，汗出而闷，脉结代，行动如常，不出百日，危急者十一日死”，《外台秘要》该方的主治是“治肺痿涎唾多，心中温温液液者”。两本书记载的方名和主治都不统一。对于仲景的方名而言，以药名作为方名的情况多是小方，如甘草干姜汤、芍药甘草汤、干姜附子汤等。而本方是一张九味药的大方子，不合仲景方名之常例。仲景以药名方，皆选方中之主药，其用量也相对要大。但本方炙甘草的量并非最大，只用四两，而生地黄用量却独大，用一斤。由此可见，复脉汤的方名更适合本方。另外，《伤寒论》的条文是否存在脱简，也是一个值得考虑的问题。对此，清代经方家莫枚士也有独特的看法。他在《经方例释》中说“疑经文本当云：伤寒脉结代，心动悸，炙甘草汤主之，复脉汤亦主之，且二方互可并治”，并举了两个例子来证明：一是《伤寒类要》以一味甘草治疗伤寒脉结代，心动悸；二是《千金》甘草汤以一味甘草治疗肺痿涎唾多，心中温温液液者。莫氏的观点值得重视。

关于复脉汤，我想提出个人的一点新的看法。那就是本方最初很有可能是古代的一张军医用方，是用于那些在战场上受伤后造成大出血的士兵们的。大量的出血，也同样可出现脉结代、心动悸。方中用大剂量地黄和阿胶就是为了止血，这一点从内补当归建中汤的条文中可以看出：“若去血过多，崩伤内衄不止，加地黄六两、阿胶二两。”黄土汤和胶艾汤都主血证，也都用地黄阿胶，由此类推，可知本方也应主治血证。桂枝甘草取桂枝甘草汤治悸之意。有形之血不能速生，无形之气急当先固，人参之用义该如此。大出血致使肌体极度衰弱，故又配合大剂麦冬、麻仁、大枣。尤其是方中大枣用至30枚，量大，糖分足，可以给虚弱的身体补充大量能量。在没有输血补液的古代，这的确也是一首对证之方了。徐灵胎在《兰台轨范》中也说本方“治血脉空竭”，诚可谓是独具慧眼。

《神农本草经》说地黄“长肌肉”，麦冬主“羸瘦短气”，大枣主“补少气，少津液，身中不足”，麻仁主“补中益气”，甘草“长肌肉，倍力”。这些药物主治的共同点都是其人枯瘦乏力。因此，我在临床上常以此方治疗以肿瘤为代表的恶病质类疾病。肿瘤病人经过手术、化疗、放疗后常常表现形体消瘦干枯，动辄气喘心慌，大便干结，病情进入虚瘀阶段。此时只要食欲尚佳者都可用本方。我的经验是：治疗食道癌时，麦冬要用60克或更多，呕吐者加半夏；肺癌还应加天冬40克、甘杞子15克；心悸甚者加龙骨、牡蛎，桂枝再加量；贫血时加鹿角胶。便秘者用麻仁，不寐者，可改为酸枣仁。另外，我还以此方治疗肺气肿，多加山萸肉30克、五味子10克、龙骨20克。冬季服者，可以熬成膏剂。

五苓散

五苓散（猪苓、泽泻、白术、茯苓、桂枝）是一张调节人体水液分布异常的方剂。水液的异常分布，《伤寒论》的注家们称之为“蓄水”证。但“蓄水”时水液并非仅仅停留在下焦的膀胱，还可以停留在人体的任何部位。蓄于下则小便不利；蓄于中则见“心下痞”和水入则吐的“水逆”；蓄于上则见“吐涎沫而癫眩”；蓄于表则有汗出；蓄于肠则有下利；蓄于肌肤则有水肿。至于现代医学中青光眼的眼压增高，梅尼埃病的内耳迷路的积水，以及脑积水、肝腹水、胸水、心包积液等等，都可以认为是“蓄水”的表现形式。只要出现口渴、小便不利、舌体胖大边见齿痕者，都可以考虑使用本方。

我临证常将五苓散用于以下疾病。

一是以腹泻、大便稀溏为表现的疾病，如夏秋季节的肠炎，包括小儿的腹泻都常常用到。这类疾病往往表现为水样的泄泻，次频无度，甚或空洞无物。多伴有肠鸣辘辘、小便不利、渴欲饮水，久用抗生素而不见效。此类腹泻，前人谓之“洞泄”，五苓散是针对这类泄泻的特效方。如曹颖甫先生常以之治洞泄，其医案载“大南门郭左，洞泻当分利，川桂枝一钱、猪茯苓各三钱、生白术三钱、炒泽泻二钱”。我曾治一女，九月初来诊，水泻多日不止，以此方加车前子而愈。《伤寒论》第156条“本以下之，故心下痞，与泻心汤，痞不解，其人渴而口燥，烦，小便不利者，五苓散主之”。“本以下之”即暗含泄泻之义。五苓散治利，其机理是利小便以实大便。《伤寒论》第159条“利不止”用赤石脂禹余粮汤后“复不止者，当利其小便”。《金匮要略》“下利气者，当利其小便”。夏秋季节多暑多湿，本方恰有利湿的作用。刘完素治“中暑受湿，引饮过多，头痛烦渴，湿热小便秘”所用之方桂苓甘露饮，即由此方加六一散、石膏、寒水石而成。慢性肝炎、肝癌、肠癌等疾病出现水样便、腹胀、舌体胖大边见齿痕者，我也多以此方加味治疗。

二是治疗以水肿腹水等为表现的疾病。如肾脏病的水肿、肝腹水，以及库欣综合征的水钠潴留性肥胖。我曾治疗一肝腹水患者，其以高热、水泻入院，伴有口干、大便稀、下肢水肿、轻度黄疸，投以茵陈五苓散腹水得退。库欣综合征病人多表现为肥胖、浮肿，女性还有月经量减少，多毛，舌体多胖大，有齿痕，予本方加生石膏、滑石、牛膝。

三是其他水液代谢障碍性疾病。诸如多汗症，用黄芪、麻黄根等固表止汗药无效者，当细审有无口渴、小便不利之方证。对此，《伤寒论》第73条明言“伤寒汗出而渴者，五苓散主之”。青光眼、假性近视等眼病，也有用本方的机会。其人视物眩而不舒，类似于《金匮要略》中所载的“癫眩”。另外，我还以此方治一例脑垂体瘤，证见口渴，手抖，视力下降，大便稀，下肢肿。用本方后口渴、手抖、浮肿及大便情况明显好转。虽然后来还是做了手术，但本方对改善症状疗效是肯定的。

仲景用五苓为散剂，我亦试之，口感较好，且方便经济，应当提倡。服五苓散或汤，还要嘱病人温服，避风，喝热水热汤。若方证相应，服后其人多小便畅利，大便转干，浮肿消退，口中有津，身体也随之感到轻松。这一切都说明体内水液分布已经恢复正常状态。另外，临床还发现欧美人到南京后也多见五苓散证，或腹泻，或腹胀，或口渴，或多汗。这是否与欧美人的体质不太适应南京夏季潮湿闷热的气候有关，抑或不适应味精与食盐较多的中国菜肴有关，值得研究。五苓散对脂肪肝、酒精性肝炎的治疗效果也值得观察。

猪苓汤

猪苓汤（猪苓、茯苓、泽泻、滑石、阿胶）是治疗尿路感染如膀胱炎、肾盂肾炎以及尿路结石、肾积水等泌尿系疾病的专方。我曾治疗故乡一中年女性，尿路感染屡发，动辄发热、尿血。先用柴胡桂枝汤不效，后改用猪苓汤加山栀却获效满意。遂后，病人将此方广泛传播与患有类似疾病的中年妇女，竟然均有效果。该类病人常常伴有心中烦躁，因此我每加山栀、连翘、黄芩以除烦。泌尿系感染出现的尿频、尿急、尿痛的膀胱刺激征与下利的里急后重表现很相似，只不过是部位前后的不同罢了，故也有与四逆散合方使用的机会。尿路结石伴有疼痛者，则要与芍药甘草汤合用。肾积水者再加牛膝、桂枝。

猪苓汤在生殖系统疾病中运用也相当的多。女性的盆腔炎、附件炎、阴道炎症见带下量多色黄，经来腰酸腹坠，常加黄芩、黄柏、连翘、山栀或合用二妙散。这种配伍也同样适合于男性前列腺炎的治疗，尤其是那些嗜酒者，下肢有浮肿者。另外，本方还可以与四妙散合用治疗痛风，加山栀、连翘治疗失眠，治疗小儿老人的下利等。《伤寒论》也有“少阴病，下利六七日，咳而呕渴，心烦不得眠者,猪苓汤主之"的治验。

猪苓汤与五苓散有很大的不同。病位上,五苓散主全身的水液代谢异常,猪苓汤则侧重于治疗泌尿生殖系统为主的下焦疾病。病性上,五苓散用桂枝,又要白饮服,服后须多饮暖水,其证偏寒;猪苓汤用滑石,其证偏热。猪苓汤方中阿胶主治血证。有人认为阿胶是养阴药,我认为此说不妥。阿胶本为止血药,这是仲景用药的定例。那么,仲景为什么于此处用阿胶呢?《伤寒论》第 84 条给出了答案。"淋家,不可发汗,发汗必便血。"这句话点出了下焦湿热者易患尿血的潜在病理,指出了淋家与尿血的内在关系。临床所见,泌尿系统炎症、结石多有血尿症状或者是镜下血尿,用阿胶止血也是符合实际的。五苓散证是没有血尿的,这也是两者的重要不同。五苓散可治汗出异常,猪苓汤证却不可用于汗出过多。对此,仲景说:"阳明病,汗出多而渴者,不可与猪苓汤,以汗多胃中燥,猪苓汤复利其小便故也。"总之,猪苓汤和五苓散在运用上还是容易区别的。

苓桂术甘汤

苓桂术甘汤(茯苓、桂枝、白术、甘草)可看做是桂枝甘草汤加茯苓、白术而成。桂枝甘草汤在《伤寒论》中主治"发汗过多,其人叉手自冒心,心下悸,欲得按者",是以心悸为主证。茯苓、白术主治小便不利兼有浮肿者,是仲景常用的利尿剂。"夫短气,有微饮,当从小便去之,苓桂术甘汤主之",可知此方有利水作用。因此,本方主要用于以心悸、浮肿为主诉的心脏病,尤其多见于以风心为代表的心瓣膜病。这类疾病出现轻度心衰时可用本方。此时,既要用桂枝,又要加肉桂,心悸甚者还要加龙骨、牡蛎。心衰严重者加附子,或与真武汤合用。另外,一些神经衰弱、胃神经官能症、慢性肠炎也有用此方的机会。

值得一提的是桂枝甘草茯苓这个方根,它多用于体质虚弱的瘦人伴有心悸者。其加上白术即是本方;加上大枣是苓桂枣甘汤,主治自觉腹主动脉异常搏动者。腹主动脉异常搏动多见于瘦人，大枣是营养安神剂，方中重用茯苓与大枣以加强镇静作用。此方根加上五味子是苓桂味甘汤，用于肺气肿、肺心病的咳喘。此喘为虚喘，多伴有心悸、汗出，我多加麦冬、人参、山萸肉、龙骨、牡蛎。桂枝甘草茯苓变化之方，其所主之病总离不开心血管疾病。

半夏厚朴汤

半夏厚朴汤（半夏、厚朴、茯苓、紫苏、生姜）是主治咽喉部异物感的专方。这种异物感常常表现为咽中如有炙脔，吐之不出，吞之不下。前贤谓之"梅核气"，妇人尤其多见。此证多见于现代医学的咽神经官能症。据此，可以看出本方经典主治的两大特点：一是病位多在咽喉，二是病性多为自我感觉的异常。临床上对于咽喉部疾病我多喜欢以本方加减治疗。半夏是治疗咽喉病的要药，《神农本草经》说它主"咽喉肿痛"，《伤寒论》的苦酒汤和半夏散及汤也是用来治咽喉病的。本方所主的咽喉病，除了上述的咽神经官能症外，还见于急慢性咽炎、咽干痛、黏痰、声带麻痹造成的失音等炎症性疾病，而不局限于咽异物感。若红肿热痛等炎症明显时可加山栀、连翘、黄芩、桔梗以增强消炎作用。小儿的咽痛也可用本方。

半夏厚朴汤对于以自我感觉异常为特征的疾病运用的机会也很多。这种自我感觉异常是多部位、多系统的，临床上绝不能把眼光仅仅停留在咽喉上，否则将会大大限制本方的运用范围。比如更年期综合征，其人主诉特多，或烦躁、或焦虑、或抑郁、或失眠、或多疑；或恶风、汗出、手抖、烘热、腹胀。有些主诉则特别怪异，如有位中年妇女因阴蒂的跳动感而坚持认为是细菌已经进入血液，有男子为会阴睾丸的下坠感而惶惶不可终日，有位中年妇女则为舌头的疼痛灼热感到处求医，本方的主诉大多以精神症状为多见。临证常加山栀、连翘、枳壳，可认为是与栀子厚朴汤的合方。烦躁焦虑明显时，我常以此方去生姜，加山栀、连翘、黄芩、甘草清心除烦，名为"八味除烦汤"，是我临床常用之方。另外，一些女性的关节疼痛，心情抑郁时关节痛甚，情绪兴奋时则不痛，也可以看做是自我感觉的异常，可用半夏厚朴汤。自我感觉异常还可以表现为幻觉，如幻听、幻视、幻嗅等，其人多有精神的过敏，一闻到不适气味就想呕吐，恶心是常见症状。半夏厚朴汤是小半夏加茯苓汤的变方，小半夏加茯苓汤即主治“卒呕吐、心下痞、膈间有水、眩悸者”，《神农本草经》载半夏也主“头眩”。关于“眩”，有两层含义，一为眩晕，即患者自觉的旋转感、上下或左右晃动感、倾斜感、地动感、如坐舟中感；一通“幻”，即是伴有怪异感、恍惚感、紧张感、恐惧感的幻觉。半夏茯苓是很好的精神镇静剂。就临床所见，半夏厚朴汤证多以精神上的不舒为主，其体质往往相对较好。

半夏厚朴汤含半夏厚朴，能除胸满腹胀，有化痰降气的作用，又是胃肠道和呼吸道疾病的常用方。如以心下痞、腹胀为主诉的慢性胃炎、食管炎、小儿厌食、过敏性结肠炎；呼吸系统的上感、支气管炎、支气管哮喘。对于治疗胸闷、腹胀不思饮食，本方与四逆散、小柴胡汤合用的机会也不少。我常用本方加枳壳、麦芽治疗小儿厌食症。这些小儿除了食欲不振外，常有胆小，性格偏于内向，面色黄，大便干结等，服用本方可明显提高食欲，面色与大便也会得以改善，且性格也会变得比以前活泼。我还以此方治一例神经性厌食，表现为饮食后即吐，以此方重用半夏 60g(先煎)，呕吐得到明显抑制，盖因半夏生姜有较强的止呕作用。有关于半夏的用量，我所知道的最大剂量是日本江部洋一郎用的 120g，但必须久煎。现代药理研究也证实：厚朴、紫苏有抑制喉反射的作用，生姜、紫苏有健胃、促进胃液分泌及肠管蠕动作用。对于紫苏，我喜欢用苏梗而不用苏叶，原因是苏叶煎煮后药汁颜色多呈黑色，此类病人心理大多比较敏感，难免见药多虑，而苏梗则药液色较淡，可避免病人生疑。本方还可以加大枣来矫味。除了配合心理疏导外，我多嘱病人自己煎药，以令其思想上重视，且闻到清香的药味对病人心理无疑也是一种良性的刺激。

我还以此方与温胆汤合用治疗冠心病和帕金森病。所治疗的冠心病，其人多有恐惧、失眠、胸闷，平素胆小，常常担心心绞痛发作，很注重随身携带救心丸，一旦忘带，则心绞痛必发。这类疾病治疗的关键是解除病人的心理压力，而不是单纯的扩张冠脉。胸闷一症，未必真是器质性的，有时也是心因性的，可以视为咽异物感的延伸表现。《神农本草经》谓半夏主治“胸胀”，想必即是此证。帕金森病以手抖不能自控为主要表现。中医有疑难怪病从痰论治的经验，可将本方与温胆汤合用治疗。据报道，厚朴也有治疗震颤的作用。根据我的治验，病人服药后手抖减轻，感到舒适，但不能根治。病情反复时，可再次服药，吃吃停停，间断使用。此病勿求治愈，提高生活质量才是治疗目的所在。

半夏厚朴汤属芳香化湿中药一族，可以化裁治疗外感病，如中暑、夏秋季节的腹泻等，后世藿朴夏苓汤、藿香正气散即是在此方基础上加减而成的。

栀子厚朴汤

栀子厚朴汤（栀子、厚朴、枳实）是一张小方，小得很不起眼，也没有多少人重视，我对此方却情有独钟。《伤寒论》说：“伤寒下后，心烦腹满，卧起不安者，栀子厚朴汤主之。”此方虽小，主治却很明了。栀子除心烦，厚朴消胸腹胀满，枳实除心下痞痛。此方与小承气汤仅一味之差，虽都治腹满，然小承气汤所治偏下，本方所主则病位偏上。“卧起不安”点出了病情的严重程度，也暗含了失眠之义。临床上遇到神经官能症、焦虑症、失眠症，我常以此方配合半夏厚朴汤或四逆散治之，往往腹胀消除，睡眠改善，则患者的精神状态随之好转。

本方的运用除了抓主证外，舌象也是重要的参考。临床所见其舌象多为舌质红而舌苔黏腻较厚。《伤寒论》第 221 条提及“舌上苔”，枳实、厚朴所主，舌苔也多厚。另外，栀子、黄连、连翘均可治烦，但烦的性质和部位都不同。黄连之烦是烦悸，栀子之烦是烦闷，连翘之烦是烦而汗；黄连烦悸而心下痞，栀子烦闷而胸中窒，连翘烦汗而咽中痛,此为鉴别要点。但临床烦热而胸中窒者,多易患咽痛、目赤、鼻衄、小便短赤涩痛、舌红等症,因此三者又常常合用。栀子厚朴汤加黄连、连翘,清热除烦更好。

栀子柏皮汤

栀子柏皮汤(栀子、甘草、黄柏)在《伤寒论》中治疗"伤寒身黄发热"。关于本方的特点,我以一个"黄"统之。如临床以之治疗黄汗,黄疸的目黄、尿黄、皮肤黄,妇人带下色黄,皮肤脓疱疮流黄水,脚癣的流黄水,而且栀子、黄柏、甘草三药煎出的药汁也是黄色,所以,本方常用于治疗肝炎、皮肤病、关节炎、生殖系统感染等。不过需要配合小柴胡汤、猪苓汤、五苓散、半夏厚朴汤、茵陈蒿汤等方,效果才更好。

泻心汤

泻心汤(大黄、黄连、黄芩)是人体上部出血的特效止血剂。《金匮要略》说本方治疗"心气不定,吐血,衄血"。清代名医陈修园说:"余治吐血,诸药不止者,用《金匮》泻心汤百试百效"。本方可用于吐血、衄血、咯血及颅内出血(包括脑出血、蛛网膜下腔出血等出血性中风和脑外伤造成的颅内出血)。方中黄芩用于充血性出血,大黄能引血下行,使人体下部充血,调整体内血流的异常分布。大黄还含有鞣质,具有收敛作用,也有很强的局部止血作用。大黄的止血作用也得到了历代名医的验证。如孙思邈《备急千金要方》记载吐血百治不愈,疗十十瘥,神验不传方:大黄粉用生地黄汁吞服治疗呕血。用药关键是"以利为度"。明代龚廷贤用将军丸,即单味大黄酒拌,经九蒸九晒为末,水泛为丸,云其"治吐血不止如神"。张锡纯有秘红丹一方,用大黄、肉桂研粉等分,用代赭石汤送下,用于吐血、衄血屡服他药不效者,无论因凉因热服之皆效。

我用泻心汤治疗过3例肝硬化导致上消化道出血患者，效果满意。治疗多例高血压、脑出血、蛛网膜下腔出血患者，也起到了稳定血压、改善症状等效果。适用本方的患者，大多面色潮红、脉实有力，往往伴有烦躁不安或失眠，或上腹部不适等症状。其大便倒不一定秘结，相反有不少大便一天几次，或黏滞不爽。本方中大黄可用制大黄，药后大便转干而顺畅。鼻衄，不论何人，只要无严重贫血或全身虚弱状态，就可考虑使用本方，而且，原方就有效果。血小板减少性紫癜，也属于衄血的范畴，是所谓的"肌衄"，可用本方合牛角地黄汤，另服用阿胶等。青年月经过多，色红有血块，腹痛腰坠者，不必用补血活血药，可用本方，重用黄芩，大黄用制。不过，血色鲜红，无血块者，不宜使用。

本方还能用于治疗肺部感染。如哮喘患者，见咳喘多黄痰，唇红舌红，大便干燥难解者，我多用大柴胡汤加黄连、连翘、生石膏等，也就是泻心汤合大柴胡汤。本方也有抑制异常心律的作用，我曾治疗1例中年妇女早搏频发，饱餐后加重，观其面色红润，唇红舌红，且大便干，用本方合大柴胡汤，半月后便停服西药心得安。

本方可作为保健药使用。《备急千金要方》记载，巴郡太守上奏"加减三黄丸"，治男子五劳七伤，消渴不生肌肉，妇人带下，手足寒热，说"一月病愈，久服走逐奔马"。加减三黄丸，即是本方的另外剂型。黄连清热除烦，大黄推陈致新，以通为补。对于现代社会的那些大腹便便，面红目赤，舌红苔厚，活动则气喘，营养过剩的人们，泻心汤恰是他们最好的保健药。这方面的成药也很多，如三黄片、一清胶囊、黄连上清丸等，其中均有泻心汤组成。

麻黄附子细辛汤

麻黄附子细辛汤（麻黄、附子、细辛）在《伤寒论》主治"少阴病，始得之，反发热，脉沉者。"临床上根据此条条文用本方的情况很少，其实际运用要远远超出《伤寒论》中太少两感的范畴。我在临床上主要在以下三种情况下运用麻黄附子细辛汤。

一是以心动过缓为表现的心脏病，如房室传导阻滞、病态窦房结综合征等。此类疾病多见于病毒性心肌炎，病人除了心跳过慢，往往还伴有乏力、怕冷、疲倦感、思睡、没有精神等症状，脉搏也很沉弱无力。此时可以考虑使用麻黄附子细辛汤。麻黄附子细辛汤有较明显的提高心率的作用。麻黄可促使心跳加快，用量10克左右可使心率每分钟提高5～10次。附子有强心作用。江苏省中医研究所曾于20世纪80年代开展该方面的研究，用本方加红参、仙灵脾等取效。因此，可以认为麻黄附子细辛汤是天然的心脏起搏器。不过，临床应用时，常配合肉桂、黄芪、甘草、干姜、红枣等。

二是治疗性功能低下。麻黄附子细辛汤对性功能也有一定的兴奋作用。麻黄可以兴奋盆底肌肉。我曾治疗一位中年阳痿患者，久治无效，其因感冒服用麻黄附子细辛汤，3剂后感冒解，阳痿也随之好转，后用补肾养阴药，反无效，再用麻黄附子细辛汤，果又见效。可以认为，麻黄附子细辛汤即为中医的“伟哥”。这一发现对我治疗性功能低下又拓宽了思路。不过，这些性功能障碍患者大多是壮实的中年男子，如果是体格瘦弱的白面书生，就要慎用了。

三是用于感冒、鼻炎、哮喘、急性腰扭伤、腰椎间盘突出、闭经、嗜睡、遗尿等。其患者的共同特征是面色黄黯，皮肤干燥，体格壮实，唇舌不红，无血压高、糖尿病，心肺肾等重要脏器无损害。临床结合具体的疾病，可作以下加减：感冒合葛根汤；鼻炎合玉屏风散、桂枝汤；哮喘合小青龙汤；急性腰扭伤合芍药甘草汤；腰椎间盘突出合黄芪桂枝五物汤；闭经合阳和汤、温经汤；嗜睡合葛根汤；遗尿合五苓散。

芍药甘草汤

芍药甘草汤是治疗“脚挛急”的主方。古人称小腿为脚，“脚挛急”为小腿屈伸不利，即是今之腓肠肌痉挛。《朱氏集验方》记载芍药甘草汤治疗脚弱无力，行步艰难，又名去杖汤。方名暗示了服此方后可恢复下肢功能，使病人扔掉拐杖。芍药甘草汤虽然是治疗脚挛急的有效方，但临床运用却不能单纯地局限于腓肠肌的痉挛。对于“脚挛急”应当灵活地看待。在性质上抓住“挛急”的特点，在部位上又要突破“脚”的局限。所谓的挛急是指肌肉呈痉挛性疼痛、有紧缩感，包括胃痉挛、肠痉挛、胆道括约肌痉挛、输尿管痉挛、膈肌痉挛、支气管痉挛、子宫痉挛等脏器平滑肌的痉挛以及腓肠肌痉挛、咀嚼肌痉挛等骨骼肌的痉挛，甚至是血管的痉挛。因此本方可以治疗以下疾病：胃肠炎、胆囊炎、结石等引起的腹痛、呃逆、痛经、哮喘、百日咳、不安腿综合征、磨牙、面肌抽搐、糖尿病、便秘等。这类疾病都有阵发性的特点，而时发时止的疼痛张仲景则称为“时痛”。本方能够有效地解除肌肉的痉挛，缓解相应的症状，是解痉止痛的基本方。芍药甘草汤还有些奥秘有待揭开，如临床芍药甘草汤可用于治疗慢性肝炎、肝硬化腹水。我便以本方加肉桂、大黄、桃仁等治疗胆汁性肝硬化，加龙骨牡蛎山药阿胶治疗肝硬化脾功能亢进。其证也未必有痛，只是患者体型瘦弱，且舌苔干净。用此方，芍药的量宜大，常用30～80克。

葛根芩连汤

葛根芩连汤(葛根、黄芩、黄连、甘草)是《伤寒论》中治热利之方，原文谓“利遂不止”，热利之甚由此可见。黄芩黄连是泻心汤的核心成分，不仅止利，更主治心下痞而烦；葛根升清止利，其用量与下利程度呈正比。葛根汤主“自下利”，葛根用四两，本方主“利遂不止”，葛根用半斤。葛根芩连汤所主的热利多表现为大便色黄黏秽，肛门灼热，见于现代医学的肠炎。但由于抗生素的广泛运用与飞速发展，本方治疗感染性肠炎的机会并不多。相反，在糖尿病、高血压病等非感染性疾病中却大有用武之地。葛根可治糖尿病。《神农本草经》谓之“主消渴”；黄连也可治疗糖尿病，《千金翼方》治消渴有数方均用黄连。因此，对于糖尿病患者伴有腹泻、脑供血不足、心烦上火时，我用本方加味治之。葛根能治头晕头痛、颈项腰背重痛，黄连黄芩能治心烦失眠头昏，并能止血降压，故葛根芩连汤也适用于高血压、脑动脉硬化、脑梗死等脑血管疾病。不过这时葛根的用量应该加大，可用到 80～120 克；黄芩可达 20 克以上。对于以突发性耳聋为表现的中风前兆，本方也可以使用。本方加大黄也可以视为与泻心汤的合方，清热泻火作用更强。《类聚方广义》载此方加大黄治疗“眼目牙齿疼痛，或口舌肿痛糜烂者”。我多用于壮实体格的中青年男子的头面部、颈项部的疾病，曾治一男子落枕多日不能转动，施与本方加大黄，取效颇佳。

防己黄芪汤

《金匮要略》治疗水气病的原则是腰以上肿发汗，腰以下肿利小便。防己黄芪汤(防己、黄芪、甘草、白术、生姜、大枣)即是一张治疗腰以下肿的利小便代表方。《外台秘要》以之治“腰以上和，腰以下当肿及阴，难以屈伸”，即是以下半身浮肿，腰以下酸重为特征。当然，腰以下肿也包括膝关节、踝关节的肿胀。另外，还可以见到脚重，爬楼梯拖不动腿的情况。然而，对于本方主治的认识却又不能停留在上述的层次，还应探求体质上的特点。就体质而言，本方证多见于虚胖体型，其人多肌肉松软，触之如盛水的皮囊；皮肤多黄，上半身多易出汗，而下半身皮肤干燥。其人多为悠闲者，或为养尊处优之人，或为大病恢复期养病之人。因为体内水分容易外渗，故而平时容易多汗、浮肿、身重，整个人如同一块吸满水的海绵，一动就有水液外流。由于多汗与水肿，病人多伴有小便不利。掌握了这种体质特点对于辨别方证是大有帮助的。为了更好地认识本方主治，很有必要与其他方作鉴别。就体型而言，防风通圣散与大柴胡汤也多用于肥胖之人，但那是实胖，是腹壁肥厚，按之有力的壮实。而本方所主则是肌肉松软无力的虚胖，是水胖。桂枝汤也主汗出恶风，但却无浮肿身重，也无小便不利，而且多见于白瘦之人。麻黄剂所主水肿，多为全身性的，至少是侧重于上半身，属于腰以上肿当发汗的范畴。本方以黄芪固表止汗，主肌表之水；以防己、白术利水于内，以杜外渗之源。不唯治标，久服也能改善体质。

葛根汤

葛根汤（葛根、麻黄、桂枝、芍药、甘草、生姜、大枣）由桂枝加葛根汤再加麻黄而成。传统的观点是将葛根汤作为发汗解表剂，针对那些项背强急的感冒来使用的。落枕和颈椎病使用的机会也很多，这是基于葛根主治“项背强几几”而运用的。但并非对所有的颈椎病都可以运用本方，只有对于那些体形肥胖大便不实的病人才能取效满意。那么，“项背强几几”又该如何理解？就部位而言，头连项，背及腰，“项背强几几”可以认为是从头部到腰部之间的酸痛不适，乏力沉重。事实上病人自己不可能说“项背强几几”的。再者，“项背强几几”很有可能是古代的方言。病人有主诉身重身困者，有主诉腰酸背痛者，也有主诉头晕头痛者，还有主诉倦怠思睡者，均有葛根汤证的可能。在日本，葛根汤是作为感冒药来使用的。我国台湾省生产的明通治伤风颗粒，组成也是本方。虽然葛根汤是治感冒的常用方，但临床上总以苔薄白，咽喉不红为重要指征。花粉症等过敏性疾病也可以见到鼻塞流涕，类似于感冒，本方同样可以试用。黄胖之人的面部痤疮，清热泻火药不效，也可试用葛根汤。

葛根汤还是一张提神剂，是抗疲倦良方。对于那些开出租车的“的哥”“的姐”们，他们出现的思睡、注意力不集中、经常哈欠连天，精神不振，面部似有浮肿貌者，施与此方，可使精力充沛。在日本，考生们也常服本方来增加精力以便于通宵达旦地“开夜车”。据日本朋友平马直树先生说，他的老师大冢敬节先生晚年诊病，常饮此方以提神。现代药理研究表明：葛根汤具有显著的扩张脑血管作用，可使脑血管阻力下降，脑血流量增加。麻黄也有兴奋中枢神经的作用，可兴奋大脑和皮层下中枢，引起精神兴奋。

当归芍药散

在中国，四物汤是妇科代表方。但在日本，当归芍药散（当归、芍药、茯苓、白术、泽泻、芎䓖）却是被誉为“妇人的圣药”。本方由三味血药与三味水药组成，以药测证，当有血液的运行失调和由此引发的水液停留。《金匮要略》载“血不利则为水，名曰血分”说的就是这种情况。就临床表现来讲，其人体质不佳，面色苍白或黄肿；腹痛绵绵，喜温喜按；月经量少、色淡、质稀。多见经期水肿、妊娠水肿、羊水过多以及特发性水肿；又可见带下量多，清稀如水，甚至有盆腔的积液。这种状态可能与内分泌失调造成毛细血管扩张通透性增加有关。当归芍药散可以看做是半张胶艾汤与半张五苓散的合方。与胶艾汤相比而无出血证，与五苓散相比又无水气上逆。虽血行不利却无有形之瘀，故不用桂枝茯苓丸；虽有水停却因于血，故不可单纯利小便，以免旋利旋生。

临床使用当归芍药散最多的是治疗女性月经不调而导致的黄褐斑、眼袋加深、晨起的面部浮肿、下午下肢浮肿、脱发等。可能仲景也没有想到，当归芍药散成为了21世纪东方女性的美容方。

泽泻汤

泽泻汤（泽泻、白术）在《金匮要略》中主治“心下有支饮，其人苦冒眩”。就其描述来看，类似于今天的梅尼埃综合征，即内耳眩晕症。其实，经方家对此方证早就有详细的认识。比如《类聚方广义》载“支饮眩冒症，其剧者，昏昏摇摇，如居暗室，如居舟中，如步雾里，如升空中，居屋床褥，如回转而走，虽瞑目敛神，亦复然，非此方不能治。”此等描述即是梅尼埃综合征，因此本方可视为内耳眩晕症的高效方。本病是内耳淋巴积水和迷路水肿引起的内耳功能损害，既有眩晕、恶心、呕吐等前庭位置觉的障碍，又有耳鸣、进行性耳聋等听觉的损害，从性质上来说也属于广义的痰饮病范畴。由此引申，对于中耳炎引起的外耳道流淌清稀分泌物，本方也同样可以运用。

应当指出，主眩的方剂很多，要区别运用。比如苓桂术甘汤也主眩，但所主是起立时身体动眩，平卧时则缓解，具有明显的体位性特征。本方则不受体位影响，平卧时也因为头眩而不敢睁眼与转头。前者以起则欲倒的头眩为主，后者以视物旋转的眼旋为主。五苓散也主眩，但其证有口渴与小便不利。这两个方子都含有桂枝，都有气上冲的特点。还应该明白，本方虽是治疗梅尼埃综合征的高效方，但并非是唯一处方。吴茱萸汤、旋覆代赭汤、小半夏及小半夏加茯苓汤，还有上述的两张桂枝类方，都有运用的机会，临证要仔细鉴别。

越婢汤

越婢汤（麻黄、石膏、生姜、大枣、甘草）在《金匮要略》中是治疗“风水”之方。“风水”类似于现代医学的急性肾小球肾炎的初期以及慢性肾炎的急性发作期，临床所见以头面周身浮肿，小便不利，脉浮为特征。发病前多有受凉感冒史，或遭雨淋湿，紧接即发热、浮肿。因此，可以认为本方所主是见有表证的水肿。急性肾小球肾炎是由水钠潴留所致，属于高血容量性水肿，常伴有继发性的高血压。药理研究表明，麻黄含有麻黄碱和伪麻黄碱，前者有发汗作用，后者则有利尿作用。越婢汤重用麻黄达 6 两，既发汗，又利水，是“开鬼门”与“洁净府”的代表方。值得一提的是，本方麻黄与石膏配在一起，呈现的作用则以利尿为主，服后通常尿量大增。由于本方的强大利尿作用可以使血压下降，因此不必担心麻黄的升压作用。我认为，讨论药方中单味药的功效，除了该药本身的效应外，还要考虑组成方剂后的群体效应，更要结合具体的病证来考虑，脱离病证来谈论方药同样是毫无意义的，恰如脱离锁来配钥匙一样。就本方的利尿降压功用而言，麻黄的升压作用实在是不值一谈。当权衡作用和副作用时，应当抓住主流而非支流。

水肿见于许多疾病，但又各具特征。比如心脏病的水肿多出现在下身，而且伴有心悸、喘促；肝性的水肿又以腹水为多见；特发性水肿则有周期性特点。本方所主的水肿为全身性，血容量高和心功能好是用方的必备条件。防己黄芪汤也主汗出、水肿，但所主是下半身；五苓散也主水肿、小便不利，但所主有口渴与上冲；真武汤所主的水肿多伴有显著的寒证；大青龙汤所主的"溢饮"则是无汗而烦疼。越婢汤除了用于肾炎水肿外，关节风湿病、过敏性皮肤病、流行性红眼病等也有运用的机会，但那又属于古方新用的范畴了，其方证的具体指征也该另当别论了。另外，加味也是必要的，如连翘、黄柏、山栀等，都是本人常用的。

麦门冬汤

麦门冬汤（麦冬、半夏、人参、甘草、粳米、大枣）的经典主治是"大逆上气，咽喉不利"。"上气"是指呕吐或咳嗽，"大逆上气"指干呕或呛咳。"咽喉不利"是指咽喉干燥、疼痛或黏腻不爽、吞咽困难等。传统的观点是将本方作为肺胃阴虚的基本方来使用的，如叶天士养胃阴之方即是本方的化裁。日本人也以本方治疗老年人的口干、咽喉干燥、呛咳声嘶、痰少黏稠或干咳无痰。

麦门冬是本方的主药，《神农本草经》说它治"羸瘦短气"。脾主肌肉，脾胃互为表里。胃阴虚则不纳食，久则肌肉萎缩而羸瘦。因此，我临床上常将本方合炙甘草汤用于以羸瘦、肌肉萎缩为特征的疾病。其一是肿瘤，如食道癌、贲门癌症见纳减消瘦、大便干结，即以本方治之。需要说明的是方中的麦门冬剂量一定要大。原方麦门冬与半夏之比为7∶1，如果半夏用量为6～10克，那么，麦冬的用量就应该是42～70克。若按二版教材一升为50克的换算比例计算，麦冬的用量还要大。治疗肿瘤，天门冬可配合麦门冬。天冬含有天门冬素，也有抗肿瘤作用。文革期间，江苏苏州民间有用天门冬治疗乳腺癌的经验。其二是神经元性疾病。江阴名医夏奕钧先生治疗一横贯性脊髓炎，病人连续高热66天，全身肌肉萎缩，夏先生即以本方合白虎汤，再加生首乌、石斛治之，疗效满意。我也曾治疗一例横贯性脊髓炎，其人皮肤白皙，出大汗，全身麻痹，肌肉萎缩，不能活动，以本方合竹叶石膏汤取效。一些神经元疾病是否可以使用麦门冬汤，我正在摸索。我感觉，麦门冬汤是相当于神经肌肉的营养剂。

也许有人会问：麦门冬汤能根治肿瘤吗？坦白地说，麦门冬汤是不能根治肿瘤的，但对于肿瘤病人晚期出现的消瘦体质却有改善作用，能提高病人的生存质量，延缓病人的病情进程。它不是对病因治疗，而是对体质的治疗。对“治病”而言，本方确实不如放疗、化疗，但对于“留人”而言，却是有积极意义的。

枳术汤

枳术汤（枳实、白术）在《金匮要略》中主治水饮停于心下所致的“心下坚，大如盘，边如旋盘”。现代医学中的胃扩张、胃潴留、胃石症、胃下垂等可见此方证。方中枳实下气消痞，前人谓其有“推墙倒壁”之功。张仲景用枳实，腹胀痞满多配伍厚朴大黄；胸闷痛多配伍薤白栝楼实；腹痛多配伍白芍。“心下坚”乃痞之甚极，故重用枳实达7枚之多。而作为阳明腑实证的大承气汤，枳实也不过用了5枚。此处非痛非胀非闷，既非血病，也非气病，而是水饮所作，故配伍白术。白术是经方中治水要药，观仲景用白术多有水停之征。或为心下满，如苓桂术甘汤、桂枝去桂加茯苓白术汤；或为下利，如理中汤；或为肿，如越婢加术汤、桂枝芍药知母汤；或为眩，如泽泻汤、术附汤；或为身重，如防己黄芪汤、甘姜苓术汤；或为身体疼痛，如麻黄加术汤、甘草附子汤、去桂加白术汤。说到白术，便会想到茯苓，这一对姊妹药是张仲景常用的治水方根，但是二者之间还是有区别的。主悸与小便不利之方，可以无白术，但却少不了茯苓。如主悸的茯苓桂枝甘草大枣汤、茯苓甘草汤和主小便不利的猪苓汤、栝楼瞿麦丸、葵子茯苓散都不用白术。主眩的泽泻汤、主肿的越婢加术汤、主下利的理中汤等可以无茯苓，但却离不了白术。当白术所主的水病兼见悸和小便不利时，则必是茯苓与白术合用之方。

枳术汤除了主治上述胃的病变外，日本医家汤本求真还认为本方主治肝腹水。肝硬化造成脾肿大时，也可以出现心下痞坚如盘。据此而论，这种可能性也是存在的，而且临床上大剂量白术治疗肝腹水的治疗经验也屡有报道。总之，不管是胃的病变还是肝的病变，都离不开"水饮所作"的病机。结合现代医学来看，枳实行气，即是促进胃肠蠕动，加强胃排空，减缓胃潴留，是中药的胃肠动力剂。白术则可以将潴留在组织间和腹腔、胃肠腔等体腔内的多余水分"拉入"血管内，然后再通过肾脏排出。这种作用，类似于西药增加血浆胶体渗透压的白蛋白。因此，可以认为白术就是"中药白蛋白"。消化道既有动力障碍，又有水液停留在管腔，此时枳术汤是第一张考虑的方子。

白虎汤

白虎汤(知母、石膏、甘草、粳米)是《伤寒论》治阳明热证之方，也是温病常用之方。20 世纪 50 年代发生在石家庄和北京的乙脑大流行，让白虎汤大大地出了一回风头。但要看到，那时的西医也不很先进，所以才有了白虎汤的露脸机会。而在今天遇有传染性疾病的大流行，人们首选的还是西医。因此，我们必须把白虎汤的运用引向非感染性疾病的领域，这样才能最大限度地发挥千古名方的实用价值。

临床上我常将白虎汤用于以下疾病。

第一是血液病，如血小板减少性紫癜、血友病等。我曾治一 14 岁女学生，患血小板减少性紫癜，月经初潮后每月经量极大，血色鲜红，无血块，无腹痛。每次月经过后，血色素骤降至30g/L。诊其面色苍白，无光泽，一派虚象，但观其口极干渴，将随身携带的冷开水一饮而尽，且恶热喜凉，查其舌质淡白而舌面干燥无津，脉洪大而无力。故断为白虎汤证，处方为白虎汤加阿胶、生地、龙骨、牡蛎、龟板等，1剂后出血量大减，3剂后血止。后以此方连续服用年余，暴崩控制，血小板和血色素升高已达正常范围。我还曾治一血友病患者，动辄关节出血疼痛，口唇红，心下疼痛，苔黄腻，先经黄连解毒汤治之，苔净后以本方加龙骨、牡蛎、阿胶、生地，出血得以控制。白虎汤中石膏为重要之品，其主要成分是硫酸钙，钙离子可增强血管的致密性，也是凝血因子之一。白虎汤治疗血液病是否与此有关，值得进一步研究。

第二是甲状腺功能亢进症。本病表现为消瘦，情绪激动，烦躁不安，怕热多汗，多饮多食易饥等神经兴奋与高代谢状态。这些表现与阳明热证很相似，因此可以使用白虎汤治疗。我曾治一女性甲亢患者，为16岁学生。症见形体消瘦，烦渴多饮，心悸多汗，双目突出，颈部肿大，上课无法集中注意力。以本方加龙骨、牡蛎、天花粉、天冬、麦冬、北沙参等治疗，共服百余剂，共用石膏5000克，知母2400克，牡蛎5000克。症状基本消失，学习成绩明显提高，T3、T4等化验指标也达正常范围。由此可以认为：白虎汤是镇静剂，含麻黄的葛根汤则是兴奋剂，二者作用相反；白虎汤又是机体的代谢抑制剂，含姜附的四逆汤则是代谢的增强剂、促进剂，二者作用也相反。当然，这些称谓也是针对相应方证而言的，至于对正常人，则未必如此。

第三，本方治疗糖尿病。这已不是什么新鲜经验，但传统的观念多用白虎加人参汤，我多将本方与增液汤合用。以白虎汤治糖尿病，要抓住“干”这个特点。“干”包括口干渴、舌面干燥乏津，大便干结如栗，皮肤干枯。其人多形瘦面白，易汗出，无浮肿及油腻之象。脉滑数也是重要参考。对于糖尿病患者出现下肢无力，行走困难的情况，我多加赤芍、石斛、牛膝、丹参四味。这四味是我临床常用的经验方，我称之为“四味健步汤”。对糖尿病并发下肢酸痛、行走无力等功能障碍有明显的改善作用。糖尿病的治疗除了降血糖，并发症的治疗也是不可忽视的环节，因此不可单纯地满足于白虎汤的降血糖作用。

黄连解毒汤

黄连解毒汤（黄连、黄芩、黄柏、山栀子）出自《外台秘要》，虽不载仲景原书，但却配伍严谨，为我临床喜用之方。本方历来是治疗急性外感热病的有效名方。金元四大家之一的刘完素、温病大家王孟英、杨栗山、蒋问斋等，均善用本方。本方大苦大寒，直折火热，确是良方。其方证以热病烦闷兼有错语、呻吟、不得卧为特征。在外感病中，这种情况多见于颅内感染或中毒性脑病。

中医注重望诊，望诊的关键在于望神，神就是脑功能的外在表现。运用黄连解毒汤要着眼于病人的精神状态，而不能仅仅停留在消炎、抗感染的层面上。古方今用，贵在转换思路。黄连解毒汤目前已被广泛运用于心脑血管疾病。高血压病人中用黄连解毒汤的机会很多，除血压增高外，还见有面目红赤，烦躁不安，焦虑失眠，舌苔黄腻，按之心下痞，以壮实男子多见。这类病人血压高，心率偏快，红细胞计数高，血红蛋白定量高，血液黏稠度高，而且精神兴奋性也很高。可以说“高”是本方证的特征所在。这种人营养状况非常好，体实者才会多火。像肿瘤晚期的虚劳病人，尿毒症患者的水肿型肥胖，是不可能出现本方证的。头面部的充血和精神的亢奋就是传统观念认为的“上火”证，黄连解毒汤所解的正是这种火毒。酒客的醉酒状态与上火证相类似，因此也可运用本方。本方多用于壮实性体质，故与大柴胡汤合方的机会也很多。如果担心药味太苦，也可加姜枣以矫味，但从临床来看，这类病人并不感到药味之苦，随临床症状的逐渐好转，病人才诉说药味变苦。需再指出，黄连解毒汤治疗高血压病的疗效的判定，绝不能以血压的降低为唯一指标。血压计测得的数值只不过是中间指标，不是终极指标，应当以病人生活质量整体提高为判断标准。如果单从降压角度而论，本方作用确实比不上一片西药的降压片，但从改善精神的焦虑和减轻脑充血以及预防脑卒中等方面综合来看，本方又是卡托普利望尘莫及的。尤其是对预防脑卒中，更具有前瞻性意义。

黄连解毒汤是一种天然健脑药。对于脑出血、蛛网膜下腔出血、脑外伤的颅内出血等出血性脑病的恢复期，出现面色潮红，舌质黯红，苔黄口臭等表现，也可用黄连解毒汤加大黄治之。我曾治一青少年患者，小时候有脑外伤颅内出血，术后智力下降，头昏头晕，血压不稳定，以本方治疗，症状明显改善，智力水平有所提高。另外，对于老年性痴呆，日本学者以黄连解毒汤颗粒剂治疗，采用双盲法进行研究，发现本方有抗焦虑作用。当今中医对于上述脑病的治疗走入了“常规化”的误区，不是补虚就是活血化瘀，忽视了泻火解毒的运用。黄连解毒汤不能充分运用于脑血管病，其中最大的原因还是将本方作为外感热病的专方来看待。在疾病谱发生很大变化的今天，这种固有思维应该彻底打破。

黄连阿胶汤

黄连阿胶汤（黄连、黄芩、芍药、阿胶、鸡子黄）是少阴热化证的主方。何谓少阴热化证？暂且撇开这个问题，先来分析本方的药物吧！黄连，小剂量除痞，如诸泻心汤治痞，黄连用一两。大剂则除烦、安神，如本方所治的“心中烦，不得卧”即用四两。黄连还主下利，如葛根芩连汤；又主腹痛，如黄连汤。黄芩主下利，如黄芩汤；又主烦热，如三物黄芩汤；还主血证，如黄土汤、泻心汤。先贤也有一味子芩丸治女子下血的经验。芍药主挛急腹痛。阿胶主血证。鸡子黄为营养剂，增强抗病能力。以药测证，本方所主当为烦热，不得眠，心下痞，腹痛下血或下利便脓血者；以腹泻便血为特征的痢疾、肠伤寒穿孔出血、出血性肠炎、溃疡性结肠炎等;以出血为特征的月经过多等;还有以心烦失眠为特征的神经症、老年性痴呆、精神病等,均可使用。一言概之,凡人体下部出血见精神亢奋者即可用本方。

人体下部出血,包括大小便出血,妇人下血。此血多鲜红而黏稠,伴有血块。我曾治一糖尿病患者的崩漏,伴失眠,以本方加生地,黄连量用6克,效果甚佳,不仅血止得寐,而且血糖也控制得较好。从临床所见来看,黄连阿胶汤证的出血及精神兴奋,多见于慢性感染性疾病和慢性消耗性疾病。此出血当为炎性与血管性出血;此心烦不得卧,则当为精神神经系统的虚性兴奋,这也许就是《伤寒论》论注家们所说的少阴热化证吧!

黄芩汤

黄芩汤(黄芩、芍药、甘草、大枣)是治利祖方,后世的芍药汤即在此方基础上加减而成。和黄连阿胶汤相比,本方没有黄连,没有阿胶、鸡子黄,可知其心烦、出血必定不甚。用甘草、大枣,其人必反复下利,消瘦而食欲不佳。甘草与芍药相结合有芍药甘草汤之义,其人必腹痛挛急。本方所治的下利,除了细菌性痢疾之外,溃疡性结肠炎也可运用。该病也同样表现为腹痛、下利黏液夹脓血。不过单纯运用本方的机会不多,大都与栀子厚朴汤、四逆散、半夏厚朴汤、黄连阿胶汤合用。

黄芩汤主治腹痛而出血。先兆流产也表现为腹痛而阴道出血,因此也可考虑运用本方。黄芩有安胎作用,妇科名医刘奉五先生治先兆流产也每多用黄芩。白术也安胎,但白术所主为水证,黄芩所主为热证。羊水过多、经常浮肿,口渴、小便不利等运用白术的机会比较多;月经先期症见腹痛,经来量多、色红、质稠则可运用本方化裁治之。类风湿关节炎出现烦热、肿痛等热痹表现时,也可用本方治疗,不过多与柴胡、甘草、黄柏、连翘合用,黄芩的量宜大,可达20g以上。在免疫性疾病治疗中,本方所担任的是中药免疫抑制剂的角色。

甘草泻心汤

甘草泻心汤(甘草、黄芩、干姜、半夏、大枣、黄连)在《金匮要略》中被作为治疗狐惑病的专方来使用。狐惑病类似于现代医学的白塞综合征,也叫眼-口-生殖器综合征。因发病于头面和会阴,又有人称为终极综合征。然而,把甘草泻心汤作为狐惑病的专方看待,似乎仍未揭示本方主治的实质。狐惑病是以人口腔及生殖器黏膜损害为主症,因此,可以把本方作为治疗黏膜疾病的方子来使用,换言之,甘草泻心汤是黏膜修复剂。就范围而论其是针对全身黏膜而言的,不仅包括口腔、咽喉、胃肠、肛门、前阴,还包括泌尿系黏膜乃至呼吸道黏膜,眼结膜等等。就病变类型而言,既可以是黏膜的一般破损,又可以是充血、糜烂,也可以是溃疡。临床表现或痒、或痛、或渗出物与分泌物异常等等,因其病变部位不同而表现各异。《伤寒论》中"其人下利日数十行,谷不化"即是胃肠黏膜被下药损伤影响消化吸收所致。临床方面,甘草泻心汤既可以用于治疗复发型口腔溃疡、白塞氏病,也能用于治疗慢性胃炎、胃溃疡以及结肠炎、直肠溃疡、肛裂、痔疮等,结膜溃疡、阴道溃疡也能使用。不管是何处黏膜病变,均可导致病人心烦不眠,这可能与黏膜对刺激敏感有关。甘草是本方主药,有修复黏膜作用,如《伤寒论》以一味甘草治咽痛,即是治咽喉部黏膜充血性炎症。西药治疗胃溃疡的一味老药"生胃酮",即是甘草制剂。总之,本方的临床运用要善于举一反三,不能被"蚀于喉""蚀于阴"的条文限制眼目。

大青龙汤

大青龙汤(麻黄、桂枝、甘草、杏仁、生姜、大枣、石膏)是强烈发汗剂。本方可视为麻黄汤与越婢汤的合方。麻黄汤中麻黄与桂枝比例是3∶2,本方是6∶2,很明显,其重用麻黄,发汗之力尤胜一等。再从方后条文来看，其发汗之峻堪称中医之安乃近。根据仲景方后叮嘱并结合本人体会，我认为用本方治感冒要把握两个方面。一是识证要准，这是运用本方的前提。除原文“不汗出而烦躁”，“身疼痛”等经典描述外，辨别体质与脉象也很重要。能够经得起峻汗的人其体质必定强壮，年高体弱者显然不适合用此方。仲景说“无少阴证者”乃可服之，“无少阴证”即揭示了脉象必非细弱无力。脉浮紧则提示血容量充足，有发汗之资；也说明心功能良好，经得起汗出过多。虽然原文说取微似汗，但治疗实际中汗出多少又通常是很难把握的，否则就不必有“温粉扑之”的后续手段了。另外，用大青龙汤者，其人有水，我校史欣德教授的经验是，患者发热而眼睑浮肿或面部轻度浮肿者，用之最有效果，可以参考。二是作好救逆准备，预防阳脱之变。本方峻汗，中病即止，若不过服，一般不会有大汗之虞。但作为医者，要预想到意外情况。大汗出者，可予补液、止汗，“温粉”之法，今已罕见。吉益南涯认为茯苓四逆汤为本方救逆剂，可以参考使用。

张仲景以“发之”，“病溢饮者当发其汗”等语句来阐述大青龙汤功用，这些都说明大青龙汤发汗之峻。麻黄汤服后需温覆取汗，本方则未言及此。可见相比之下，大青龙汤才是真正的发汗剂。其治疗溢饮，即是通过发汗后体内潴留水分重吸收而达到消肿目的。这种情况下，即使发汗过多，也不至于出现厥脱，体内多余水分会及时吸收入血，以补充血容量，相当于内补液。溢饮多见于急性肾炎，若为心源性水肿，本方是万万不可轻易运用的。另外，关节炎的肿胀，急性炎性青光眼也有使用本方的机会。

麻杏石甘汤

麻杏石甘汤（麻黄、杏仁、石膏、甘草）主治“汗出而喘，无大热者”。这段经文过于简略，试想肺心病心衰也会汗出而喘无大热，能用麻杏石甘汤吗？显然不行！这里的喘是支气管痉挛的哮喘，此汗出也多局限于头部，无大热者，提示感染性疾病中毒症状不严重，而过敏性疾病多无大热。据此，可以认为麻杏石甘汤的经典主治是支气管哮喘。

本方现代临床应用范围已远远超出经典条文，例如治疗过敏性鼻炎、血管神经性水肿、花粉症、荨麻疹、小儿喘息型支气管炎，这些疾病连同支气管哮喘都属于Ⅰ型变态反应，即过敏反应。至于一些感染性疾病，也或多或少地有过敏因素的参与。现代药理研究表明本方可抑制肥大细胞脱颗粒，从而阻断过敏介质的释放，减缓过敏症状。基于临床治疗的病种特征和药理结论，可以认为麻杏石甘汤是“Ⅰ型变态反应的拮抗剂”。这种称谓，为本方的临床运用指出了主要方向，也不至于被“汗出而喘，无大热者”束缚了思路。

小陷胸汤

小陷胸汤（黄连、半夏、栝楼实）主“小结胸病，正在心下，按之则痛，脉浮滑者”，“正在心下”点出病位。现代医学的胃炎、肝胆系炎症、胰腺疾病都可以表现为心下疼痛；胃及十二指肠溃疡较小穿孔，造成的局限性腹膜炎也可表现为心下的按痛，甚至包块隆起。不过“正在心下”未必都是消化道疾病。胸腔脏器的疾病其疼痛有时也会向上腹部放射，如大叶性肺炎、心肌梗死、胸膜炎等。从小陷胸汤的临床运用来看，也不限于肝胆胰胃疾病，肺炎、胸膜炎、冠心病、肋间神经痛也有广泛运用的报道。此时的“正在心下”是胸部疾病的异位表现。方中瓜蒌实起重要作用，既是治胸痹要药，又可清热润燥化痰。胸痛，痰黄黏稠不易咳出，大便干结时此药必用。本方去黄连加薤白又有瓜蒌薤白半夏汤之义。后世治带状疱疹胸痛（实为肋间神经痛）验方即是用瓜蒌、甘草、红花。本方用黄连说明病人有热证，又有人用于急性乳腺炎等胸部感染性疾病，此类红肿热痛，自然也符合“按之则痛”的特点，只是病位不在心下而已。

小陷胸汤临床很少单独使用，多与他方合用。胸胁苦满，寒热往来多与小柴胡汤合用;“正在心下,按之则痛”与大柴胡汤证“按之心下满痛”相类似,故二方也有合用机会;肺部感染咳喘痰黄黏稠者又与麻杏石甘汤合用;冠心病心绞痛也可与温胆汤合用;胃炎合并食管炎者多与栀子厚朴汤合方;与瓜蒌薤白汤或四逆散合用治胸水、肋间神经痛。痛甚加枳实;黄疸者合茵陈蒿汤;心烦失眠加山栀、黄芩、连翘,重用黄连。虽然本方主治广泛,但总以舌红苔黄腻,脉浮滑为客观指征。

小建中汤

经方用途,有对症状的,有对证候的,有针对体质的不同层次的。小建中汤(桂枝、甘草、大枣、芍药、生姜、胶饴)就是体质性用药,是改善虚弱体质的名方。这一点从本方治疗虚劳病也可得到佐证。《金匮要略》载本方主“虚劳里急,悸、衄、腹中痛,梦失精、四肢酸疼,手足烦热,咽干口燥”。虚劳是由于多种原因导致的脏腑功能虚衰,属慢性衰竭疾患,病情复杂,病势缠绵。现代医学中慢性肝炎、肝腹水、再生障碍性贫血、白血病、消化性溃疡、结核病、肿瘤晚期等疾病见有体质消耗,体力衰竭者,均可以虚劳论治。

本方中重用芍药,有芍药甘草汤之义。故体质虚弱,经常性腹痛时可用小建中汤缓急止痛,但是本方证不拘于腹痛。小建中汤重用饴糖一升。饴糖为滋补剂,有强壮与缓和作用。“四肢酸痛、手足烦热、咽干口燥”可看做机体自我消耗,阴液不足所致,“悸”、“梦失精”也只是虚性兴奋,而含有饴糖的小建中汤恰可补其不足,缓解消耗状态,从而达到改善体质的目的。我把小建中汤当作保肝药看待,常以小建中汤治疗肝硬化腹水,症见消瘦、大便干结、脚挛急者,本方对改善肝功能有效。但如有感染及出血则不可用本方。另外,根据“男子黄,小便自利者,当与虚劳小建中汤”的记载,本方也可用于溶血性黄疸。在儿科方面,日本汉方医们也常以本方长期服用来改善虚弱儿体质,我则常用本方治疗小儿的慢性腹痛。虽然条文中屡屡提到腹痛，但本方临床运用时则要以辨别虚弱性体质为首务，在这一前提下的腹痛才考虑使用小建中汤。但若能着眼于虚弱状态而用方，则本方改善体质的意义也将远远大于缓解腹痛。小建中汤临床运用十分广泛，但越是运用广泛，就越说明该方针对的可能是某一种体质。综上所述，可以认为小建中汤是一张改善体质之方，它的真正意义应当是强壮"病的人"，而不是治疗"人的病"。

大建中汤

大建中汤（蜀椒、干姜、人参）是温补性镇痛剂，主治"心胸中大寒痛，呕不能饮食，腹中寒，上冲皮起，出见有头足，上下痛而不可触近"。结合现代医学来看，"上冲皮起，出见有头足"与胃肠逆蠕动所出现的"肠型"及"胃蠕动波"很相似，"上下痛而不可触近"属胃肠的强烈痉挛。二者都是胃肠功能紊乱所致。就临床表现来看，大建中汤证又多见于胃肠的梗阻性疾病，如蛔虫性肠梗阻、粘连性肠梗阻等。本方除饴糖外，又属乌梅丸的组成成分，故治疗蛔虫病又是的对之方。另外，胃肠神经官能症也可出现本方证。大建中汤所主之病仲景谓之寒疝。瘦人腹皮薄，更容易见到头足状突起，也容易伴有脏器下垂。胃肠下垂则平素多有腹痛、腹胀、恶心呕吐、饮食减少等消化道症状。从本方组成来看，饴糖为滋补性强壮剂，多用于瘦人腹痛便干，《备急千金要方》谓之"补虚冷，益气力，止肠鸣咽痛……"，《别录》谓之"补虚乏，止渴"。人参多用于心下痞硬而不能饮食，此仲景用药之定例。蜀椒干姜散寒止痛，干姜又可止呕，蜀椒除杀蛔虫外，对肠管活动具有双向调节作用，小剂量可增强肠蠕动，大剂量又可抑制肠蠕动。据柯雪帆先生考证，本方用蜀椒二合，汉代一合约今之20毫升，即为40毫升，当为大剂量使用。另外，蜀椒还有局部麻醉作用，由此，也可以认为大建中汤是局麻性止痛剂。

四逆散

四逆散(柴胡、芍药、枳实、甘草)是经方中运用广泛的方子,其所治之病涉及多个系统。如消化系统的胃炎、胃溃疡、膈肌痉挛(呃逆)、胆囊炎、肝炎、痢疾、胃下垂、腹股沟斜疝、过敏性肠炎、结核性腹膜炎,呼吸系统的肺结核咯血、支气管哮喘、急慢性支气管炎,泌尿生殖系统的阳痿、附件炎、急性膀胱炎、月经不调、遗尿、睾丸炎、乳糜尿、输卵管阻塞、子宫脱垂、不孕,神经系统的肋间神经痛、癫痫、外伤性头痛、发作性痴呆症等,涵盖了内外妇儿诸科,虽为小方,其用却不小。

四逆散治疗范围如此广泛,那么其辨证要点又是什么呢?如何掌握其运用要领呢?我的体会主要有以下三个方面。其一,四逆散治疗以精神神经紧张为特征的疾病。这类疾病多见于“柴胡体质”者,疾病的发作多与情绪紧张有关。其方证之“四逆”,即是由于紧张或疼痛造成的四肢血管收缩而呈现发冷,多伴有手心汗出,但多精神饱满,症状阵发性反复性出现,这是与四逆汤证最大的区别。方中柴胡疏肝解郁,具有镇静作用。其二,四逆散治疗疼痛、急迫、痉挛性疾病。原文或然证中有“腹中痛”,桂林古本《伤寒论》中柴胡芍药枳实甘草汤方条文又有“胁下痛”的描述。方中用芍药甘草枳实,有芍药甘草汤和枳实芍药散之义,均有缓急止痛作用。因此认为本方为解除痉挛、急迫、疼痛之方。所主之疼痛,不局限于腹中痛与胁下痛;所主之痉挛也不限于胃肠痉挛,“四逆”即是血管痉挛,哮喘即是支气管痉挛;所主之急迫,菌痢的里急后重是急迫,尿路感染的尿频,尿急,尿痛,排尿不畅感、不尽感又何尝不是急迫!其三,四逆散治疗多为平滑肌疾病。不管是胃肠病,还是血管病、支气管病乃至子宫疾病,共同的病理解剖学属性都是平滑肌病变。平滑肌的收缩与舒张极易受情绪影响,很容易出现痉挛状态,这种痉挛状态的反复发作,与柴胡证“往来”的特征相一致。当然，也不能完全排除骨骼肌病变，只不过不是治疗的主流罢了。从上述治疗的疾病范围来看，也还是以内脏疾病为重点的。

柴胡桂枝汤

在日本汉方界，常将小柴胡汤和小建中汤作为改善体质的方子来使用。桂枝汤作为小建中汤的母方，也一样适用于虚弱体质。柴胡桂枝汤（柴胡、桂枝、黄芩、人参、甘草、半夏、芍药、大枣、生姜）即是小柴胡汤与桂枝汤两方的合方，是治疗虚弱体质迁延性疾病的最常用之方。换言之，本方所治"病的人"是体质虚弱者，本方所治"人的病"多是处于迁延阶段。所谓迁延阶段就是疾病处于慢性病程，短期内既不会速愈，也不会恶化。

柴胡桂枝汤所主的迁延性疾病多见于下列范围。一是外感病的迁延阶段，证见低热汗出、头痛食欲不振，尤其感冒更为多见。《伤寒论》原文"伤寒六七日，发热、微恶寒……外证未去者"，即是言此。二是以腹痛为主要表现的消化系统疾病。《金匮要略》所附之《外台秘要》柴胡桂枝汤治"心腹卒中痛"，方中桂枝芍药甘草能治腹痛，小柴胡汤也主腹痛，如《伤寒论》第 100 条"……法当腹中急痛，先与小建中汤；不差者，小柴胡汤主之"。此腹痛见于胆石症、胆囊炎、胰腺炎，也可见于消化道溃疡性疾病，如胃溃疡、十二指肠溃疡、溃疡性结肠炎。这类疾病也都有缠绵难愈，反复发作的特点。原文有"心下支结"，即是上腹部撑胀疼痛之谓。从"心腹卒中痛""腹中急痛"这些条文，并结合临床来看，本方适用于腹痛急性发作时。三是以肢节烦疼为表现的肢体关节疾病。风湿性关节炎、坐骨神经痛、肩周炎、颈椎病等伴有胸胁苦满、汗出恶风、纳差低热等表现时可用本方。另外，本方对出汗过多及过敏性鼻炎、顽固性荨麻疹、更年期综合征伴汗多恶风者也可使用。对于本方主治，日本古方家吉益东洞定义为"柴胡桂枝汤治小柴胡汤桂枝汤之二方证相合者"，对本方运用有切实的指导意义。此方之所以能治虚人迁延性疾病，可能取决于本方既能调和营卫，又能调少阳之枢这两个重要环节吧！疲倦憔悴，食欲不振，时时恶心，自感身体多处疼痛，动则极易汗出，汗出而又易感冒，脉细软弱，这是很适合用柴胡桂枝汤的。本人对肿瘤患者手术后或放疗及化疗后见上述见证时，多用柴胡桂枝汤调理体质。本方中桂枝汤是滋补剂，小柴胡汤又是中医的“干扰素”，就其组成来说，实是肿瘤病人改善体质的一张良方。

柴胡桂枝干姜汤

柴胡桂枝干姜汤（柴胡、桂枝、干姜、黄芩、栝楼根、牡蛎、甘草）是小柴胡汤之变方。“往来寒热”是柴胡证，“心烦”是黄芩证，“胸胁满微结”乃牡蛎证，小柴胡汤条下有“若胁下痞硬，去大枣加牡蛎四两”之语。“胁下痞硬”与“胸胁满微结”性质一致，唯轻重程度不同而已，故用量一为四两，一为二两。“渴”为栝楼根所主，牡蛎也主渴，如百合病篇的瓜蒌牡蛎散。“不呕”故去半夏、生姜，《金匮要略》小半夏汤主治呕而不渴，此渴而不呕，非其证可知。小柴胡汤去人参、大枣，想必消化道功能尚好，而无不能食之症。“头汗出”为气上冲，故加桂枝平冲降逆；“复下之”暗含大便溏泄之义，故用干姜。仲景用干姜，每于吐泻之后，此是定例。

柴胡桂枝干姜证的实质是疾病未去复见津液耗损匮乏。“伤寒五六日”，原本就可有体液消耗，“已发汗而复下之”则津液耗损尤其，故而口渴，小便不利。此渴用栝楼根，可知程度之甚。栝楼根所主之渴，为津液枯燥所致，非饮水所能止，故瓜蒌瞿麦丸条云“其人苦渴”，“苦”即点出渴之程度。此小便不利，非为有水气，故不用茯苓；头出汗，大便溏泄，水走他途故小便不利。从病位而言，柴胡桂枝干姜汤所治主要在胸胁部。诸如慢性肝炎出现腹泻腹胀，肺结核出现的胸膜炎，疟疾所见的脾肿大等。另外，从口渴来看，糖尿病患者出现渴甚，头汗出而不利，也可用本方。

柴胡加龙骨牡蛎汤

柴胡加龙骨牡蛎汤(柴胡、龙骨、黄芩、生姜、铅丹、人参、桂枝、茯苓、半夏、大黄、牡蛎、大枣)广泛应用于神志异常性疾病,是中医的精神神经镇静剂。所主的神志异常包括癫、狂、痫等疾病。癫者,多为神经质表现,对外界环境易过敏,极易因外界影响而情绪波动大,易疲劳、易焦虑。平素厌声、厌光、厌生人;喜独居、喜自闭、喜猜疑、喜嫉妒、欲自杀、多噩梦、多呓语、寐多不实而易醒。多有性格改变、情感改变,多见于郁证型神经官能症。狂者,精神不安,注意力很难集中,易兴奋、易惊、易烦、易怒、易心慌、易紧张、易激动、易有攻击行为,甚者弃衣奔走,登高而歌,完全失去理智,此证见于狂躁型精神分裂症。痫者,即今之癫痫。突然发作,仆地抽搐,口吐白沫,双目上视,喉中作六畜之声等等。柴胡加龙骨牡蛎汤治癫痫,名医早有所识,如徐灵胎《伤寒论类方》载"本方下肝胆之惊痰,治癫痫必效。"尾台榕堂《类聚方广义》载"癫痫,居常胸满上逆,每月二三发者,常服此方,则免屡发之患。"此外,本方对抽动综合征、癔症、抑郁症、焦虑症、强迫症、恐惧症等神经症也有效果。由此,可以认为柴胡加龙骨牡蛎汤就是中医的安定、苯巴比妥及苯妥英钠。

那么柴胡加龙骨牡蛎汤治疗精神神经系统疾病要抓哪些辨证特点呢?除了上述的精神症状外,躯体症状也是重要的用方指征。从原文来看,"烦惊""谵语"为精神症状,"胸满""小便不利""一身尽重,不可转侧"则为躯体症状。尤其胸满更是辨证的核心所在,也是用柴胡的指征之一。对于胸满,有主观表现,即病人诉胸胁部胀满气塞,憋闷不畅;也有客观表现,即是医者以手指沿肋弓下缘向胸腔内按压,医者指端有抵抗感,患者也有胀痛不适感,甚或拒按。除胸满外,也会伴有其他柴胡带的异常。因为方中还用了龙骨牡蛎,所以还应当有脐周动悸的腹诊见证,脐周动悸多见于腹主动脉异常搏动。本方除了用于精神神经系统表现外，对于甲亢、更年期综合征、性神经障碍也有运用的机会。前者有类似于狂证的表现，后者有类似于癫证的表现，临证时不可错过。

桂枝加龙骨牡蛎汤

桂枝加龙骨牡蛎汤（桂枝、芍药、生姜、甘草、大枣、龙骨、牡蛎）是由桂枝汤加龙骨牡蛎而成。龙骨牡蛎不仅是镇静药，而且还是很强的收敛药，因此本方主治桂枝汤证而见外泄外漏脱失证者，诸如多汗证、遗精、遗尿、带下、崩漏、脱发等。就好发的体质而论，本方证多见于素体虚弱、体型偏瘦、皮肤色白、纹理较细、肌表比较湿润者。其人不耐体力劳动，常因受风寒而感冒，这就是《金匮要略》所说的“失精家”。这种体质既可以禀于先天，更可以见于大病之后。在儿科，那种出生后2～3个月的小婴儿，尤其是冬天出生不常晒太阳者所患的佝偻病，初期表现为易激惹，易兴奋，睡眠不宁，烦躁多哭，夜惊，与季节无关的多汗，枕部的头发脱落，视之皮肤色白，扪之皮肤湿润。这种病理状态，可以认为是桂枝加龙骨牡蛎汤的方证典型。对于这种体质的腹痛、哮喘、心脏病、失眠、贫血、性功能障碍等，都可以使用本方。

吉益东洞说本方治桂枝汤证而有胸腹动悸者。本方与柴胡加龙骨牡蛎汤都用龙骨牡蛎，方证都有动悸表现，但本方适于体质虚弱的失精家，而彼方则适于相对强壮的柴胡体质。本方证也有精神兴奋表现，但不及彼方证精神症状强烈，情感色彩浓厚。彼方用铅丹、茯苓等，侧重于镇静安神，而本方则侧重于收敛固涩。总之，两方的运用还是容易区别的。

桂枝茯苓丸

五苓散是全身水液代谢障碍的调节剂，桂枝茯苓丸（桂枝、茯苓、牡丹、桃仁、芍药）则是全身血液循环障碍的调整剂，是经方中祛瘀血剂的代表。《金匮要略》中是将本方作为治疗妇人癥病来使用的。诚然,本方对妇科的瘀血性疾病有卓越的疗效,且目前也有桂枝茯苓胶囊等新剂型的开发,但本方临床运用绝不能局限于妇科病。就人体下部疾病而言,除了妇科病外,本方还用于阑尾炎、痔疾患、前列腺炎、睾丸疾患、精囊炎、下肢静脉血栓、下肢溃疡等。上部疾病如头面颈部的头外伤后遗症、血管神经性头痛、白内障、中心性视网膜炎、鼻腔血管扩张造成的鼻衄、痤疮、雀斑、声带息肉造成的声哑、甲亢、甲状腺肿大;胸部的冠心病、心肌梗死、心律失常、心衰、乳腺小叶增生症等也同样有大量治验报道。本人还用本方合三黄泻心汤治疗一例久治不愈的掌趾脓疱病,服用 2 个月后,手掌及脚掌皮肤基本恢复正常。由此可见,本方的运用范围是相当广泛的,在认识上也应该提高到全身血液循环障碍的高度,不能局限于妇科专方这一狭隘观念。郑板桥说"十分学七要丢三,各有灵秀各自探",说的就是继承与创新的关系。经方的学习为了运用,经方的继承为了创新,发仲景所未述,广仲景所未达,这正是经方研究的上乘境界!

桂枝茯苓丸运用范围是全身性的,但所治的病变部位又是局部性的。本人常以少腹部的压痛为着眼点,压痛的表现可能与盆腔及下肢血液循环障碍有关。这种血液循环障碍既可以是血管性的,有血管的狭窄缺血,如冠心病等血管硬化;有血管的阻塞不通,如下肢静脉血栓等;也可以是血液性的,有血流速度缓慢所致的瘀血,如盆腔血综合征,也有血液黏稠度改变的高黏状态以及出血后血溢络外的游离死血。桂枝茯苓丸所主的血液循环障碍,其病变的特点是多为增生性、包块性。如前列腺增生,子宫肌瘤的包块,这些即是症的特点。既为包块性,实质性,则病变又非短期所成,多为慢性病,故以丸剂缓图。为了帮助对上述观点的进一步认识,对桂枝茯苓丸方中五味药可作如下理解,即桂枝扩张动脉,芍药扩张静脉,并与桃仁、丹皮改善血黏度,血行不利则病变处必有水肿,故以茯苓利水以利血行。

桃核承气汤

桃核承气汤(桃仁、大黄、桂枝、甘草、芒硝)的经典方证是“少腹急结”“其人如狂”。“少腹急结”是指少腹部硬满有抵抗及压痛的感觉;“其人如狂”则指精神亢奋的程度。既有“少腹急结”又有“其人如狂”的病症临床所见有两类。一类是以下腹部急迫疼痛为主而伴有精神亢奋的疾病,如前列腺肥大所致的尿潴留、产后癃闭、流行性出血热的少尿期、痛经、闭经、尿路结石的绞痛等。这类疾病其病变中心在腹,而精神亢奋则是伴随或继发。另一类是以精神神经症状为主症,如精神分裂症、蛛网膜下腔出血头痛、神经性头痛伴有腹痛、腰痛、大小便不通等“少腹急结”者。这两类疾病都符合经典方证。对于“其人如狂”要灵活看待,如湿疹、风疹、顽癣等皮肤病疹色鲜红、烦躁难寐,若见“少腹急结”本方亦可奏佳效。此时的“烦躁难寐”与奇痒难忍即是“其人如狂”的另一种表现。本方大黄用量独重。大黄有泻火作用,因此对于以“上火”为特点头面部充血性炎症性疾病,本方也有广泛的运用机会,诸如胬肉攀睛、目眦肿痛、牙痛、龋齿疼痛、面部痤疮等等。大黄还有止血作用,因此对于鼻衄、牙龈出血、眼底出血、皮下出血、吐血、咯血也有运用场合。

桃核承气汤具有多方面作用,临床广泛运用于瘀热互结证。这些作用可以通过与其他方剂比较来认识。与黄连解毒汤相比,本方泻火不足而祛瘀胜之;与泻心汤相比,止血不足而通下缓急胜之;与柴胡加龙骨牡蛎汤相比,安神不及而泻火逐瘀胜之;与桂枝茯苓丸相比,活血祛瘀不足而泻火之力胜之。总之,桃核承气汤所主为下有瘀热上有狂乱,病变多涉及血的层次,病势多有上冲外渗,既无犀角地黄汤证之血热,也无大小承气汤证之腑实。这种状态不难理解。

大黄牡丹汤

大黄牡丹汤(大黄、牡丹、桃仁、冬瓜子、芒硝)在《金匮要略》中是作为肠痈专方来使用的。但在今天的中医临床上,本方的运用范围已不再局限于肠痈,而被广泛运用于感染性疾病。就临床运用来看,本方所治疗的疾病主要有以下特点:其一,从部位而言,本方主要用于下腹部及会阴部炎症,诸如阑尾炎、盆腔炎、肛周炎、尿道炎、睾丸炎、输精管结扎术后感染、前列腺炎等。其二,从疾病分期上讲,本方又多用于感染性疾病早期,表现为明显的红、肿、热、痛,阳热症状明显。若为慢性感染,多有阳气不足,本方寒凉太过,恐有不宜。其三,病人的体质比较壮实。方后有“顿服”之语,如此大剂体弱者恐不耐攻伐。从原文的描述来看,“少腹肿痞”提示了病变的局限性、包块性而非弥漫性。根据这种特点,临床上也多将本方用于脓肿性、脓疡性疾病,比如阑尾周围脓肿、肛周脓肿、肾周围脓肿、肝脓肿、肺脓肿等等。传统经验也认为冬瓜子有排脓作用。本方虽为内在肠痈而设,但体表皮肤的疔疮湿疹等也一样可以运用。

理中汤

理中汤(人参、干姜、甘草、白术)是治疗消化系统虚寒性病证的代表方。这种虚寒性疾病,其特征就是消化液分泌亢进但吸收功能却低下。在上可见口腔唾液分泌增多,成人可为多唾,小儿可为流涎。此症也可继发于口腔溃疡。在中可因胃液分泌增多而有脘腹疼痛,嗳气吐酸。在下则肠液分泌增多而有泄泻。消化液分泌亢进还可表现为胆道术后胆汁分泌异常增多。这种状态可能与支配内脏腺体分泌的迷走神经过度兴奋有关。理中汤可以看做是甘草干姜汤加人参白术而成,因此,其方证自然包含甘草干姜汤证的不渴、多涎沫、遗尿及小便频数清长。即使无明显遗尿或尿频，起码也不会有小便不利。用人参白术，说明消化吸收功能不佳，有纳少之症。

就方证而言，本方证痛不如大小建中，胀不如大小承气，痞不如诸泻心。同为主利，五苓散证有小便不利、口渴，本方证则小便清长而口不渴。本方也可治疗上有口疮下有腹泻，也当与甘草泻心汤证相鉴别。彼方也有人参、干姜、甘草，但更有黄连、黄芩、半夏，腹证以痞为多见，且口疮也多色红，疮口分泌物多色黄，伴口苦心烦不安。本方证则纯寒无热，不难鉴别。理中汤毕竟是小方，临床单用的机会也不多，多加味或合方使用。呕吐者加半夏；黄疸者加茵陈；见肢冷神委加附子，名附子理中汤；兼烦躁、心下痞痛，舌红苔黄腻者加黄连，名连理汤，慢性胃肠炎、口腔溃疡多见此方证；兼汗出恶风者加桂枝，名桂枝人参汤；伴冷食积滞胃脘胀气者，加青皮、陈皮名治中汤；加半夏茯苓名理中化痰丸，治疗本方证兼痰湿内聚，呕吐清水者；加枳实茯苓，名枳实理中丸，治理中汤证伴腹胀痞满者。本方所主虽为虚寒，但夹湿、夹痰、夹热、化火、兼气滞也屡见不鲜，用方自当化裁。

真武汤

真武汤（茯苓、芍药、生姜、白术、附子）是温阳利水剂，适用于“寒水”。自然界的寒水可以理解为冰雪覆盖的北极圈，人体的“寒水”又是何种状态呢？“寒”即指机体新陈代谢功能低下，产热不足。既有病人自己主观感到的畏寒喜暖，也有医者客观诊到的四肢冷，脉微弱无力，且患者怕冷并不因天气变化而改变。因为代谢低下，故精神状态也不好，常有“但欲寐”的思睡状态，疲倦感也很严重。不过，也有虚性兴奋而失眠的特殊表现。“水”则指患者体内有过多水分停留，因其所停部位不同见症也各异。既有水气冲上所致的头痛、眩晕，如脑震荡后遗症的头痛，高血压、低血压、梅尼埃综合征的眩晕，又有外渗肢体的水肿、漏入体腔的胸水腹水以及关节水肿、声带水肿，肢体水肿又常以心肾疾病多见。至于甲状腺功能减退的黏液性水肿，伴有寒证者，也同样可按此辨治。水性趋下，故也有表现为水样腹泻和带下量多清冷如水者，二者均无秽臭之气味。另外，还有寒水浸渍筋脉的水痛及水瞤。前者如坐骨神经痛，后者则表现为眼睑瞤动，筋惕肉瞤，肢体震颤，振振欲擗地及锥体外系反应等。既为寒，故以附子温之，既有水，则以茯苓白术利之，生姜散之，至于白芍，既可止痛，又能利水，《神农本草经》可证。我也曾以此方合小建中汤治肝硬化晚期腹水，合黄芪建中汤、桂枝加龙骨牡蛎汤治肺心病、支气管哮喘，合金匮肾气丸治多发性硬化，合玉屏风散、黄芪桂枝五物汤治慢性肾炎、多发性骨髓瘤等。

温经汤

温经汤（吴茱萸、当归、芎䓖、芍药、人参、桂枝、阿胶、生姜、牡丹皮、甘草、半夏、麦门冬）由十二味药组成，这在经方中也算是大方子了。这张方看上去似乎很杂乱，但仔细分析，还是有规律可循的。它包含了当归四逆加吴茱萸生姜汤去细辛、通草与大枣；包含了胶艾汤去地黄、艾叶；包含了桂枝茯苓丸去桃仁、茯苓；包含了麦门冬汤去粳米、大枣；还包含了半张当归芍药散。以药测证，温经汤证当有当归四逆加吴茱萸生姜汤的“内有久寒”证，当有胶艾汤的下血证，当有桂枝茯苓丸的瘀血证，当有麦门冬汤的“火逆上气”证，也当有当归芍药散的血虚而无水停证。病变在血分，既有血虚，又有血瘀，还有血燥津枯，既有下冷之寒，又有上火之热。既是错杂之证当然也离不开复合之方。

本方作用，从现代医学来看，可能是参与调节神经及内分泌系统，调节子宫血液循环及子宫功能等多个环节，是“多靶点”的作用。既治月水来过多，又治至期不来，可见其具有双向调整作用。目前，此方多用来治疗更年期功能失调性子宫出血。我常以此方加鹿角胶治疗女大学生的闭经、经少。青春期月经量少或不至，要考虑子宫发育不良及内分泌失调。药理研究表明本方具有促进性腺激素对催乳素释放激素的敏感性，促进性成熟，促进排卵，提高机体功能，改善子宫血液循环，调整内分泌等功能。基于此，我把本方称为“子宫发育促进剂”“卵巢功能衰弱的振奋剂”。

半夏泻心汤

“呕而肠鸣，心下痞者，半夏泻心汤主之。”这是《金匮要略》对半夏泻心汤（半夏、黄芩、干姜、人参、甘草、黄连、大枣）方证的经典描述。由此可知，本方证有上、中、下三部位表现，即上呕、中痞、下肠鸣，病变在整个胃肠道。三者之中，又以痞为必见。此痞是胃肠功能紊乱所致，其实质是胃的分泌和运动功能障碍，不能及时排空内容物，胃内的食物、液体以及发酵产生的气体长期滞留不去，导致局部的堵塞憋闷、胀满不舒。这种情况多伴有肠吸收功能低下，水分停滞，加之产生的腐败之物，使肠管蠕动加快，其外在表现即为肠鸣。方中黄连黄芩具有广泛抑菌作用，比如对幽门螺杆菌、大肠杆菌等都有较强的抑制作用，是消炎性中药，对充血性炎症效佳。从用黄连黄芩来看，半夏泻心汤证多为炎症性胃肠功能紊乱。这种炎症性，既可以是外来病菌感染，也可以是饮酒或食入辛辣等刺激物所造成的胃黏膜损伤。这些病理变化中医谓之中虚热痞，寒热互结，因而临床多见舌苔黏腻，或薄或厚，或白或黄，或白底罩黄。既为痞，则纳食减少也不言自喻。

半夏泻心汤也可看做是小柴胡汤去柴胡加黄连，以干姜易生姜的变方。去柴胡，则无寒热往来，胸胁苦满；加黄连，所治偏于心下，用黄连半夏的小陷胸汤所主即是心下。小柴胡汤治“呕而发热”，本方治呕而无热。干姜易生姜，证有寒热之别，小柴胡汤所主偏于热，本方所夹有寒；且生姜散胃之水饮，干姜温肠之寒湿。黄连汤较本方少黄芩而增桂枝，其证寒性更甚。甘草泻心汤证兼有口腔溃疡，且下利甚于本方证；生姜泻心汤证兼有噫气食臭。此二方又为本方之变方。若痞甚者可加枳实，心下振水音明显者加茯苓。总之，半夏泻心汤所主在胃肠，其证特点是寒热错杂，可以看做胃肠炎症的消炎剂与胃肠功能紊乱的调节剂。

当归四逆汤

当归四逆汤（当归、桂枝、芍药、细辛、甘草、通草、大枣）是现代中医临床治疗冻疮、雷诺病的一张名方。除此之外，像红斑性肢痛、血管神经性头痛、翼状胬肉、齿痛等，也有经常使用本方的机会。从《伤寒论》的条文记载来看，“手足厥寒”提示身体远端器官寒冷性疾病。不仅手足，头面部的耳、眼、鼻、齿也都属于远端器官。“脉细欲绝”则提示血管收缩，局部供血不足。寥寥八个字，点出了缺血这一病症眼目。因为缺血，局部除寒冷外，还有疼痛、皮肤颜色异常等相应改变。疼痛往往很剧烈，并常因寒冷而加重或诱发。颜色多为苍白，也可因缺氧而青紫。这种缺血，主要是末梢动脉的收缩，但也不排除同时伴有全身性血循环欠佳。末梢血管的收缩，既可为血管舒缩功能障碍所致的动脉痉挛，也可为大动脉炎的继发改变。此证的形成，既有内在因素，也有外在的寒冷刺激。当归四逆汤能促进全身血液循环，并能解除血管痉挛，从而改善局部缺血状态。在《伤寒论》治疗手足厥冷的方子很多，但都各有所主。就主要者来说，四逆汤所主的四逆是由于全身血容量不足，心功能衰竭，新陈代谢低下所致。四逆散所主则是由于精神紧张，或疼痛造成的反射性血管收缩，此二者血管本身并无病变，但本方所主却为血管性病变。基于此，可以认为本方是末梢血管功能的调节剂，是小动脉的扩张剂。

（杨大华整理）

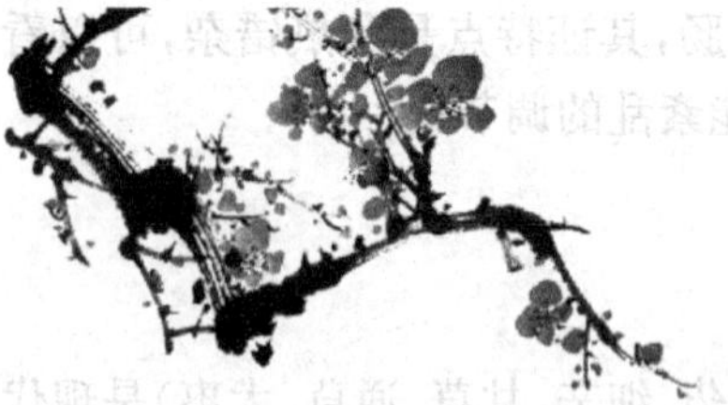

经方医话

本篇收录了一些我近年所遇之有特色的医案，以日记的笔法记录，并结合医案谈经方活用之法。所收文章均可见于“黄煌经方沙龙”网站。

回阳救逆奥克斯堡

(2010-11-30)

可能是旅途疲劳，再加上饮食不周，一直上腹部不适的妻子在德国奥克斯堡市突发虚脱，大便色黑如柏油。其时我们正在迪特曼先生的诊所，见状，赶忙将她扶到床上躺下。她浑身冷汗，面色苍白，唇色黯淡，脉象模糊，一派亡阳危象。几位在场的针灸师见状，问我是否叫急救车去医院？我说：“先用附子理中汤看看！还要加肉桂粉！多加糖！”迪特曼先生迅速配好递过来，那是日本津村制药的成方颗粒。我用汤匙徐徐喂下，并用热水袋热敷于脐腹部。不久，她唇有红色，脉起有神。傍晚，我们继续行程去慕尼黑。在宾馆休息两天后，她大便转黄，精神也大好，只是登高时气短，这是贫血的缘故。如此重症，竟然未住院救治，究其原因，一是其体质尚可韧性较好，二是用药对证经方效佳。事后，目睹全过程的迪特曼医生等，无不心有余悸。他们说，这个案例将终生难忘！

附子理中汤治疗的上消化道出血，属于虚寒出血。其人多舌淡脉弱，出血紫黑。配肉桂，是因为其心悸、冷汗；加糖，可补中气。为何不用三黄泻心汤？大黄、黄连、黄芩适用者，必内有郁热，面色当红，脉象当滑数。同为出血，用药可截然不同，完全是体质寒热有别的缘故。不见人诊脉，是断断不能贸然用方的！

出血过后，患者饮食需要流质或半流，糜粥最佳，还要补充盐分。凑巧的是，热爱中国饮食文化的迈克先生带有自己熬好的早餐大麦糜粥一大碗，他还带来了佐餐小菜广东阳江豆豉！妻子吃得津津有味，全身舒适。进食此等食物，犹如挂上了糖盐水，外加维生素B和氨基酸！这几天，口淡的她，吃咸鱼、猪肝、香肠也感到特别可口。现在，她已经康复如初了。

潜入ICU的四逆汤

(2010-02-28)

制附子50克(先煎2小时)，干姜15克，炙甘草10克，桂枝10克，上好肉桂10克(后下)。煎取药液300毫升，分三次鼻饲。这是昨天我给A先生病危的父亲开的处方：四逆汤加肉桂、桂枝。

昨天上午的门诊持续到下午2点多，刚结束时接到同事A先生的电话，话音急促，说他父亲突发心梗，血压不稳，心律异常，一度心脏停跳，已经上了呼吸机。他希望我去重症监护病房看看，能否用中药以助急救一臂之力。我随即赶到ICU。患者处在昏迷状态，全身是管子，除呼吸机以外，还进行了透析。护士告诉我，患者体温正常，大便3天没解。他是位75岁的老人，去年心肌梗死过，恢复过程中竟然再次发病。我按压其腹部，软软的，患者没有任何痛苦表情。其皮肤比较白净，稍有浮肿貌，脉象微弱难摸。断为阳虚无疑，遂开上方。今天下午A先生欣喜来电，说老人病情稳定了，心律血压正常，医生说明天可以停透析观察。患者病情能否稳定，还在观察之中。今天嘱其继续原方鼻饲。

这次去ICU，不是正式会诊。患者病情极危重，回生的希望似乎不大，医生也没有阻挡家属的意愿，同意鼻饲中药，但也没有问何方何药。可以说，不管是监护起效，还是中药起效，用药后病情好转是事实。这似乎提示，经方在ICU是有用武之地的。我只是希望，经方不是潜入ICU，而是大踏步地进入ICU！

在ICU用经方的感觉

（2010-07-01）

今天接到机关医院w医生的电话，告诉我ICU的X老人体温已经降到37.5℃左右，并询问下一步的治疗方案。

这位患者是6月上旬被邀会诊的，86岁的高龄，男性，因脑梗入院，39C°以上高烧持续已达1个月，各种抗生素均不敏感。我两度换方，先用真武汤加肉桂、红参，后又用真武汤加黄芪桂枝五物汤，终于将体温控制在比较理想的区间。

用大剂真武汤回阳救逆利水，缘于病情的危急。记得第一次会诊时，患者插着呼吸机，枕着冰帽，昏睡不醒，腹部松软硕大，大便腹泻，两下肢浮肿，按压后凹陷不起，特别是阴囊肿大如大皮球，其脉忽大忽小。我说是阳虚重症，随时有可能阳脱，嘱撤去冰帽，书真武汤加肉桂、红参，其中附子50克，先煎1小时。煎取300毫升，每次鼻饲50毫升，一天内服完。第二天体温升高到40C°，继而降至38.5C°左右。以后继续服用原方，体温在此区间徘徊达半月。

10天前我再次去病房会诊，患者气色已经转红润，心功能明显好转，房颤减少，脉象缓和。按压其腹部，松软如水囊，两下肢浮肿不消，我改方用真武汤加黄芪肉桂，其中黄芪60克、附子30克，服用后体温终于下降。今日w医生告诉我，患者浮肿已经明显消退，神志也清醒许多。用大剂量黄芪和真武汤，目的在纠正患者的体质状态，患者体内的水气消弭，体温调节功能恢复，发热也就退了。

在ICU看病的感觉很好，因为重症病人往往方证十分明显，不像在门诊接诊，接触的常是本来就没有大病的患者，体质倾向不明显，用药甚难；或仅仅是神思间病，倘若没有时间心理疏导，处方往往无情无意，取效甚难。要领略经方的神效，必须到ICU病房，必须看那些危急难重症。ICU，大有经方的用武之地。

大承气汤的笑容

（2010-03-06）

昨天那位不完全性肠梗阻的老者来复诊了，他满面笑容，说服用那四味药的方子以后，这几天来大便畅行，绷紧的腹部松软了，可以俯身下腰了，而且胃口陡增，吃饭特别香甜。他因便秘求诊于数家医院，也服用过好几张中药方，有养阴润肠，有活血化瘀，有理气导滞，药物大多十数味，但效果平平，而我开的这方子却很灵验。他说，这方便宜，5味药仅仅20多元。我笑答：这是老百姓吃得起的中药方！

我用的方子是经方大承气汤。处方：生大黄15克，芒硝6克，枳壳30克，厚朴20克。水煎，日分两次服用。此方功专力宏，擅于峻下热结，通腑导滞，治疗痞满燥实之症。痞，是上腹部不适无法进食；满，是腹部形如覆瓦，气胀如鼓；燥，是大便干燥难解，甚至坚硬如石，也指舌苔干焦无津；实，是指大便秘结，数日不解，可见腹部按之硬，犹如充满气的轮胎，甚至拒按疼痛。这种症候，多出现在许多危急重症之中，如严重感染、重大创伤、大手术后以及某些严重疾病后期常并发的多系统器官功能衰竭，也可见于急腹症常见的肠梗阻。

肠梗阻的痛、胀、呕、闭四大特点与大承气汤证极为相似。而根据报道，大承气汤对粘连性肠梗阻、蛔虫性肠梗阻、粪石性肠梗阻、动力型肠梗阻及腹腔结核性肠梗阻的疗效均佳。中国工程院院士吴咸中教授对此最有经验，他带领天津中西医结合研究所的同事将大承气汤及其加减方(大承气汤加桃仁、赤芍、莱菔子)用于急腹症的治疗,从1985年到2000年间共治疗急性肠梗阻1484例,非手术治疗成功率达80.8%,病死率2.7%。他的经验让人振奋。我就是学他的经验,才敢用于这位饱受便秘之苦的老人。

不过,老人说此药难喝,进肚后不舒服,想吐。原来,每次他都喝一大碗,服用量过大了。我说喝150毫升就可以了,他说没关系,汤药灌满肠,效果才好。老人笑了,我也很开心。

"神方"大柴胡

(2010-03-29)

前天的门诊上,两个中年妇女接过方签,兴奋地说:"这方真神,这方真神!"她俩是为在ICU抢救的老母亲来转方的。半月前,她们年近八十的老母亲因为发热气喘,被诊断为肺炎,在重症病房救治多日,因目睹同室某老翁服用中药而转危为安,遂找我开方,我以大柴胡汤合栀子厚朴汤与之。服药当夜,即能安卧,后因感冒发热,且大便干结,多痰,遂用大柴胡汤合小陷胸汤,即热退便畅,痰也易咯,众人皆称效果神奇。

大柴胡汤是著名经方,原用于心下按之满痛的宿食症,后世用于胰腺炎、胆石症等效如桴鼓。然此方用于呼吸道疾病,也是效果出奇。支气管炎痰多黏稠,可用大柴胡汤合栀子厚朴汤;支气管哮喘胸满唇黯,大柴胡汤合桂枝茯苓丸;肺炎发热或支气管扩张,见痰黄黏稠,大柴胡汤合小陷胸汤,如出血,则大柴胡汤加黄连,这些都是我临床常用的合方,无不立竿见影。昨天在无锡遇到著名网友十世遗风先生,他也喜用大柴胡,说此乃神方。

大柴胡汤药不过8味,但使用面非常之广。高血压、高脂血症、偏头痛、肥胖、反流性胃炎、肠易激综合征、乳腺小叶增生、子宫肌瘤等均有效果。但必须要看其体质,适用的人群一般体格健壮,以中老年较多。此类患者上腹部充实饱满,胀痛,进食后更甚,按压轻则为抵抗感或不适感，重则上腹部有明显压痛，腹肌紧张；多伴有嗳气、恶心或呕吐、反流、便秘、舌苔厚等。我曾经用大柴胡汤治疗一位中年妇女反复发作的心律失常，大柴胡汤加黄连数剂而愈，其依据就是其人丰满，稍多食即胀，胀即心悸。我一位本科生弟子曾用大柴胡汤加生薏苡仁，治疗一青年多发的寻常疣，七剂尽脱落，问其所据，答曰无所苦，其人壮实而已。想到日本学者森立之先生用大柴胡汤治疗阳痿，可见也是看其人而用方。

大柴胡汤治疗的不是一个病，更不是一个症状，应该是一种综合症候群或体质状态。如果有一天能建立起大柴胡汤证的诊断标准和疗效评价标准，那天下许多医生便均会使用大柴胡汤，则大柴胡汤必将名扬天下，活人无数！

大柴胡和桂枝茯苓丸治疗哮喘

(2009-11-04)

罗老，近 70 岁。素有咳喘。今年以来屡发，挂水不止，入夜即作，平时稍动辄气喘吁吁，甚苦。其人身板结实，两眼有神，好烟。其舌苔厚，烟味喷人。舌质坚老而黯。切其腹，腹肌有弹性，但两胁下硬满，心下按之痛。云多食即胀，询得大便干结，遂投大柴胡汤合桂枝茯苓丸。一周后复诊，云大好，续服此方两月，咳喘已经完全控制。大柴胡汤合桂枝茯苓丸治疗哮喘，得于胡希恕先生。此方对于久喘而见舌黯腹胀者，有奇效。

大柴胡汤合栀子厚朴汤治疗老年肺部感染

(2010-08-08)

美国回来后的第二天早上，我与老家堂姐通话，询问 2 个月前股骨颈骨折的伯母的病情。堂姐高兴地告诉我：老人已经可以下床，扶住藤椅走路了。

伯母今年已经95岁的高龄了，瘦瘦的，但没有大病，只是有便秘和舌痛，按我的建议，已经服用三黄片多年。她记忆力好，三字经还能大段背诵，奥运会之际还写诗。不幸5月底不慎倒地骨折，拍片提示股骨颈骨折，也没有住院，就在家躺着。6月中旬的一天早晨，堂哥打电话来，告诉我老人发高烧，神志也不是太清醒，问我如何办是好。当时，我考虑老人肺部感染，一般应该住院，但老人骨折搬动又不便，便决定暂不住院，服用中药：柴胡30克，黄芩10克，姜半夏15克，枳壳30克，白芍20克，制大黄10克，厚朴15克，栀子15克，连翘60克，干姜3克，红枣15克。嘱取两剂，每剂煎取600毫升，一天内分3～4次服用。

翌日早晨，堂哥来电话说，服药以后，夜半大汗，体温已经下降，尚有几分低烧，稍有咳嗽，但痰不多，嘱继续服用原方。此后，连续服用三天，体温接近正常，而且大便通畅，神志清楚，食欲恢复。端午节，我专程去老家看望老人，她已能坐在藤椅上，精神很好，午饭还吃了好几块红烧肉。

用大柴胡汤合栀子厚朴汤治疗老年肺部感染，是我这几年积累的经验。张仲景本用大柴胡汤治疗“按之心下满痛”的宿食病，也治疗“伤寒十余日，热结在里，复往来寒热者”以及“呕不止，心下急，郁郁微烦者”。栀子厚朴汤治疗“心烦腹满，卧起不安”者。“按之心下满痛”，是指医生用手按压上腹部以及两胁下有明显的抵抗感，患者常有胀满感及疼痛感。这一指征不仅在胆囊胰腺以及上消化道疾病中可见，而且，呼吸道疾病也常见，特别是肺部感染以及支气管哮喘。“郁郁微烦”“心烦”“卧起不安”是精神症状，许多肺部感染患者多有烦躁、谵妄、意识模糊等。“往来寒热”是发热持续。据此，大柴胡汤合栀子厚朴汤用于肺部感染也具备经典的依据。

临床发现，许多肺部感染患者，大多伴有胃反流，特别是老年人和昏迷患者，反流常常引起吸入性肺炎，从而致使肺部感染反复难愈。而大柴胡汤是传统的反流抑制剂，所谓的通里攻下，就是这个意思。据我经验，大柴胡汤对反流性胃炎、胰腺炎、胆石症、便秘等均有很好的疗效，所以，对老年人来说，控制上消化道的反流，有利于控制肺部感染。当然，也不能将大柴胡汤的抑制反流视为治疗肺部感染的机理。大柴胡汤中的柴胡、黄芩，有良好的退热抗炎作用，也不能忽略。栀子除烦，特别对胸中窒闷者最有效果。配合大黄、黄芩，可以清解胸膈中的郁热，是我治疗老年肺部感染的常用合方。为何加连翘？连翘也是清热除烦的要药，温病家擅用，治疗热在胸膈，烦热有汗者。据我经验，连翘用于肺部感染发热，量要大，大量连翘与大量柴胡配伍，退热迅速，但大多伴有发汗。

我的退热经验方

（2009-08-09）

前天早晨我打开手机，发现有两个未接的国内来电。我回短信告诉对方我在英国，随后短信跳出，原来是机关小丁。他爱人昨晚开始发烧，现高烧38.8℃。他说她6月份也发烧了一周，CT诊断是肺炎，挂水一周方退。我问他病人发热有汗否，是否月经期，有无其他不适，小丁回信说：月经刚过，发热前呕吐一次，肠胃无不适。我即开一方：柴胡40克，生甘草10克，黄芩15克，连翘50克。水1500毫升，煎煮半小时，每三小时服一次，如汗出热退即停服。到中午，我询问一下情况，小丁告诉我，正开始服用第二次。昨天早晨手机收到小丁短信：昨天用了您的药后，微微出了些汗，烧也退了。

这张退热方，是我的经验方，主治感冒发高热，汗出热不退或无汗身热者。这种发热夏秋季尤其多见，体温常常高达38.5℃以上。许多患者往往先挂水，两三天热不退才求助中医，而服用此方，大多汗出热退，有些人会通身大汗，从此脉静身凉；也有服用以后，得快利，随即汗出。

此方从小柴胡汤加减而来。因是急性发热，所以去了人参、半夏和生姜、大枣；所以加连翘，是因为连翘擅长清风热，对发热汗出而热不退者，对头昏心烦失眠者，对咽喉充血淋巴结肿大者，对发热而呕吐者，都很有效。柴胡退热，必须大量。《伤寒论》原用八两，按一两3克换算，也需要24克！柴胡还必须配伍甘草，因为看《伤寒论》原文，小柴胡汤的加减很多，人参、姜枣、黄芩均可去，唯独柴胡、甘草不能去。

我还发现，有不少青年女性的发热，大多在经期或月经刚过。这种发热，用小柴胡汤最有效。《伤寒论》有"热入血室"的说法，可能就是指这种发热。

桂枝汤治疗术后自汗

(2009-09-10)

前不久，我得知外地一位朋友做了捐肾手术，遂电话问候她。她电话中的声音低微，诉说没有一点食欲，希望吃中药调理一下。问她还有哪些不舒服，她答说汗很多，人疲乏无力。问她有无发热，她说手术后曾有过，但现在手术后十多天了，体温正常，但自觉身体发热。她是一位舞蹈老师，人到中年，依然苗条，因皮肤干，常服温经膏。她就是我常说的桂枝体质。我遂短信处方桂枝汤原方：桂枝15克，白芍15克，炙甘草5克，生姜5片，红枣10枚。水煎温服，药后喝碗热米粥。我说服两三天看看。过了两天，短信来了，说服药以后，汗没了，吃东西也好多了。

桂枝汤是治疗自汗的经方。这种自汗，大多见于瘦弱之人，经过极度疲劳、饥饿、寒冷、创伤等刺激，精神不振，烘热汗出，心悸，食欲不振。为何会出汗？传统的解释是营卫不和，是表虚，也就是机体的自我稳定自我和谐能力下降的缘故。桂枝汤是调和方，是强壮方，是抗疲劳方。我那位朋友经过一场大的手术，是遭受了一次较大的创伤，自汗就是体质虚弱的表现之一。桂枝汤不仅仅单纯地收敛汗液，更是调整体质，是通阳气，药后，果然胃气来复，汗也收了。桂枝汤帮助她较快地恢复了健康。

桂枝汤方很小，药仅仅五味，价极廉，但效果却极显著。几千年来，屡用屡效，是千古良方。我真希望大家多多使用桂枝汤！

两张止汗的桂枝汤加味方

(2011-06-14)

L女士，年近五十，多汗三年，夜里出汗，衣被俱湿，屡进补气养阴固表补肾之剂无效，几近绝望。其人肤白憔悴，神气闲定，诉说不仅汗量甚大，而且怕风，汗后更甚，并有多梦，腰痛，左腹部有拘急感，犹如有一硬物顶着。按脉沉缓无力，察舌质淡红。我用桂枝加附子汤合桂枝加龙骨牡蛎汤：桂枝20克，白芍20克，生甘草5克，制附子15克，龙骨15克，牡蛎15克，干姜10克，红枣30克。药不过两周，顽疾竟愈。

桂汤是治疗自汗的好方。前人有无汗不得用桂枝的说法。柯韵伯先生也曾说过，桂枝汤主治虽多，“惟以脉弱自汗为主耳”。脉弱，就是脉空大，或浮而无力，或缓，或迟。而脉弱之人，也往往消瘦、心悸，且多汗，舌多黯淡，面色多憔悴。自汗，即自动出汗，无论白昼黑夜，周身毛孔洞开，汗漏不止，其人也多皮肤湿冷、遇风更冷。桂枝汤对服用发汗药的汗漏不止，或产后多汗，或运动过量的多汗，或极度疲劳以及饥饿导致的多汗都适用。

用桂枝汤多有加味，桂枝加附子汤与桂枝加龙骨牡蛎汤两方均是桂枝汤加味方。桂枝加附子汤治疗“发汗遂漏不止”者，桂枝加龙骨牡蛎汤则治疗“惊狂”“失精”“梦交”而汗出者。前者所治的汗，是冷汗，汗量大，并有怕冷恶风、骨节疼痛等；后者所治疗的汗，是惊汗，汗出与惊恐不安、多梦、脱发等相伴。两方可以单独使用，也可以联合使用。比如更年期妇女的多汗，用此两方多有疗效。

此方很便宜。患者复诊时说：那天见10剂药才50多元，心中顿起疑惑。因为3年来已耗资2万余元，所以怀疑如此便宜的药方能治好我的病吗。但是，事实让她激动不已，感叹这才是真正治病的好方！

小建中汤与先天性结肠黑斑息肉

(2011-06-12)

那个患有先天性结肠黑斑息肉的小姑娘来复诊了。时隔2个月，姑娘的气色红润了许多，精神状况也非常好，更让我高兴的是，自从服用中药以后，她没有再发腹痛，当然也没有再动过手术。

4月19日，门诊上来了个面黄肌瘦的小姑娘，12岁，身高155公分，体重只有27公斤，但机灵的大眼睛很有神采。她2005年出现剧烈的腹痛，诊断为先天性肠道黑斑息肉引起的肠套叠，先后5次手术，特别是这几个月，发作频繁，已经2次手术。对于屡发的腹痛，西医已经无奈，建议让找中医调理。姑娘消瘦，但皮肤细腻，口唇上布满了黑色的斑点，舌苔厚。我先用桂枝加芍药汤加枳壳，药后得便，为酱色，腹痛未作。她诉说汤药很苦，睡眠不好，我便改为小建中汤，加生麦芽，并嘱咐网上购买饴糖，每次冲服。这次来，孩子精神好多了，而且说药味甘甜，喜欢吃。

先天性肠道黑斑息肉，又名多发性消化道息肉综合征、Peutz-Jegher综合征、色素沉着息肉综合征，以黏膜皮肤色素沉着和胃肠多发性息肉为特征。本病系遗传性疾病，其遗传方式为常染色体显性遗传，可隔代遗传。据报道家族中发病率约为36%，多为双亲与子女同胞间同时发病，且大多为儿童或青年发病，亦有在老年时才发现。临床多见黏膜、皮肤黑色素沉着，并便血、腹痛，或腹痛合并便血。腹痛常见原因是并发了肠套叠。结肠镜下可见胃肠道有多发性息肉，可形成团聚的肿块，质软，呈红色或紫色斑点。组织活检为错构瘤表现。本病好发部位依次为空肠、回肠、结肠、胃，息肉数目多少不一，大小不等，多者可达数百枚，大者直径可达3～4cm。约5%病人仅有肠息肉而无色素沉着。

这位姑娘的病，我是第一次遇到，但是，这种体质的调理，我却有经验。只要是体型消瘦，舌苔薄白，大便干结，或喜食甜食者，我经常用小建中汤。小建中汤是桂枝汤倍用芍药，加饴糖。这是一首经典的理虚方，强壮性解痉止痛剂，张仲景用来治疗“腹中急痛”。所谓的急痛，就是一种阵发性的痉挛性绞痛。同时，张仲景也将小建中汤作为治疗虚劳病的专方。虚，就是瘦；劳，就是乏力；虚劳病，是一种让人消瘦无力的慢性疾病。小建中汤的口味甘甜，适用于常服久服，服用本方后的效果，是体质改善，体重增加，疼痛缓解或消失。所以，小建中汤很受孩子们的欢迎。我曾用此方治疗小儿的巨结肠病、小儿厌食、小儿习惯性便秘、小儿上消化道溃疡、小儿遗尿等。我用小建中汤，不是针对孩子局部的病变，而是调理孩子的综合体质，服用本方后，孩子胖了，肚子不痛了，食欲增加了，睡眠改善了，那些所谓的“疾病”往往也销声匿迹了。

用小建中汤，方中两味药要说一下。一是芍药，以白芍为宜。传统用药习惯，白芍解痉止痛，适用于痉挛性的疼痛、便秘等。其用量一定要大于桂枝。方中的饴糖属麦芽糖类，是古代的重要营养剂，是本方不可缺少的药物。临证使用时若无法取得，可用红糖或蜂蜜替代，再加麦芽。但是，总不如用饴糖好。

不可思议的黄芪桂枝五物汤

(2011-03-09)

今天孙老来我办公室复诊，他告诉我，自从服用汤药以后，体温一直正常，3个月来，从未出现那恼人的高热。

孙老今年已经年近90高龄，虽然有糖尿病、帕金森、房颤、前列腺肥大等病，但脑子不糊涂，身板还硬朗。但是，去年春天开始，竟然不明原因发高热，发作时寒战，继而汗出而退，几乎每月一发，连续住院多次。医院先前查不出原因，后来血培养诊断是菌血症，使用了不少抗生素，有效，但好好坏坏，医院也拿他没有办法，最后建议请中医调理。去年冬天他来诊时，手抖、腿颤，舌苔厚干，舌质黯淡，下肢浮肿，脉缓，时有歇止。确实是元气大伤。我用的是经方黄芪桂枝五物汤加葛根：生黄芪 60 克，桂枝 10 克，肉桂 10 克，赤芍 10 克，白芍 10 克，葛根 60 克，干姜 10 克，红枣 20 克。水煎，每剂服用 2～3 天。老人服药很认真，坚持服药近 3 个月。

望着老人欢快的神情，我也很高兴。当我为他诊脉时，老人又告诉我，他本来非常严重的灰指甲也没有了。他骄傲地伸出十个指头，指甲居然都红润完好。此方效果真是不可思议！

黄芪桂枝五物汤是古代血痹病的专方，主治以肢体麻木、自汗而浮肿为特征的慢性疾病。我经常用此方治疗身体臃肿龙钟的老年人的心脑血管疾病和糖尿病。其身体特征是面色黄黯或黯红，舌质多淡红或淡胖，或紫黯，肌肉松弛，皮肤缺乏弹性，腹部按之松软，下肢多有浮肿；食欲虽好，但容易疲乏，头晕、气短，尤其是在运动时更感力不从心，甚至出现胸闷胸痛，或头晕眼花。此方服用后患者大多气力增进，浮肿消退。所以，我将黄芪桂枝五物汤看做是一种调理体质方。

孙老恼人的发热，应该与其年老体质下降有关，黄芪桂枝五物汤不是退热方，也不识血中的细菌为何物，也不知灰指甲是真菌作祟，但此方能够增强体质，是治本方。难怪孙老服用此方以后，许多症状消失了。他还告诉我，现在每天能写字半小时，手抖也大大好转了。

治病必求其本，这是古训。本在哪儿？对慢性病来说，本在体质。黄芪桂枝五物汤，效果不可思议，取效道理其实非常简单。

桂枝茯苓丸加大黄牛膝下瘀血如神

（2010-08-08）

桂枝 20 克、茯苓 20 克、丹皮 15 克、赤芍 30 克、桃仁 20 克、怀牛膝 60 克、制大黄 10 克，这是我给 X 女士的老父亲所开的处方——桂枝茯苓丸加大黄牛膝。

两个月前，X女士告诉我，他父亲胸闷异常，无法行走，恐为时不久，邀我出诊。我前往X老居室，见其虽然已是90岁的高龄，但形体依然魁梧，只是脸色黝黑发红，端坐在椅子上，无法行走。诉说胸闷腹胀，观其腹部，硕大如鼓，犹如弥勒佛，按之不痛但也不柔软。而察其两下肢，浮肿，按之如泥。大便十分困难，必须依赖开塞露，否则干燥难解。我看是因腰腿少腹有瘀血沉积，所以苦腹胀。予大剂桂枝茯苓丸加大黄牛膝，嘱7剂后联系。

一周后反馈，药后感到舒适，嘱效不更方，再服一月。昨天，X女士在电话中高兴地告诉我他老父亲的肚子小了一圈，下肢浮肿也退了，大便顺畅，老人已经能够每天出来走走，心态好了许多。

桂枝茯苓丸善于消解少腹腰腿瘀血。女人痛经、漏下、闭经、不孕者，男人便秘、腰痛、前列腺增生、下肢浮肿、脚痛等，都可用此方。加大黄、怀牛膝更佳。大黄、桂枝、桃仁，为活血化瘀的经典组合，犹如桃园三结义，能通调血脉，清除瘀积。牛膝利腰膝，能通经活血，并治少腹痛。前人谓牛膝能引药下行，是否确如此不好说，但牛膝的作用部位在下肢，倒是明显的。而且，牛膝能治大肚子。先前治疗一中年男子，腹大如怀八月胎儿，外号大肚子，用大量牛膝后肚子明显松快缩小。

桂枝茯苓丸加大黄、牛膝，我常用于各种血栓性疾病。X老就是下肢静脉血栓可能，如不加治疗，瘀血冲胸，也会酿成大祸。

牙周脓肿与甘草麻黄汤

(2010-12-13)

上周，我的牙周脓肿又发作了，连续两天服用附子理中丸。上周三开始，右边的下磨牙龈漫肿无头，疼痛绵绵遍及左侧头部，牙齿浮出，说话不小心咬到便痛得钻心，右腮肿，本来不白的脸皮变得黯红。周四晚上又逢喜事，喝了点茅台酒，回家便更觉疲惫。我冲了点葛根汤颗粒便上床睡觉，但右侧面部无法着枕，两小时后身上依然滴汗全无。我想这不行，必须发汗！便起身，抓生麻黄一把，生甘草一撮，放铁锅内，嘱咐家人翻炒几下，然后放水煎煮数沸后递我。药液麻、涩嘴，我只喝了两口。因牙痛齿浮，晚饭没吃啥，又进食热粥一碗，便盖被躺下。不久，心率加快，心搏颇强，脉约近百，迷迷糊糊睡去。至半夜，浑身出汗如水，衣被尽湿，但让我高兴的是，牙痛也大好，只是无睡意，直到凌晨方小睡片刻。晨起精神好，但见右腮肿依然，不过讲话和吃饭已经无大碍。去北京开会和在海口讲课均顺利。

我用的是中医外科的温散法，方是经方甘草麻黄汤。甘草麻黄汤方载《金匮要略》，药仅麻黄、甘草两味，治疗浮肿无汗者。后世用麻黄甘草，炒至微黄，研为细末，每服三钱，用水盅半，锅内滚一大沸，温服后盖被，不使透风，汗出为度。可治疗诸风寒感冒头痛，疔疮初起，风痹不仁，手足麻木，皮肤癣等。因起效甚捷，方名走马通圣汤。牙周脓肿，在我身上是属于阴疽之类，用清热泻火往往无效。我服用过黄连上清丸，腹痛便溏，人反而不舒服，用附子理中丸则腹内温暖，全身舒服。不过，牙周脓肿光温中不够，还需要温散，麻黄不可少。甘草麻黄汤发汗甚灵，我的亲身试验可以见得。发汗是现象，温散是实质。发汗的背后，有全身功能的振奋，有头面部血液循环的加速，这些都有利于深部感染的控制和吸收。外科著名的治疗阴疽的阳和汤，就是这种思路。

温胆汤，壮胆方

(2010-09-05)

惊吓常常会致病，而压惊治病的最佳方是温胆汤。

有一中年男子，得一奇疾，讲话困难，欲话不得。CT、磁共振等检查均无异常发现，病已半年余，影响工作，十分痛苦。视其人，面有光泽，目睛圆而有神，皮肤滋润，并无气血枯瘁之征，而舌不黯紫，脉不郁涩，也无瘀血之象。我思忖良久，乃断言非脑梗，其发病之前当受过惊吓。其人点头称是，云目睹女儿车祸一瞬，欲大声呼喊而不得，遂得此疾。用温胆汤愈。

又听江阴袁士良先生述一案，某女士，因骑车时突遇前面的拖拉机倒车，一时惊吓过度，导致流涎不止，日夜不休。也用温胆汤加味而愈。

温胆汤是中国传统的壮胆方，也可以看做是治疗当今常见的创伤后应激障碍（PTSD）的专方。之所以名温胆，是因为本方原治疗胆寒证。所谓胆寒，心惊胆战是也。

除烦汤的魅力

（2011-06-19）

来自马鞍山的L先生前几天来复诊，告诉我他原来那严重的口咽部的异物感没有再出现，有时稍有感觉，也不难受。他是今年1月31日初诊的，当时主诉去年9月因鼻中隔弯曲做了一个矫正术后，咽部就如有枣核梗阻，上腭则如有一层塑料薄膜覆盖，而且，特别厌恶烟味。因为异样的感觉，让他心神不安，睡眠障碍，胸闷。他那双焦虑不安的眼睛，那两手滑利的脉象，让我不假思索地用上了八味除烦汤：姜半夏12克，厚朴12克，茯苓12克，苏梗12克，枳壳12克，栀子12克，黄芩6克，连翘20克。水煎服，每日一剂，服三天停三天，连续服用一个月。1个半月后复诊，咽部的异物感已经消失，上腭部异物感的范围也明显缩小，胸也不闷了。这次是三诊，那些恼人的感觉没有再次出现，让他非常高兴。这就是除烦汤的魅力！

除烦汤是我的经验方，是经方半夏厚朴汤与栀子厚朴汤的合方，再加上连翘、黄芩，因药共八味，所以又名八味除烦汤。除烦的名称，是根据张仲景栀子厚朴汤证的经典表述“心烦腹满，卧起不安”而来。这张方有何功效？

第一，除烦。烦，是古病名，是一个症候群，包括失眠、胸闷、头昏、心悸、汗出阵阵，还包括注意力不集中，记忆力减退，决断力下降等，也包括强迫、焦虑、抑郁等心理障碍在内。许多患者反映，除烦汤服用后，睡眠改善，脑子清楚，胸不闷，腹不胀，心神安定，很舒服。

第二，消除异物感。临床发现，许多患者除有心烦不安、胸闷腹胀等症状外，还有恼人的异物感。有的是咽喉的异味感，如有梅核，如罩黏痰，吐之不出，咽之不下；有的是鼻咽部的异物感，如鼻涕，如米粒，擤不掉，吭不出；有的是口腔的异物感，或如薄膜覆盖，或有如胶水在口，或口干舌燥如砂皮；有的是口腔异味感，漱之不除，或舌苔黏腻，刷之不清；还有的是舌头的异样感觉，或麻木，或疼痛，或灼热如糜烂，但检查无异常；还有的是味觉异常，或口苦，或口甜，或酸，或咸，各种感觉，不一而足。这些异物感，其实都是张仲景半夏厚朴汤证"咽中如有炙脔"的衍生版。如有，就是说不是真有，说的是一种感觉，而且是一种异常的感觉。咽中，其实不仅仅指那上连口鼻下通肺胃的方寸之地，还应当向口腔、鼻腔、食管、气管延伸，凡是这些部位有异样感觉的，都可以使用半夏厚朴汤，当然，也可以使用除烦汤。

第三，除腹胀。栀子厚朴汤可以治疗腹胀多气如鼓者，也可以治疗便秘者；半夏厚朴汤可以治疗腹胀、食欲不振、恶心呕吐者。据我观察，凡舌苔腻而舌尖红点者，或胸闷腹胀而剑突压痛者，或咽喉不适而充血者，用除烦汤最有效果。

现在，除烦汤使用的机会非常之多。或是由于GDP的高速增长，或是工作生活的节奏越来越快，或是人们对未来的期望值越来越高，于是，许多人，特别是中青年人不同程度地出现了抑郁或焦虑的心境，并伴随许多的躯体症状和异常的感觉，让他们陷入了深深的痛苦之中。在我们看来，这些人的"病"都是"烦"出来的，是"气"出来的，不妨可以尝试一下除烦汤，虽不能尽愈其疾，但至少可以舒服一些。

不过，话说回来，依然有人服药后无效，除辨证有误以外，可能是因为其人心结太多，心气太盛，药才入口，就坐等显效，恨不得一下子能药到病除。有这种心态的人，除烦汤也是无能为力的，我想起清代名医叶天士在《临证指南医案》上的一段按语："草木无情之品，焉能治神思间病？"这恐怕也是这位苏州名医当年无奈的感叹。

一位痴呆老人服用的有效经方

（2008-11-15）

前天从靖江来了好几个索方者。靖江与我的家乡江阴隔江相望，以前要乘轮渡过江，现在有了长江大桥，两地也就连在一起了，两地人也就以老乡相称了。来客一早就来排队挂号，到下午才看到，但也毫无怨言，脸上还有笑容。

其中的一位女士是我的老病人了，她患有严重的便秘，检查发现结肠冗长，结肠袋消失，外科医生建议手术。我给她服用的是柴胡加龙骨牡蛎汤合栀子厚朴汤，后来居然有了便意，开塞露也可以停用。所以，她介绍了不少消化系统疾病的病人来，而且效果都不错。这次她来的目的，除了自己看病以外，还为她的奶奶转方。老人已经 87 岁，消瘦，去年冬天房颤发作，后又出现脑梗，至今年春天大都卧床不起，经常胡言乱语。我当时用的方是柴胡加龙骨牡蛎汤合桂枝茯苓丸与栀子厚朴汤。这位女士告诉我这张方很灵，服用以后，头脑清醒了，失眠、夜尿频繁、烦躁、说话颠三倒四的现象也减少了。但停药个把月后，症状又会加重，再服此方，又会好转。所以，这张配方也就一直间断服用。我没有更方，慢性病还是要守方。这位女士小心收下处方签，笑容满面地走了。

这个反馈信息对我很重要。老年痴呆是难病，柴胡加龙骨牡蛎汤与桂枝茯苓丸栀子厚朴汤合方对老年痴呆有效，虽然是近期疗效，而且也只是改善部分症状，但已经不简单了。这个信息提示我以后可以进一步观察此方的疗效。我的许多经验就是从个案开始摸索的。

柴胡加龙骨牡蛎汤是《伤寒论》方，方证的经典表述为："胸满，烦、惊，小便不利，谵语，一身尽重，不可转侧者"。这都是精神神经系统疾病的部分常见症状，所以，我将此方经常用于抑郁症、恐惧症、神经症以及脑萎缩、痴呆等。桂枝茯苓丸是活血化瘀的名方，老年人瘀血多，尤其是脑血管梗死患者，多用此方。栀子厚朴汤只有三味药，栀子、厚朴、枳实，经典方证是"心烦腹满，卧起不安"，这正是焦虑症、抑郁症患者常见的表现。栀子厚朴汤除胀满，抗焦虑，效果好。三方相合，作用面更宽，改善睡眠的效果尤其明显。对于许多老年痴呆等老年脑病患者来说，睡眠的改善就是其生活质量的提高，不可小视！

保肝降脂的五苓散

(2011-07-09)

X先生，刚过而立之年，但已腹部微凸。他今年5月31日来诊，主诉去年6月至今，两度出现肝功能损害。谷丙转氨酶达777.00U/L，谷草转氨酶226U/L，谷胺酰转移酶171.00U/L，总蛋白83.3g/L(5月23日化验结果)。我用经方五苓散：白术100克、茯苓100克、猪苓100克、泽泻100克、肉桂50克，研为细末，嘱每日口服5～10克。7月5日复诊，喜告昨天化验肝功能，除总蛋白稍高以外，其余指标均恢复正常。

患者何以导致肝损害？患者否认肝炎病史，但以前有脂肪肝，而且，在出现肝功能异常前曾经服用过较长时间的深海鱼油胶囊。不能排除脂肪肝加上深海鱼油为肝损因素。而此案又一次提示五苓散对脂肪肝及其肝损害有治疗作用。

五苓散是古代治疗水逆病的专方。所谓水逆病，是一种以口渴而不能多饮水，进水即吐，并伴有浮肿、小便不利、水泻、多汗等的病症。后世，五苓散被用于治疗各种水液潴留体内的疾病，比如肝硬化腹水、特发性水肿、梅尼埃综合征、夏秋季腹泻、抗生素腹泻等,此外,痛风、脂肪肝、单纯性肥胖、脑垂体瘤、尿崩症等内分泌疾病也有使用本方的机会。本案之所以用五苓散,就是以脂肪肝、肥胖为依据的。

X先生在叙述服药后的反应时,提到每日腹泻,并有鲜血,原本静止的中耳炎也复发,出现耳内流水。五苓散导致腹泻,这不是第一例。本来治疗腹泻的五苓散,为何导致腹泻?这可能与本方调动了机体的自身排毒祛湿能力有关。按传统的认识,本方能通阳利湿。耳内流水,也可以用这种理论来解释。

服用五苓散后,按照张仲景的说法,要喝热开水,让周身微微汗出,这样效果才能充分发挥,同时,饮食要清淡,少喝浓汤油腻。另外,我特别嘱咐患者,要戒酒或少饮酒,在无法避免的应酬以后,要马上服用一些五苓散粉剂,这有利于解酒毒保肝。

当今的中国,脂肪肝以及高脂血症的患者比比皆是,一些西药降脂药不仅价格昂贵而且极易导致肝功能损害,而我国传统的配方五苓散,不仅安全有效,而且价格低廉,是我国广大老百姓吃得起用得上的保肝良方。遗憾的是,五苓散没有市售成药,只能让药店代为加工。但这也好,有的时候,根据患者体质,适当调整用量或加味,效果似乎更好些。

五苓散,真灵

(2009-09-12)

上个星期Z老先生打电话给我,说他头晕多日,住院检查排除脑血管问题,最后以“内耳结石可能”的诊断出院调养,但头部重压感、晃动感依然。他希望中药治疗。

Z老70多岁,平时体质很好,不胖不瘦,这次发病以后,腹胀,不能多食,而且伴有腹泻。我先给他开了藿香正气汤三剂。三天后他告诉我腹胀虽有减轻,但还是不舒服。特别是大便一天三次以上，为水样，吃点鱼肉和蛋羹就肠鸣腹泻。我再次去看他。

Z老精神还好，上午还参加会议。但他说感觉动则头晕，烦躁，坐卧不安，两下肢发凉发酸，十分难受；自觉胃内有很多水，发胀，有水声，而且水泻。我开五苓散原方：桂枝10克，肉桂5克，茯苓30克，猪苓30克，泽泻40克，白术30克。五剂水煎服。第二天，Z老就告诉我胃里没有有水的感觉了，下肢的酸冷感明显减轻，头晕、坐卧不安的情况基本消失。

过两天，Z老来信说早晨起来还是腹泻3～4次，但精神好，食欲也好，不知何故。我先前曾让他要多喝热开水，大约是由于我的提醒，他告诉我这几个月来半夜里口干，需喝水。我嘱咐他不要喝凉开水。果然，今天上午Z老来信说，大便成形了。

五苓散治疗夏秋季的呕吐水泻很灵验。患者大多伴有口渴、腹胀，胃内停水，或头晕头痛，或心悸、烦躁，或多汗。形成这种疾病的诱因，大多为大汗出后恣饮冷水，或酷热之下骤然空调低开，或体质寒湿重而又过用抗生素或过度输液，导致水停胃内，或从上逆出，或往下洞泄。服用五苓散后，随着小便通利，周身微微汗出，诸症顿消。五苓散还没有成药，可以改作汤剂煎服，也可以加工为粉剂，用开水冲服。汤剂每天分3次口服，粉剂每次服用5克，每天服用2～3次。

五苓散与藿香正气散主治很相似，都用于夏天的感冒、腹泻、呕吐等。但藿香正气散善于理气，其证多有恶心呕吐，腹胀不欲食；五苓散善于利水，其证多有吐水口渴，头晕心悸，烦躁而多汗。虽也有腹胀，但少嗳气，而有胃内振水声。Z老就是这样的情况，我开始没有注意鉴别。可叹方证识别之不易！

另外，服用五苓散后，必须多饮热开水。这是张仲景的经验，《伤寒论》有“多饮暖水，汗出愈”的记载。当然，服五苓散后，也不能吃西瓜、冰茶，就是那些诱人的冰淇淋、爽口的红豆冰沙，也都要挡住诱惑！

认识猪苓汤

（2011-04-30）

上周门诊上来了一位精神抖擞的老妇人，如果不自我介绍，我还真认不出来了。她是上个月我去宜兴看诊时，从病房里用床推出来开方的那位膀胱占位术后一周的患者。那时，她脸色憔悴，小便出血，入夜汗出湿衣。我用的是猪苓汤加栀子甘草。今次门诊老人高兴地告诉我，服药后很快血止汗收，睡眠好了，酸软的两下肢也有了力气。她说是我救了她，其实不是我，是经方救了她。

猪苓汤治淋，是张仲景的经验。所谓淋，就是以尿频尿急尿痛为特征的一类病症，并伴有尿血、口渴、浮肿、失眠等症状。现在常见的泌尿道感染和结石等，大多属于古代淋病的范畴。膀胱术后的尿血、盆腔肿瘤放疗后的膀胱炎肠炎等，女性的盆腔炎导致的带下淋漓、小便热痛，也能用猪苓汤。

猪苓汤的组成很简单，五味药，猪苓、茯苓、泽泻、滑石、阿胶，用量不大，各用一两。水煎，每日三次口服。此药我尝过，挺香，有点像咖啡加牛奶的感觉；效果也挺好，能很快消除尿路刺激症状。临床上多用原方，也可以加味，比如心烦舌红者，加栀子；小便涩赤疼痛，加生甘草；有脚癣黄带，加黄柏、栀子、甘草；如腹痛窘迫，加四逆散。

刚学医时，治疗尿路感染，总是想到抑菌消炎少不了清热利湿的草药。对猪苓汤，我充满了怀疑，因为其中的药物根本就没有体外抑菌功效。我认识猪苓汤，是十多年前经同事李国鼎教授介绍的。他临床常用猪苓汤治疗尿路感染，不过，他不用阿胶，代之以止血的墨旱莲。后来，我也试用，果然有效。这才破了多年的思路定式。所以学用经方，除了细读原文勤于临床外，还要广搜博采他人的经验，以启发思路，以增加见识。他山之石，可以攻玉，古人这句话，说得有理！

一张好方柴归汤

(2010-03-06)

今天第一个走进诊室的是个女士，甲亢、桥本甲状腺炎四年的患者。她上周初诊，我给她用的是小柴胡汤合当归芍药散，水煎。今天她欣喜地告诉我感觉好多了，原本百余次的心率已经降为80多次，而且疲劳感明显减轻。她患病后曾服用西药，但肝功能出现异常，于是，她寻找中医，但效果一直不明显。她笑着说：这次的中药吃对路了！看着她变得微微泛红的脸色，我也很高兴。

用小柴胡汤合当归芍药散治疗甲状腺炎，这个案例不是第一个。这些年来，不时有这种病人来求方，大多是青中年女性，或者心悸心慌、消瘦、燥热、出汗；或者畏寒、浮肿、肥胖、无力、便秘、闭经等。也有不存在明显不适，但无意中发现甲状腺肿大者。用小柴胡汤合当归芍药散，可以改善症状，进而调整甲状腺功能。我常大剂量使用柴胡、白芍，甘草的用量也比较大。

为何用这张方？第一，这种病反复发作，时进时退，与小柴胡汤证的“往来寒热”“休作有时”同类；第二，患者多为女性，且多有月经失调，或周期参差，或闭经，其人大多脸色黄，或浮肿，或便秘，或腹泻，或腹痛，或心悸，或头痛，与当归芍药散证相符。也就是说，我着眼的，不是病名，而是体质，是整体。

其实，小柴胡汤合当归芍药散并不是甲状腺炎的专方，我还用来治疗很多女性的常见病。比如同属于自身免疫性疾病的自身免疫性肝炎、干燥综合征、红斑狼疮、类风湿关节炎等，我发现只要方人相应，都有效果。我隐约觉得，这张方是一种极具研究开发价值的纯天然的免疫调节剂。

为了便于记忆，我给它起了个朴实的方名——柴归汤。

黄连阿胶汤与干燥综合征

(2009-07-03)

昨天,那个干燥综合征的中年妇女来复诊了,面色变得滋润,神情变得活泼许多,有了笑容。她告诉我,那药很灵,睡眠好多了,特别是胸闷烦躁心慌的感觉没有了,口腔的干燥感也好转。她还撩起裤管,说那块发硬的皮肤也变软了。在一旁的丈夫也充满了感激之情。我问她索要病历,她说不好意思,忘在家了,不过药方记得:黄连10克、黄芩15克、白芍15克、阿胶15克,另外每次服用时在汤药里打一个鸡蛋黄。她已经记住那方了。那方是黄连阿胶汤。

记得她是三周前来诊的,当时精神还好,但肤色憔悴,唇红且特别薄,牙齿剥的剥,掉的掉,还有雷诺现象和晨僵现象,舌红,舌苔厚,且许多免疫指标异常。当时的她沮丧,痛苦。不过,那寥寥几味中药竟然有如此神奇的疗效,让她十分欣喜。我问她汤药苦不苦,她说有点苦,不难喝。

她问我吃鸡蛋是否会使她原本较高的甘油三酯更高,我说服用此方加蛋黄是古法,其中道理还说不清,蛋黄增加血胆固醇是有报道的,但是否升高甘油三酯说不清,血清胆固醇升高是好是坏也说不清。她丈夫告诉我,她的总胆固醇是偏低的。

我让她继续服用原方。对于此病我还要进一步观察和思考。除了患者提出的那些问题以外,黄连阿胶汤与干燥综合征乃至部分免疫性疾病之间是否能够画一道连线?服用蛋黄是否必须?总胆固醇高些是否对愈病有利?有很多的问题等待答案。

柴胡加龙骨牡蛎汤也可调经

（2010-10-31）

L女生的月经已经连续3个月以上正常来潮，而且经期也基本正常了。这让我高兴。

她大学三年级，今年春节后因闭经3个月来求方。她初潮以后月经周期紊乱，4年前开始服用性激素调控月经，先后服用过苯甲酸雌二醇、补佳乐、黄体酮、妈富隆、醋酸甲羟孕酮片等药。服药期间，月经能来，但周期依然不规律，后来发展为经量减少，2009年11月以后月经停止，体重3个月内上升4公斤。

她身材高挑，皮肤白皙，文静寡言。除疲劳感外，余无所苦。那天是晚上，她在灯光下面色显得苍白，眼睑似有浮肿，时有腹泻，初断为湿，我先用五苓散合麻黄、牛膝半月，告我药后尿量增加，但月经无动静。我急于催经，转方便用葛根汤加当归芍药散，药进三周，月经依然不至。

再诊时，我陷入了沉思。形体不憔悴，皮肤不干燥，腿上无多毛，脸上白净无痤疮，为何月经不调？其中必有隐情。我开始和她细聊，言谈之中，发觉她的语速偏缓，表情比较淡漠，眼长神冷，是柴胡体质无疑。询得容易疲劳，睡眠不好，不易入睡且多梦，食欲也不佳，时有腹胀，是神伤气滞的迹象。缘由何在？再细聊得知，她初高中阶段因父亲工作调动而不得不频繁转学，身为高干子女，在新的环境下压力甚大；入大学以后，身为党员学生干部，严格自律，宣泄不足，压力与日俱增。原来她的月经不调与情怀不畅有关！我的用方思路作了大调整，使用了擅于调神解郁的柴胡加龙骨牡蛎汤，并加枳壳、厚朴以理气除胀，加川芎以活血。此方服用半月后，先是白带增多，继而月经来潮。此后，原方续服，观察4个月后，月经按月来潮，人变瘦了，神情也活泼许多。

柴胡加龙骨牡蛎汤也可调经，这是我从 L 女生调经案中获得的心得。

能美手的温经汤

（2009-01-22）

今天，有位熟人执意要来拜年，她告诉我她的女儿烦人的手掌皲裂今年大好。原来她女儿每年手掌裂口、皮肤粗糙，皮肤科看过，外涂药膏，没有效果。但服用了我开的膏滋药以后，效果十分明显。我记得那是三个月前，她带女儿来诊。患者已闭经多年，服用雌激素替代，身体发育不良，个头也比较矮小。我当即告诉她，必须长期服用中药。

我开的是温经汤。温经汤可以治疗女性手掌皲裂，是日本大塚敬节先生和矢数道明先生的经验。他们用温经汤治疗不孕症、月经不调时，发现患者的手掌皮肤干燥开裂，随着月经状况的好转，手掌也变得滋润。这个发现很有趣，原来月经不调与手掌皮肤相关！后来，我在治疗女性月经不调时，也注意其手掌皮肤，一般来说，手掌皮肤滋润、嫩白者，大多月经正常，而手掌皮肤干燥，尤其是指端皮肤粗糙干裂，甚至擦手时沙沙作响者，大多有月经不调或闭经。有些虽然没开裂，但甲沟多毛刺，指甲脆裂者，也常常伴有月经异常。值得惊叹的是，张仲景在《金匮要略》中已经提及温经汤证有“手掌烦热”。所以，我常说温经汤是美容方，也是美手方。

温经汤可用汤剂，也可以用膏剂。放上红枣、桂圆、冰糖或麦芽糖，可以使药味可口，便于常服。如加芝麻、核桃仁更香。鹿角胶是传统补肾填精的药物，对月经不调、不排卵等有调理作用，所以，我也常加入。我称之为温经膏。许多女性每天早晚各冲一汤匙，十分方便。服用以后，肤嫩，唇红，女人味更足。

温经汤治疗更年期妇女久泻

（2009-10-21）

某女，50 余岁，体瘦弱，以反复腹泻四个月求方。已经服用各种消炎止泻方药无效，肠镜检查无恶疾，泻日久，寐不安，人渐瘦，面色憔悴，原本半老徐娘竟成一老妪。其唇干而瘪，其舌淡少苔。此一温经汤体质，遂用温经汤原方。半月后来复诊，露喜色，云大便见干，次数见少，嘱原方续服两个月。再来诊，面色红润，判若两人，其久泻顽疾已愈。温经汤治疗女人腹泻，当属古法，《金匮要略》温经汤条下已经有“妇人年五十所，病下利数十日不止”记载。我以此法治疗多例，均有良效。临床发现，温经汤不仅止泻，还能改善睡眠，对瘦弱中年妇女的失眠，只要没有精神心理疾病，就可以投以温经汤。

千古奇方半夏泻心汤

（2009-12-07）

2005 年诺贝尔医学奖的得主是澳大利亚医学科学家巴里·马歇尔（Barry J. Marshall，临床医生）和罗宾·沃伦（Robin Warren，病理医生），他们的贡献是于 1982 年发现了导致胃炎和胃溃疡的幽门螺杆菌。自从发现了幽门螺杆菌是导致胃炎的病因后，西医治疗胃炎和溃疡的理论转为抗菌疗法，采用简单的抗生素即可以大大提高胃炎和溃疡的治愈率，一个并不起眼的病理发现在短短的十几年内为千百万胃病患者解除了痛苦，甚至挽救了生命。世界人民感谢他们，他们得到这个国际大奖也是无愧的。在祝贺这两位科学家得奖的同时，我更深深地钦佩张仲景。他虽然没有发现许多胃病是由细菌引起的，但他却知道这些胃病应该用黄连黄芩这些带有广谱抗菌作用的药物，而且知道黄连黄芩再配伍半夏、干姜、人参、甘草、红枣效果更持久，更稳定，病人服用汤液时口感更好。因为他记录了一张千古奇方——半夏泻心汤。

这是一张治疗上消化道炎症的古方。遥想仲景当年，军阀混战，饥荒连年，百姓生活极端困苦。饮食不调，颠沛流离，惊恐不安，患有胃病的人必定很多。临床多表现为上腹部痞痛，或食欲不振，或呕吐腹泻等。这就是古代所说的痞证。张仲景经验，凡呕吐而肠鸣，心下痞者，都可用半夏泻心汤。因为本方能较快地消除心下痞的症状，所以名半夏泻心汤。

《金匮要略》说："呕而肠鸣，心下痞者，半夏泻心汤主之。"《伤寒论》说："伤寒五六日，呕而发热者……但满而不痛者，此为痞，柴胡不中与之，宜半夏泻心汤。"这些条文，就明确地提示半夏泻心汤可以治疗消化道疾病。上呕、中痞、下肠鸣，病变在整个胃肠道。呕吐是本方证的主要特征，往往患者见饮食物无食欲，或有恶心感，甚至入口即吐，或者进食不久以后，上腹部发胀，或者消化液反流。所谓痞，表现为上腹部不适，但按压后并不是硬满如石，也不是腹满如覆瓦，相反很软。现在许多上消化道炎症均可表现为"心下痞"。肠鸣，多伴有大便次数增加，或不成形等。

近年来有关半夏泻心汤治疗胃炎的报道较多，总有效率均在90％以上，认为半夏泻心汤有抗幽门螺杆菌感染，参与免疫调节，保护胃黏膜屏障功能以及止血等功效。本人经验，慢性胃炎使用半夏泻心汤原方即有效果。如果为久治未愈，面色晦黯，舌质淡红的胃病，可以加肉桂 5 克。如咽喉疼痛，胸闷明显者，可加山栀、连翘，效果更好。糜烂性胃炎导致的出血，可加制大黄。

胃病是中国人的常见病，多发病，而半夏泻心汤也是一张常用方、久经实践检验的古方。但是，现在能用半夏泻心汤原方治疗胃病者却不多。大多自拟一大方，其中有辛香药一队，草头药几把，虫类药几样，矿物药一堆，美其曰此方能消炎、止痛、制酸、抗变。临床疗效不能说没有，但总不如半夏泻心汤来得快捷，口感也没有半夏泻心汤那样苦得爽口。所以，我真心希望读者们多用此方，因为千百年来，有无数的医生用过这张方，而治好的胃病患者更是数不胜数！中医不可能有动物实验，古人就是在人身上试出了这张配方。因而，这张配方更显得珍贵。

我用半夏泻心汤的经验，是家乡名中医夏奕钧先生所授的。他是苏南地区伤寒派朱莘农先生的弟子。朱先生擅用半夏泻心汤。夏老也以用川黄连而得名，老百姓见他的方子里往往川连打头，所以，给他起了个雅号“夏川连”。当然，夏老也不仅仅用黄连，而是用黄连、黄芩配伍半夏、干姜、厚朴、吴茱萸、肉桂等，所谓的苦辛配伍法。治疗许多胃肠道疾病、发热性疾病，往往药到病除。而黄连、黄芩配伍半夏、干姜的经验，正是半夏泻心汤的核心。他看病，要摸病人的上腹部，看看有无“心下痞”，然后要看舌苔是否厚腻，还有问病人的大便是否成形或腹泻。这套程序，实际上就是教我们如何辨认半夏泻心汤证。

要用好半夏泻心汤，还有几点要说一下。第一，本方是胃病的专方，虽有报道用于其他系统的疾病，但一般都伴有上消化道症状。第二，本方证多见于体质较好的中青年人，其唇舌红，多伴有睡眠障碍及腹泻倾向。舌苔多见黄腻，但脉象没有明显特征。第三，本方证的病机是寒热错杂，中虚热结。半夏泻心汤为一首最具代表性的寒热补泻同用之方，只要是胃炎，虽舌红不忌姜、夏，虽舌淡不避芩连。第四，方中人参，可用党参替代。第五，本方与黄连温胆汤相比，后者的精神症状更为突出，如失眠、心烦、心悸、易惊、多梦，前者则以胃肠道症状为主。本方与香砂养胃丸也不同。彼方多用于面色黄、消化不良者，而本方多用于胃中有感染者，所以柯韵伯说“凡呕家夹热者，不利于香砂橘半，服此方而晏如”(《伤寒附翼·太阳方总论》)，夹热，是特征。第六，服用本方有效以后，需要小剂量守方常服，疗程常在3个月以上。即使停药以后，亦可常常食用生姜红枣汤。

甘草泻心汤专治白塞病

（2010-10-29）

黄连3克，黄芩6克，党参10克，姜半夏10克，生甘草10克，干姜5克，红枣15克。水煎，每日一剂，分两次服用。这是我不久前给一位白塞病的老者的处方。前天，患者来复诊了，他满脸笑容，说这方的效果很好。原来，他口腔口唇黏膜溃烂已经多年，到处求医，服用养阴清热药无数，但均无效。但是，让他没有想到的是，如此简单的药方服用不过半月，满嘴的溃疡居然奇迹般地消失了！

这是一张古方，记载在1800年前的《伤寒杂病论》中，方名甘草泻心汤。东汉医学家张仲景将它用于一种名为“狐惑”的疾病。狐惑病的主要特征，是咽喉、阴部的溃蚀以及目赤如鸠眼。这种病，就是现代口腔科医生所说的“白塞病”。白塞病，也称之为白塞综合征（Behcet Syndrome），是一种自身免疫性疾病。典型的临床表现是指复发性口腔溃疡、阴部溃疡和眼色素膜炎的三联征。但此病可累及多个系统多个器官，如血管、肠道、关节等。白塞病其实是一个内科病，而且与体质密切相关，局部治疗收效甚微，必须整体调节，而甘草泻心汤就是治疗白塞病的一张有效方剂。

用甘草泻心汤治疗白塞病的有效病例，我已经有不少。其疗效主要体现在溃疡发作频率以及程度的控制上，根治还不好说。但就是这一点，对于被溃疡痛苦折磨的患者来说，也已经是求之不得了。前面说到的那位老者，经常因为满嘴的溃疡，吃饭不香，说话困难，让他十分痛苦。

甘草泻心汤治疗白塞病，一般不需加减，用原方即可。我曾经治疗过一位来自福建的女孩，转方多次，其中有加大黄，加连翘、栀子，加肉桂等，但比较下来，还是原方效果最好。不得不惊叹古人的聪明，不得不敬畏古方的严谨！

白塞病是由土耳其皮肤科医师 Behcet 于 1937 年首次报告的，因此医学界也以其姓名命名此病。但我认为，张仲景才是第一个发现白塞病的医生。张仲景不仅有对此病临床特征的记载，更发现了治疗此病的专方——甘草泻心汤。因此，我认为白塞病应该更名为狐惑病或甘草泻心汤综合征。

黄连解毒汤合大黄甘草方治疗口腔扁平苔藓

(2010-02-17)

春节前，我接到 X 女士的病情反馈。她说口腔黏膜疼痛特别严重，不仅无法进食，而且连说话也感到困难。晚上睡不着，自己观察口腔颊黏膜通红。

她是我跟踪观察的口腔扁平苔藓的重点病例。她体型中等，皮肤细腻，眼睛有神。其病损部位在左侧磨牙齿龈，经常充血糜烂。她服用的基本方是甘草泻心汤，一年多来病情控制尚满意，但在月经期、紧张劳累后还会小发。不过如此大发作尚不多见。我改方：黄连 5 克，黄芩 15 克，栀子 10 克，黄柏 10 克，制大黄 5 克，生甘草 20 克。半月后反馈：药后疼痛迅速缓解，现进食已经没有不适感。

口腔扁平苔藓是口腔黏膜最常见的疾病之一。好发于中年女性，病因不明，疲劳、焦虑、精神紧张可以诱发，也有人认为与机体免疫功能紊乱有关。口腔扁平苔藓的病损常呈对称性，主要表现为白色条纹、丘疹、斑块，甚至充血糜烂，患者进食和说话时会感到疼痛。现代医学对扁平苔藓缺乏有效疗法，根据我以往的经验，经方甘草泻心汤、小柴胡汤对此病有效，可以控制发展。此次 X 女士案例又提示黄连解毒汤合大黄甘草方对此病也有效。

黄连解毒汤是泻火要方，原主治苦烦闷干呕，口燥呻吟，错语不得卧的热病患者，但后世应用不拘于热病，凡是烦躁易怒、口干口苦、心悸、失眠、舌红坚老、脉滑数等为特征的体质的各种疾病都可以使用。患者本属火体，再因口腔疼痛导致失眠，且口腔黏膜通红，当属黄连解毒汤证无疑。用大黄，是除痞泻热，配黄连、黄芩，便是经方泻心汤。用大量甘草，是取甘草修复黏膜的功效。说来也怪，如此苦寒重剂，X女士服用后居然不觉得苦，说汤液甜丝丝，有甘草味。

为何不用甘草泻心汤？是因其没有心下痞、腹泻等消化系统症状，而且先前也服用此方效果欠佳；为何不用小柴胡汤？是因没有往来寒热、胸胁苦满，形色也不憔悴。特别是本患者发作后口腔黏膜通红如火，则上述两方中的参夏姜枣似乎吃不下，因为她稍吃辛辣就疼。

发作已经控制，能否完全治愈？我嘱咐她继续服用原方观察，如药味太苦，则减少服用量。我期待为她寻觅到一张能治愈顽疾的对证良方。

效果不错的咽喉干痛方

（2009-04-02）

今天，我收到有位女士的来信，说最近她的咽喉炎又犯了，咽喉干痛、发痒，有不少黏痰。她问我去年给她开的方子不知能否服用。方为：桔梗10克，生甘草20克，玄参30克，麦冬50克，制半夏10克。水煎，日分三次服。她是我老家的熟人，年近五十，白瘦，可能是过度操劳，这些年明显憔悴了。去年秋天她干咳近月，咽喉痒痛干燥，症状严重，服用抗生素等无效，后来我用短信给她开方，再后来就没有联系了。我问她去年那方服用了没有，她说：服用了，效果很好。

这张方是专治咽喉干痛的。方中的桔梗、甘草是《伤寒论》桔梗汤，主治咽痛。半夏也主咽痛，半夏散、半夏厚朴汤、麦门冬汤等治疗咽喉疾病的方中均有半夏。特别是麦门冬汤，其中大量麦冬配半夏、甘草、人参主治“咽喉不利，大气上逆”，这与徐女士的情况差不多。玄参不见于仲景方，但后世外科喉科及温病家屡用，是喉科的要药。清代郑梅涧《重楼玉钥》银锁匙一方，用玄参、天花粉研末调服，治疗喉风心烦，口干作渴。后世有玄麦甘桔汤一方，专治咽喉痛。各咽喉方均不离玄参。所以，我治疗咽喉干痛，见麦门冬汤证，多用玄参替代人参。

去年给这位女士的这张方，用量较大，尤其是甘草。正常情况下，服用甘草常觉咽喉有甜腻感，但咽喉干痛者使用，倒会感舒服和滋润。同样的现象，还见于生半夏、生姜等，有咽喉刺激作用的药物，又能治疗咽喉疼痛，这种现象，是很有意思的。

（以上文稿均见于“黄煌经方沙龙”）

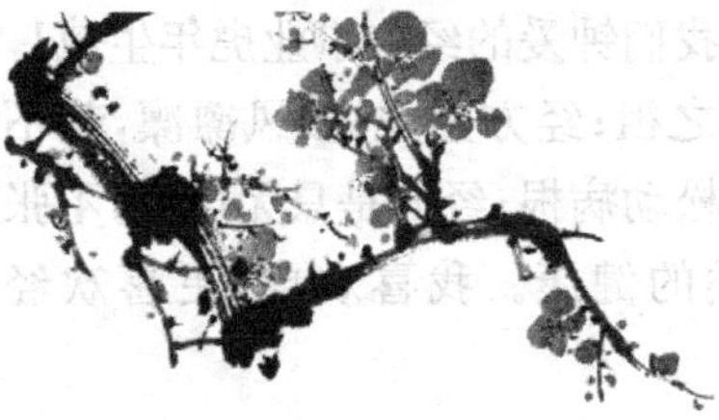

经方随笔

本篇收录我平素对经方的所感所悟，有触景生情的，有就事发论的。其中一些文章曾发表在互联网的“黄煌经方沙龙”网站上。

了不起的中国，了不起的经方

（2009-10-04）

国庆上午，我在电视上观看了天安门大阅兵，心情十分激动，为祖国自豪，为中华的崛起而骄傲！同时，也在思考本行的问题：为什么经方能出现在中华的大地上而不是其他的国家？我想这个问题需要从经方产生的条件进行分析。经方的产生需要具备以下的条件，一是时间，二是在一个无限大的人类群体中反复不断地使用、流传和总结。这与以实验为特色的现代医学完全不同。中国这个历史悠久、人口众多的大国，完全符合经方医学产生的主要条件！幅员辽阔、物种丰富的中国孕育了本草经方，催生了《伤寒杂病论》与《黄帝内经》，为人类提供了一种极为珍贵的生活经验和医疗智慧。我们的大中国，真是了不起！我们的经方，同样了不起！

我喜欢虎，更喜欢经方虎

（2010-02-14）

大年初一的早晨，窗外瑞雪飘飘，爆竹声声。虎年来了！我祝愿各位网友虎年吉祥如意！祝愿我们钟爱的经方事业虎年生威！

经方是虎，是诸方之王，方家之祖；经方是虎，威风凛凛，势不可挡，凡是沉疴顽疾，非经方不能松动病根；经方是只无声虎，不张扬，数千年来默默地守护着人类的健康。我喜欢虎，更喜欢经方虎！

随想烟雨中

（2010-04-19）

从会场出来，细雨蒙蒙。常州市内道路拥堵，到火车站时已经是动车和谐号发车的时间，本来计划去售票处改签车次，但大厅硕大的电子屏幕告诉我：D5434 晚点。哈，等着我呢！

车开动了。车窗外是不断切换的青绿山水画。铁路两旁的色彩是跳动的，最清晰。有时出现一排排嫩绿的依依垂柳，有时却是吐着黄绿色嫩叶的傲天意杨，还有那些墨绿的雪松、苍翠的香樟和冬青，更夺目的是红色，那是红枫的嫩叶，还有路旁赭石红的不知名的树木。向远处望去，麦苗翠绿，菜花金黄，村庄三三两两，粉墙黛瓦，静谧悠闲，散落在迷蒙的烟雨水墨长卷之中。今天无风，稍近一些的池塘河沟，水平如镜，倒映着河边的垂柳，还有静静的垂钓人和嬉戏的白鸭。烟雨中的江南真美！美得醉人。

这是一种朦胧的美。世间很多东西，如果太清晰，太直白，往往就无法让人产生遐想。人的思想需要空间，就如山水画的留白。《伤寒杂病论》为何让人产生美感，让人百读不厌？精妙之处就是张仲景只是提供了经验和事实，在方与证之间留下了大量的想象的空间。

这是一种自然的美。自然的美是一种变化的美。江南四季分明，再加上阴晴雨雪的气候变化，给人视觉带来的冲击就有不同的力度，秋天的金黄色，春天的青绿色，冬天田野的苍老坚敛，夏天山水的滋润丰腴，江南就是一首委婉动人的长歌，让人久听不厌。这好比经方，来自临床实践，合乎天道，其方证有一种韵律美、节奏美！

今天感觉到的美其实也是我心情的倒影。每次成功讲座以后，心头特别的放松，看什么都开心。自然其实无所谓美，也无所谓不美。美感是一种心理体验，美在我们的心中。还是说到经方，经方很美，但是这种美感，只属于孜孜以求经方医学真谛的人，只属于致力于治病救人的经方人！

经方的独奏

（2010-04-23）

昨天晚上，我第一次去南京艺术学院音乐厅，听一场小提琴独奏音乐会。演奏小提琴的是一位南艺的年轻老师，我一位老患者的女儿。钢琴伴奏是来自白俄罗斯的外籍教师。演奏的曲目有维塔利的恰空，巴赫的无伴奏奏鸣曲第三首第三、四乐章，马思聪的思乡曲，萨拉萨蒂的卡门幻想曲，还有西贝柳斯的 d 小调小提琴协奏曲。

这是十分专业的小提琴演奏会。说实话，很多乐曲于我十分陌生，能打动我心的，只是那首思乡曲。马思聪先生，原中国音乐学院院长，文革中不堪折磨，“叛逃”出国，被称之为爱国的“叛逆者”。思乡曲是他的心声，忧伤，惆怅，延绵，是思念，是倾诉，让我心动。不过，音乐是没有界限的，只要你细细去体会，也能找到你内心的感觉，而这感觉往往与你最熟悉、最思念的东西相关。

旋律低回，舒缓，绵长，我想到了薯蓣丸，其治疗虚劳百病，疗程长，需要守方，需要时日，慢慢地，不温不火，待正气来复。旋律急促，跳跃，呼喊，我想到了在 ICU 的四逆汤，想到了急症中的大柴胡汤，面对邪气的喧嚣，需要果断，需要峻猛，单刀直入，速战速决。有时，旋律奔放，跳跃，变异，绚丽，调皮，我想起了八味除烦汤、温胆汤，对于那些主诉纷繁、愁容满面、疑虑重重的患者，这样的方药，是举轻若重，给人一种轻松感。

弦不过四根，外加五个指头一张弓，在演奏家的手里，竟然能发出如此变化无穷的美妙音响，这和经方也是惊人的一致！数十种药，上百首方，在经方家的手里，就是攻克无数疾病的杀手锏。同样的琴，弹奏的手不同，音乐效果迥然不同；而同样的方，在不同医生的手里，效果也不一样。演奏时，按弦、拉弓，不可差丝毫，否则，音色不悦耳，音准不到位，这一场演奏会可能就此失败。为医用药也是如此！配伍不当，用量不当，效果就出不来。

巴赫的无伴奏奏鸣曲的演奏难度极大，不仅仅需要极高的演奏技巧，更难的是没有任何其他器乐的伴奏和帮衬，完全地裸露式演奏。我可以清晰地感受到演奏家手指下流出的那种情感，一把小提琴竟然有如此的魅力，让我惊叹！于是，我还是想到了经方。现在许多的中医治疗，其实类似一种大型交响乐，或者说是大型民乐演奏的欢庆锣鼓，在中西内外众多疗法中，夹杂使用经方，致经方的疗效无法凸显。但是，如果单用纯粹的经方，情况就完全不一样，可以鉴别疗效的优劣，可以积累经验，可以充分演绎经方医学的神韵，展示经方医学的魅力。和谐的经方协奏曲固然好听，但经方的无伴奏演奏更美妙！

我们为什么要提倡经方

(2010-01-18)

我们为什么要提倡经方？是因为经方给人的其实是一种思想方法，是一个学术规范。

为什么在现阶段要大力提倡经方？是因为经方被当代的中医人遗忘了，是因为高等中医教育对经典教育淡漠了，是因为古代医家认识人体认识疾病控制疾病的思想方法被现代人改造加工了，经方医学所传承的思想方法变形了、扭曲了，与临床渐行渐远了。

于是，我们呼唤经方，推广经方，实践经方，学经方为民，让经方惠民。

平心而论，当今中国的中医界，经方医生不是多了，而是太少了！学术交流中，经方不是谈多了，而是谈得太少了！对于初学者来说，言必经方也未必是坏事，不专不成学问。同时，网友们对经方近乎虔诚的精神也需要褒扬，学经方需要热情，尤其是目前处在复兴时期的中国经方界和关注经方的后来人们，更需要精神的支撑。当然，经方是有生命的，经方还在发展，后世各家的经验值得借鉴，对此，经方人从来不会闭上自己求知的眼睛。但是，为了使经方的声音更大，我们必须凝神专注，必须一门深入，特别是在经方沙龙论坛，这本来就是一个聚焦经方的地方。

经方向何处去

(2011-05-15)

经方向何处去？这是许多网友关心的问题，也是需要大家一起探讨的重大学术发展战略问题。

经方向临床走去。临床是经方的母亲，实践是经方的父亲。经方人永远需要临床实践，一切脱离临床的议论就是空谈。

经方向开放走去。不能固守一派，必须兼收百家；不能躲进小楼，必须走进交流大平台。

经方向客观走去。看得见，摸得着的东西，是经方人的最爱，是其做学问的根本。客观的方证，让学生好学，让医生好认，让病人好理解。

经方向自由走去。经方的发展必须有自由的天地，不求其全，但求其真。经方人爱憎分明，特立独行。不要用生意人的眼光看经方人，不要用行政的手段去束缚经方人，也不要用宗教式的清规约束经方人。经方人需要自由呼吸，需要畅想。经方需要一种率真的气息。

经方向大众走去。若有一天中国的老百姓也知道使用经方，懂得在发热不退时用小柴胡汤，胃痛时用半夏泻心汤，失眠时用柴胡加龙骨牡蛎汤，母亲能用小建中汤调理儿子的虚弱体质，女儿会为瘦弱的妈妈煲上一锅香喷喷的当归生姜羊肉汤，张仲景也会笑的。

经方向世界走去。经方虽然是中华民族的专利，但应该为人类共享。如果说，中医学外传的第一次高潮是以针灸为主体的话，那么，随着经方热的出现，海外将形成中医学外传的第二次高潮。经方的外传，将带动我国中药产业的发展，增进中华文化的国际影响力。

经方向现代走去。经方不是古董，经方是传统医学的精华，是最能被现代社会利用的医学。经方一定要让现代人听得懂、用得上、信得过。经方必将融入现代社会，成为现代人的健康服务不可或缺的一部分。

经方向科学王国的纵深走去。经方在临床研究需要大样本的观察，在实验研究需要更加接近人体的数据，文献研究需要更加清晰透彻的整理与诠释，有了这些，经方医学的理论将更加完善，方证更加客观，制剂更加方便。经方闪耀着医学科学的光芒，必将在人类文明的宇宙中划出一道明亮的弧光。

读经方的神悟

（2010-02-27）

今天我和温兴韬弟子短信聊，他谈到近来手抄《伤寒论》白文，很畅快，似乎有飞机突破音障的感觉。音障是一种物理现象，飞机突破音障，就进入超音速。兴韬说的就是对仲景大论的认识又有了升华。这种感觉，是许多读《伤寒论》、《金匮要略》的人都有的感觉。陈修园先生说“经方愈读愈有味，愈用愈神奇，凡日间临证立方，至晚间一一于经方查对，必别有神悟。”神悟，就是这种感觉。

为何有这种感觉？因为经方是经得起重复的，经方来源于长期的生活实践以及医疗实践，实实在在，落地有声。麻黄汤、葛根汤、桂枝汤，几千年来不知被重复了多少次。今天我在临床也用了好多经方，如大柴胡汤、小柴胡汤、柴胡加龙骨牡蛎汤、栀子厚朴汤、半夏厚朴汤、薯蓣丸等，这全是经方，我就是靠这些经方治病取效。有临床经验的人读经方与没有临床体会的人读经方，感觉迥然不同。而且，临床功底有多深，读经方的感觉就有多深。难怪当年南京的伤寒论研究家陈亦人先生说他读伤寒是“常读常新”。

读经方还必须思考。经方不仅仅是药物的组合，还是人体疾病过程中机体反应在药物组合上的投影。方伴有证，是经方的最大特点；方证同条，是仲景原文的重要特征。那方证之间千丝万缕的联系，是许多医家毕生钻研而难以穷尽其奥秘的神秘空间。所以，要方证同读。温兴韬手抄白文读经方是一种好方法。

中医看病的思考

（2011-05-08）

我的门诊上不分科，内外妇儿皮肤五官科的病都有，只要是想吃中药的，都可以来。我不是不重视专科，而是不单纯看病，重视看人。如果说，西医是治人的病，那么，中医就是治病的人。

我坚持认为，没有一种疾病能脱离具体的人体而存在，病与人是密切关联的。疾病是平面的，是在教授的书上的，没有具体的人体，就没有所谓的疾病。但是，许多医生看病只找所谓的病因，就是不看人。为何有严重的副作用？为何没有疗效？为何顾此失彼、捉襟见肘？为什么出现超级细菌、霉菌感染？大多都是这种思维方式惹的祸。

我们看病为何要看人？因为人是一个具有社会属性以及心理行为特征的高级的有机体。

我们不能忽略人内在的抗病能力。有的时候，疾病的痊愈不是药物的作用，而是自愈的，顺应了这种天赋的能力，就是因势利导，就能事半功倍。

我们不能忽略每个人的体质特性。人不同，就是同一种病，治疗的方法也是不一样的，例如，同样的感冒，林黛玉的处方与李逵的用药能一样吗？

我们不能忽略每个人常常有多种疾病共存的事实。据说，住院老人的诊断常常达5种或以上，死亡老人的解剖结果显示，平均每人有7处病理改变。对于这样的情况，仅仅瞄准一种病能行吗？

我们不能忽略人是有心理行为特征的，而心理行为往往参与治病的过程，进而影响病情的发展。中医更重视这个问题，不信，可见明代医家李中梓的《不失人情论》。重视疾病而忽略个体，如果是西医如此思考，可以理解，因为基于生物医疗模式的思维就是如此；让人不可理解的是当代许多中医竟然大谈专病，活脱脱的西医思维，如此这般，中医的疗效如何能显现？

其实，人体里的细菌等微生物也非必定是致病的，只是因其所生存生长的环境不同或时间不同，有些就成了病原物，将其斩尽杀绝既没必要，也不可能，让他们安居乐业，让他们各行其职，才是正途。因为他们也是人生命现象的一部分。

人与实验动物是有区别的。生活的环境那么复杂，能与单纯的隔绝的实验室一样吗？现在教科书谈的疾病，是实验室的结果，单因素的研究环境，与复杂的临床岂能相提并论？所以，实验室的东西只能参考，不能全信，临床观察不可少，对现实的人的观察不可少。观察人的能力是医生最重要的能力。

更让人大跌眼镜的是，现在的一些中医所谓的辨证论治，理论上说的天花乱坠，但由于没有讲清楚把握病机的具体抓手，让初学者无法捉摸，到头来辨证论治充其量是对症状下药，头痛医头，脚痛医脚，杂药乱投，杂烩汤一锅，其疗效从何而来？于是，还是套用西医西药，还美其名曰中西医结合。

方证是什么

(2011-05-07)

方证是什么？是证据，是可以安全有效使用此方的证据。观其脉证，知犯何逆，随证治之。张仲景这句话，说的就是这个道理。

方证是什么？是证据。犹如法官判案，不能随心所欲，也不能仅凭口述，需要人证物证，所以，方证的客观性特别强。

方证是什么？是经验，是中华民族几千年使用天然药物的经验。其间一方一证关系的建立，历经千万人的亲身试验，来之不易，必须有敬畏之心。

方证是什么？是疾病，是体质，是疾病与人体的结合体。方证因方而异。有的方证，就是疾病，有的方证，就是体质，有的则是两者的结合体。

方证是什么？是医生用方的抓手，要不然，病人的主诉一大堆，而且模棱两可，真伪难辨，如何用方？从何处发力？唯有抓手。方证是为医生服务的。

方证是什么？是人体的疾病反应方式在方上的投影。在方证相应的原则下，古人发现的一个个方证，其实也是人体在疾病过程中的片段，是疾病过程中人体反应状态的投影，表面上是研究方证，其实是研究人体。

方证是什么？是诊断与治疗的统一体。西医可以有诊断没有治疗，但中医不行，方证就是诊断，有诊断就有治疗。经方医学是最实用的医学，是真正的临床医学。

方证是什么？还有很多答案。但肯定的答案是，方证不是单个的症状，否则，就小看了方证，小看了经方及使用经方的医生。

辨方证的硬功夫

(2009-12-14)

如何将病人的诉说转化为方证?这是经方学习中的难点,更是临床医生的功夫所在。由于病人的文化层次不同、表述方式不同、心理及精神状态不同,同一个方证,在很多病人的口中却表现地十分模糊,甚至近乎失真。比如,麻黄汤证的无汗,有些病人是以"不太出汗,就是夏天也很少出汗"表述,有些则以"我的皮肤没有油,干燥,冬天更明显"表述,有些则以"我体育锻炼后皮肤发红,很难受,发痒"来表述,有些干脆一点也提不到汗的话题。所以,要靠我们医生的眼睛和手感来判断。一般来说,麻黄汤证的无汗多表现为皮肤干燥和粗糙,摸上去毛糙,或刮之有白痕或脱屑。许多皮肤病都表现为麻黄汤证,但病人绝不会以汗出有无作为主诉。所以,看出来的方证和摸出来的方证最可靠,而练就望诊和切诊的硬功夫,是培养经方临床高手的关键。

方证的识别简单吗

(2009-04-16)

方证的识别简单吗?说简单,确实简单,方证大多有客观指征,可以见,可以摸,可以拿到各人面前来分辨。说不简单,又确实非常复杂和困难。难在哪儿?难在方证与病相关,还与人相关。同一方,病不同,方证有差异;人不同,方证也有差异。所以,在临床千变万化的病人面前,要确定方证,也是相当的不容易。也就是说,方证的识别,大多需要在具体的病人身上才能确定。而由于疾病常常不典型,病人的表述常常不清晰,我们医生的即时精神状态也不一样,故方证常常似是而非,忽隐忽现,若即若离,让你不可捉摸。所以方证的识别其实是相当困难的，需要经验，需要知识，需要大量的可供参照的资料，还需要医生很好的体力、脑力和耐力。学经方其实是最难的！因为求真难。经方之路，是入门容易入室难，登山容易冲顶难！

西峡山茱萸

（2010-04-15）

进伏牛山，满目金黄。那不是秋天的色彩，而是春天的山茱萸花。4 月 10 日，我们在西峡祭拜医圣张仲景像之后，便驱车去宛西制药集团的山茱萸种植基地。这里是位于海拔 800 米的伏牛山区，山坡上长满了山茱萸树。山茱萸花花瓣小，花蕊突出，一簇簇，长在褐色的没有树叶的枝条上，更显得山茱萸花的清丽率真。

山茱萸是山茱萸树结的果实，每年的十月，这里满山通红。药农们小心翼翼地采摘下红红的山茱萸，经过净选、软化、去核、干燥的工序，就能够入药了。加工的成品以净皮无核，肉厚柔软，色紫身干者为佳品。山茱萸，处方名有山萸肉。嚼之满嘴酸涩，其味道厚实，古代用来补肝肾，涩精气，固虚脱，张仲景《伤寒杂病论》中治疗虚劳腰痛、消渴、小便不利等病症的肾气丸，就有山茱萸在内。

我用山茱萸，多是用来固脱止汗。十多年前的一个春夏之交，我岳父哮喘持续发作，住院效果不佳。岳母来电话说，病危通知已下，人一动就喘，虚汗连连。我当即认定是虚喘，立即处方桂枝加龙骨牡蛎汤加山茱萸、麦冬、五味子，让妻子煎煮后，带上汤液直奔医院。此药真灵，下咽不久，气平汗收。岳父连连说：这药好，这药好！他还说药味道好，如酸梅汤。七年前，妻子哮喘突发，冷汗淋漓，气喘不休，几近虚脱。情急之中，我将家备的高丽人参一支和山茱萸两大把，边煎边喝，才转危为安。

历代名医中用山茱萸最有心得的，首推河北张锡纯。他说："救脱之药，当以萸肉为第一。"无论上脱、下脱、阴脱、阳脱，奄奄一息,危在目前者,急煎山萸肉90克服之,其脱即止。他用山萸肉救脱,多配人参、山药、龙骨、牡蛎等。他还用山萸肉来止腹痛,疗心悸,治虚痹腿痛,经验十分宝贵。

第一次看见那么多山茱萸树,也第一次看到美丽的山茱萸花,我不禁驻足细赏。当地人告诉我,山茱萸树几乎都是野生的,但生长期长,要10年以上方能结果,而且结果不容易,花期3到4个月,果期9到10个月,也就是说,从开花到结果,山茱萸需要一年以上的时间才能酿成正果!这犹如经方,积累数千年,历经无数人,方得一方一证,来之实在不易。如果说经方是中华民族生活智慧的结晶,那么,山茱萸就是天地日月的精华。

中医教科书的问题

(2009-04-12)

最近,日本《中医临床》杂志的主编山本先生与我讨论中医教科书的问题。我说:中医教科书的问题比较多,以下两个问题是显见的。

第一,教科书与临床的脱离。方证相应与辨证论治的最大区别是在"证"的理解上。辨证论治强调的是病机,这本身没有错,问题是中医教科书将病机大多局限在脏腑病机上,而且在脏腑病机的框架下再配置笼统的治法,为追求理法方药的一致性,于是将临床有效、但无法解释的许多经方验方舍弃,导致学生学到的仅仅是笼统的脏腑病机概念和不完整的零碎处方。这是中医教科书中的第一个问题。

第二,中医教科书认为方剂必须加减,这样才能体现中医辨证论治的灵活性。这是对中医灵活性的误解。在这种错误的导向下,学生忽视方剂特别是经方的学习和应用,临床开方多为随意配方,处方缺乏结构,加减过多过滥。

由于以上两个问题,导致中医教科书的学术内容容易失真,临床技术不完整，临床重复性差，经验的总结及传承产生相当的难度。

特立独行的经方家

(2008-11-14)

经方家大多是具有特立独行治学态度的医家。古代的徐灵胎、舒驰远、吉益东洞是这样；近代的曹颖甫、范文虎是这样；现代的章次公、胡希恕也是这样。今后的经方家肯定也是这样。

特立独行，就是敢于怀疑，敢于创新，敢于张扬学术个性，在同质化的潮流中逆向而行。

特立独行，就是超越世俗功利，有自己的理想和信念，追求真理，甘愿寂寞，甘愿献身。

特立独行的医家，是中医历史上的侠士英雄，尽管他们有的曾被误解，有的折戟沉沙。但是他们的思想依然可颂可扬，他们的学术成果，依然可圈可点。

特立独行的经方家，是中医人中最具有突变能力的基因，是中医学术的脊梁。

美国葡萄酒谷的气

(2011-05-07)

美国旧金山有两大名谷。一是电子行业的硅谷，威名天下，我这次讲学就在乔布斯的苹果窝附近。还有一个是酒谷，是北美葡萄酒的主产区——Napa，译名纳帕。讲学的间隙，我也特地去转了一下。从旧金山驱车向北一个多小时，便进入纳帕山谷，那里是起伏连绵的丘陵地带，车窗外整齐的葡萄架一望无边。美国90％的红酒产在加州，产在纳帕，这里是声名显赫的葡萄酒谷。

葡萄酒谷的旅游特色，是品尝各种葡萄酒。这里聚集了四百多家酒坊。我去的几家酒坊都是古色古香的老房子，掩映在绿荫之中。热情好客的酒坊主人，会让客人品尝各种葡萄酒，白的，红的，浓的，淡的，微酸的，略苦的，有柑橘和肉桂香味的，有纯净清澈的青苹果味道的，还有咖啡口感的……酒，在高脚杯中轻轻晃荡，散发出诱人的醇香，随后，慢慢地流过味蕾，沁人心脾。

纳帕山谷自然条件得天独厚，从阿拉斯加南下的凉爽的海风吹抚着这里，全年气候温和，光照充足，早晚温差大，雨量较少，土壤富含多种矿物质，独特的气候和土壤环境决定了这里能种出优质的葡萄。

同时，代代相传并且不断创新的酿酒技术，支撑着纳帕酒业的可持续发展。据说，这里最早的葡萄酒种植和酿酒技术是西班牙传教士带来的，至今纳帕制酒业，依然保留着作坊式的前堂后店的传统手工业模式，就是葡萄，也采用人工采摘。纳帕人坚守传统但不迂腐，他们的目光也盯着外面的世界。1976 年，在美国加州和法国 200 周年庆典的葡萄酒竞赛(1976 Bicentennial Contest)上，以赤霞珠葡萄酿制的纳帕红酒为代表，一举击败法国红酒，夺得了两个金奖，并且包揽了“20 佳”中的 14 个最佳葡萄酒奖。由此，纳帕葡萄酒名盛天下。

归途上，我思忖纳帕人成功的奥秘在哪里。阳光和土地固然重要，但更重要的是葡萄酒谷弥漫着的一股气。在柜台上，他们热情地倒酒，微笑着看着我们喝酒的表情，那是一种自信。在工作车间里，他们专注认真，程序一丝不苟，那是一种自尊。散落在纳帕山谷的数百家传统的酒坊，用其传统的或现代的建筑，用其人工种植的万亩葡萄园，用他们生产的各种品牌的美酒，向世界传递一种精神，那就是不浮躁，不自卑，阳光向上，自强不息。这就是纳帕葡萄酒谷的气。这也是我们经方人所需要补的那股气。

我的经方梦

(2010-09-14)

梦之一

我梦见自己坐在学术报告厅内，观看来自世界各地经方高手的演讲……

我梦见自己走在经方医院的走道里，医护人员搀扶老人走过，产房里传出婴儿降临人世的啼哭……

我梦见自己参加经方学院的毕业典礼，学生们在描述憧憬着他们的经方梦……

我经常做梦，但都是碎片。

梦之二

梦中的经方学院设在综合性大学，绿荫环抱，建筑现代，学院门前屹立一位古代医学家的雕像——那是张仲景。

在校园里，常常可以闻到药香。经方学院有自助煎药室，有学生模拟诊室和模拟药房，还有自助烹调间。学校拥有大片的药草园，由校工和学生精心栽培。

经方学院的专业课程有方证学、药证学、疾病与经方、伤寒论、金匮要略、各家经方及现代医学的必修课程，医学史、医学心理学也是必修课。经方学院的选修课有世界传统医学、中国烹饪、中国民俗、中国宗教史、考古学、美学欣赏等。学院开设课程班、硕博士学位班、进修班等系列。经方学院聘请一大批专、兼职教授，他们有丰富的临床经验、良好的科学人文素养及独特的学者视角与语言风格。

经方学院的毕业生必须具备全科医生的知识结构，熟悉现代医学的疾病诊断。学生需要熟悉望闻问切，对经方必备的体质要求了然于心。需要掌握腹诊、腿诊、舌诊等独特诊法。学院重视案例教学法，教学采用学分制，考试重临床技能考核，还有针对学生望诊技能的方证哑剧考试。经方学院的第一堂课是在老人院里做义工，最后一堂课是毕业演讲，题目是《我的经方梦》。

经方学院是国际化的教学科研机构。学生来自世界各地，他们肤色深浅不一，民俗服装各异。在学院上课，大家都说普通话，因为中文是必修课。研究生还须修古代汉语。

经方学院开展远程网络教学，各国经方学院可共享教学资源。名老中医的实景门诊是远程教学课程中最受欢迎的内容。很多学生通过网络上课，但是期中见习、毕业实习必须回到学院，各国的修学旅行大多选择在中国。在寒暑假，学院的交换学生们相约去世界各地旅游，寻访名医，收集民间验方，体验风土人情。

经方学院遍布世界各地，学风校风和教学研究实力各有千秋，北京经方总部的综合性最强，日本东京分院则实用性最强，南京分院诠释经典实力最强，美国西雅图分院以开放创新而名世，德国慕尼黑分院以严谨著称，英国伦敦分院规矩，意大利米兰分院活泼。

中心设在中国的“国际经方学会”每年举行一次大会。轮值主席由国际知名的经方学者担任。2020 年会拟定在南京举行，主题是“经方与自身免疫性疾病”。大会之前全体起立，庄严地奏响《中华人民共和国国歌》。在闭幕式上，来自全世界的经方团队激情唱响《经方之歌》。

梦之三

梦中的经方医院环境优雅，交通方便，接驳高速公交、地铁，并建有自己的停车场。医院内部明亮宽敞，并设有老人的轮椅专用道，幼儿临时看护室等。

病人预约挂号，依次在候诊室、更衣室等候，由护士带入医生诊室。候诊时将在护士的帮助下填写特殊的求诊表，每位就诊患者都有一张个人医疗 IC 卡，里面储存着从出生以来的全部医疗相关数据，通过电脑终端，供临床医生参考使用及处方，并整合有社会医疗保险等服务项目。

经方诊室温馨宁静素净。诊室里有特制诊脉桌、液压检查床等，经方医生微笑地接待求诊者。他们的临床用语亲切实用，人情味浓。

经方药房整洁明亮，小巧玲珑。饮片来自道地药材的专用种植基地，有专门的质量控制标准。饮片配制后可以由煎药房加工后送药上门，如果客人需要自己煎药，将提供特制的电子煎药器。针对特殊人群，还配备有免煎颗粒剂，有复方颗粒和单味颗粒两种。药品的说明书详细清晰，再也没有从前那些字识得，义难明的中成药说明书。

经方制剂很多，有的被纳入一些国家的医疗保险药品目录。中国生产的张仲景牌经方制剂在国际市场上最受欢迎，因为全部选用本土道地药材，加工质量上乘，虽然价格较高，但依然是各国经方医生所常用的产品。经方医院还有以"临床-实验室-工厂-文献数据库"形式构建的研究团队，从事经方制剂的研发工作。

经方医院是连锁的，在世界每个大中城市都有经方医院或诊所。各个医院的临床病案是共享的，可以通过互联网开展国际病案讨论会。那天，我梦见各地的经方医生就一位"多重耐药菌"感染的小孩进行会诊，开出的配方依稀是小柴胡汤与五苓散。

经方医院旁有经方餐厅。客人通过自助体质识别系统可以获得推荐菜谱。瘦弱的老人喜欢喝桂枝汤、品薯蓣膏；憔悴的女人喜欢点温经猪蹄，或叫上一锅香气扑鼻的当归生姜羊肉汤。闷热潮湿的夏天有五苓茶，干燥的秋天有百合糯米粥。

梦之四

我梦见我和我的经方团队，正在世界各地忙碌，有的在讲台，有的在诊室，有的在实验室，有的在电视荧屏，有的……。

我梦见每个人的脸上都洋溢着欢快的笑容，他们的脚步是那样轻快，他们头上都有绚丽的光环，我细细看去，原来都是科学的光芒！

我经常做梦，尽管是碎片，但依然让我满足，让我欣慰。

我的生命需要梦。

经方家的魅力

在诸多的名医中，我最敬佩经方家。他们的为人，他们的著作，他们的医案，他们的用药，无不具有独特的个性，也因为有个性，所以具有非凡的魅力，吸引着我们去学习，去借鉴，去研究。

人格

经方家大多性格直率，敢于直言，不随波逐流，更嫉恶如仇。其中最有代表性的，是曹颖甫与范文虎，前者自号“老戆”，后者自号“古狂生”，但戆得可敬，狂得可爱。

民国十年，某军阀来曹颖甫家乡江阴，当地士绅名豪在某花园大摆宴席，军阀闻曹颖甫文名指名要他作陪，他几番回绝，还提着篮子在花园附近挑野菜，以讥讽权贵。1937 年，江阴沦陷，曹颖甫先生不仅不避难，而且在日寇侮辱妇女之际，挺身而出，怒斥凶残，最后倒在屠刀下，表现出爱国中医的不屈气概。

宁波名医范文虎的“狂”，是不畏权势，诅咒旧社会。时军阀张宗昌湿困而邀诊，范氏视其头昏纳呆，遂书清震汤一方。张嫌其处方案语简短，药味少，药价贱。范文虎讥之曰：“用药如用兵，将在谋而不在勇，兵贵精而不在多。乌合之众，虽多何用？治病亦然，贵在辨证明，用药精耳！”四座惊骇，范文虎仍旁若无人，谈笑自如。他的挚友病故，他的挽联为“克家有贤子孙，死而无憾！处身当恶浊世，生欲何求？”表达了对人民的同情和自己生不逢时的激愤之情。他手书的春联“水深波浪阔，人少畜生多”，更是对黑暗社会的鞭挞。

医德

经方家的医风医德最为可敬。范文虎自奉甚俭，不讲究衣着，不摘排场，终年一身对襟长衫，头戴卷边铜盆帽，脚登布僧鞋。当时宁波中医挂号金概收六角，而范文虎只收四角零六个铜板。而出诊费独昂，如到慈城出诊一次收费48元，上海等地以天数计，出诊费二百元外，逗留一天加一百元。其中原委，他解释：“门诊之人，亦贫病者为多，出诊则多殷实之家。既出诊所费甚伙，倘非富有，断不会有如此排场”。范文虎每遇病急邀诊者，虽子夜严寒，必揭被而起，从不稍迟。对贫病者，常施诊赠药，有时几乎倾其所有，而范文虎仍不以为然，尝自书春联“但愿人皆健，何妨我独贫”，可见其一片真心。

常熟名医余听鸿先生，是近代经方大家。其治病十分认真，具有高度的责任心。他说：“余素性刚拙，遇危险之症，断不敢以平淡之方，邀功避罪，所畏者，苍苍耳”。他还说：“为医者，尚济困扶危，死中求生，医之责也。若惧招怨尤，袖手旁观，巧避嫌疑，而开一平淡之方以塞责，不徒无臆对病者，即清夜自问，能无抱惭衾影乎？”如治张芝卿阴斑泻血，时值严寒新春，他竟不回家过年，守护在病家，“雪深三尺，衣不解带者半月”。治赵女关格，他想方设法，“焦虑两月，始能治愈”，后作为“生平一快事”而记载于《诊余集》中。

曹颖甫先生也以俭朴自安，恬淡自守，急人之急，忧人之忧，有来乞诊者，不为风雪阻，常常亲自前往。“先生之临险证也，明知其难治，犹必殚精竭虑，为之立方而后安。曰：毋有方而不用，宁不效而受谤。又曰：必求其生而不可得，则死者与我皆无遗憾也。”这是何等的思想境界，能不让人肃然起敬？

著述

清代的经方家舒驰远，做学问从不人云亦云，敢于直抒己见，其著作《伤寒集注》一扫五行生克、形质气味、标本中气等袭虚蹈空之谈，对黄连厚肠之说也予以否定，谓："肠厚与薄，何以辨之？"章太炎先生曾以"妄"字评价舒氏，可见他敢于怀疑，敢于追求真理的精神。

徐灵胎先生研究《伤寒论》30年，其研究心得写成《伤寒论类方》一书，此书五易其稿，前后七年，可谓用心着力。但此书并无长篇大论，而是将《伤寒论》方分成麻黄汤类、桂枝汤类、柴胡汤类、白虎汤类等十二类，重在阐述仲景方证与病机，这种以类方研究仲景的方法，执简驭繁，以少胜多，具有科学的简单之美。

曹颖甫先生使用经方，力求其验。他说他记录临床验案，"以考验实用为主要"，书中附以治验，非以自炫，而是作为证据。他的医案名《经方实验录》，实验，即临床验证的意思。

余听鸿先生的《诊余集》，也记载了他生平用经方大剂治疗危急重症及疑难杂病的经过，以及他收集的前贤验案及民间有效验方，过程翔实而可信，可见，他们的思想富含科学的理性。

近代经方家陆渊雷先生的《伤寒今释》、《金匮今释》，在治学方法上更有特色，书中既有汉代训诂法，又有西医生理病理学，还有东邦汉方，不拘一家一派之学，开后世研究中医的风气。

除上述以外，清代柯韵伯的《伤寒来苏集》的晓畅，莫枚士《经方例释》的严谨，日本吉益东洞《类聚方》、《药征》的质朴，以及现代胡希恕先生《经方传真》的实在，都能给人以许多科学精神及科学方法的震撼和启迪。

医案

经方家的医案，最能反映出他们的学术思想与治学态度。行文有话则长，无话则短，无空话套话，不做表面文章。

曹颖甫医案，案语质朴直率，仅列主证主脉，不事修饰。论病尤恶用五行生克之套语，有仲景笔法。

范文虎医案，不拘格式，随笔写就，如说如话，不硬做文章。有只书一二字者，点到病机即止；有时走笔疾书，瞬息数百言者，其中嬉笑怒骂，皆成文章。更载有误治病例，一无掩饰，尤为难能可贵。

章次公先生出于曹颖甫、丁甘仁两先生门下，得经方家之精神，其医案分析病机，均以客观事实为依据，无任何主观臆测之辞，并多有中西医学理论合并讨论。按语则文笔潇洒，用词简洁，医案每寥寥数语，如说如话。当年国学大师章太炎先生对其医案的文笔十分欣赏，他见章次公身材比较矮小，因有“笔短如其人”之评，一时传为佳话。

余听鸿先生的《诊余集》属追忆式医案，记载详细而不烦，能使读者有亲临现场之感。其文笔朴实，如老医灯下长谈，娓娓道来，十分亲切。

用药

经方家的用药，胆识过人。他们多用药性较猛，带有偏性的药物，所谓“药不瞑眩，厥疾不瘳”。轻如麻黄桂枝，重如大黄附子，毒如乌头巴豆，剧如芫花大戟。其中又各有专长。现代经方家吴佩衡先生擅用大剂四逆汤、通脉四逆汤、麻黄附子细辛汤等扶阳散寒之剂，治愈许多阳虚阴寒的危急重症。他对附子的研究颇深，其医案中对阴寒证的识别，附子的超常规用量以及那无可辩驳的疗效，既让你惊心动魄，又让你不由得称奇叫绝。清代经方家舒驰远临床擅用六经辨证，其医案中有用麻黄汤催生，用白虎汤安胎，可见其卓识！

经方家的用药，精简而效著。曹颖甫用药，常是一剂知，二剂已。范文虎通常用药不过五六味，少则二三味。现代经方家胡希恕先生也是如此。据刘渡舟先生回忆，每当在病房会诊，群贤齐集，高手如云，唯胡希恕先生能独排众议，不但辨证准确无误，而且立方遣药，虽寥寥几味，看之无奇，但效果非凡，常出人意外。

经方家用药，皆取形体易见者为指征，而无臆测之见。望形、辨体、察舌、切脉、按腹……，均取实证。如范文虎先生说："余平生用药大多有据，绝非漫无目的"。现代经方家范中林先生用桂枝、附子，均以舌淡黯、苔白腻等为证。日本的古方家则更强调腹诊，唯可见者为凭。

经方家用药，以仲景方为本。曹颖甫先生说："仲师之法，今古咸宜"。有恶寒无汗，身疼痛者，则麻黄汤原方，一味不更，一味不改，甚至剂量比例也按仲景之旧。如果证有变化，则方也更改，或加或减，自能与仲景心法切合。强调方证相应，尊重前人的用药经验，是他们的基本原则。

总之，经方家的用药，以临床需要为依据，本无通套方法，以治病活人为目的，更没有以轻描淡写而邀功避罪。他们的用药，是"疾医"的用药，他们的处方，是"活人"的处方。

我敬佩经方家，是因为他们直率质朴而不浮华，务真求实而不虚假；他们既有深邃的思想，又有扎实的实践；他们是学者而非商贾，他们是医生而非政客；他们富有救死扶伤的责任感和继承发扬中医药学的使命感。经方家的身上透发出超越时代的非凡魅力，他们代表着中医药的灵魂和希望！

（本篇文章原载于《南京中医药大学学报·社会科学版》2000年第2期）

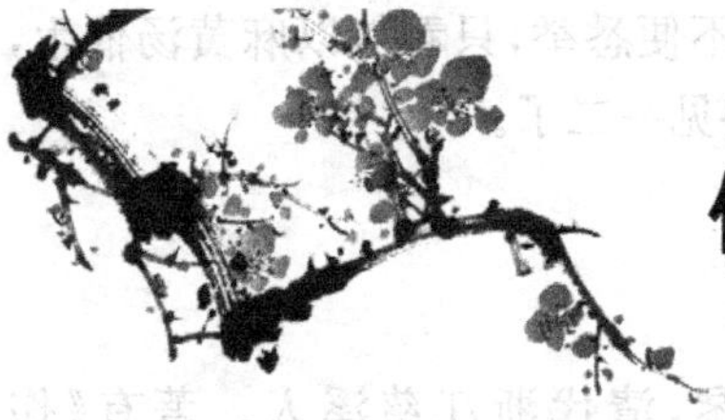

传承经方的名医群

——中国著名经方家简介

喻嘉言

喻嘉言(1585—1664),名昌,号西昌老人,清代江西新建(今南昌)人。少治举子业,崇祯时以选贡入都,但无成就,不久值清兵入关,遂隐于禅学,后又出禅攻医,曾往来于新建、靖安一带,求治者甚众。生性好游历,以求师问道,后定居江苏常熟,以医术专精而冠绝一时。著有《寓意草》《尚论篇》《医门法律》等书。喻嘉言强调治病必先识病,强调病与药的相关性。他说:“治病必先识病,识病然后议药”,“病经议明,则有是病即有是药,病千变,药亦千变”。喻嘉言临床擅用经方。《寓意草》所载病案大部分为经方验案。如以理中汤治愈疟疾、痢疾、痞块、溺水,以桃核承气汤加附子、肉桂治愈伤寒坏证两腿偻废等。他创制的著名验方清燥救肺汤,也脱胎于仲景竹叶石膏汤。

舒驰远

舒驰远,名诏,号慎斋学人,江西进贤人。活动于清代雍正年间。少好医方,但苦于难通其理,后获交喻嘉言的弟子罗子尚,得《尚论篇》,读后大有开悟,自此专以《伤寒论》为宗,主要著作为《伤寒集注》,其尚著有《六经定法》《痢门挈纲》《女科要诀》《痘疹真诠》及短论若干,均附于《伤寒集注》之后。舒氏临床每先辨六经,以仲景法活人。其著作中验案甚多，不便悉举，只看他以麻黄汤催生，白虎汤安胎，四逆汤调经，就可略见一二了。

柯韵伯

柯韵伯(1662—1735)，名琴，清代浙江慈溪人。著有《伤寒来苏集》八卷，该书包括《伤寒论注》《伤寒论翼》《伤寒附翼》三个部分。柯氏强调仲景为百病立法，伤寒杂病治无二理，咸归六经节制。认为《伤寒论》立六经为提纲，是在“病根上讲求”，不是在“病名上分解”。又指出“仲景之方因症而设，非因经而设，见此证便与此方，是仲景活法”(《伤寒论翼·阳明病解第二》)。《伤寒论注》在编集方式上首次采用以方名证，以经类证的方法。

徐灵胎

徐灵胎(1693—1771)，名大椿，字灵胎，晚号洄溪老人。江苏吴江人，清代杰出的医学家。徐氏博学多才，对天文、历算、音律、地理、水利、兵法等均有研究。因家亲病故，而肆力于医。一生精勤不倦，博览群书，著作甚多。代表者有《医学源流论》《伤寒论类方》《难经今释》《兰台轨范》《神农本草经百种录》《医贯砭》《慎疾刍言》等。在徐灵胎看来，《伤寒论》原是一本“救误之书”，而误治之后变证多端，临床根本不可能有疾病像那样有初、中、末的传变过程，所以仲景《伤寒论》也是“随证立方，本无一定之次序”。他说：“病变万端，传经无定，古人因病以施方，无编方以待病”。那么，如何才能正确地反映《伤寒论》的基本精神呢？徐灵胎选择了“类方法”。他说：“余始亦疑其有错乱，乃探求三十年，而后悟其所以然之故，于是不类经而类方。盖方之治病有定，而病之变迁无定，知其一定之治，随其病之千变万化，而应用不爽。此从流溯源之法，病无遁形矣！”。《伤寒论类方》共分 12 类，计桂枝汤类 19 方，麻黄汤类6方，葛根汤类3方，柴胡汤类6方，栀子汤类7方，承气汤类12方，泻心汤类11方，白虎汤类3方，五苓汤类4方，四逆汤类11方，理中汤类9方，杂方22方。以上十一类，都以主方冠名，主方之下，列述论中有关方剂证治条文。方以类从，证随方列，成为《伤寒论类方》的编著特色。徐氏学术上推崇汉唐医学，对仲景方、《千金》、《外台》（即《备急千金要方》、《外台秘要》）方应用较多。如以小续命汤治疗中风，用小青龙汤治疗痰喘，用大承气汤治疗伤寒失下，用竹皮大丸治疗产后风热，用大黄肉桂人参五灵脂等治疗血臌等。

尤在泾

尤在泾（？—1749），名怡，清代长洲人（现江苏吴县人），师从喻嘉言的弟子马元仪。著作有《金匮要略心典》《伤寒贯珠集》《医学读书记》《静香楼医案》等。尤氏擅用古方，他说："治病者必知前哲察病之机宜与治疗之方法，而后合之气体，辨之方土，而从而损益之。盖未有事不师古而有济于今者，亦未有言之无文而能行之远者"。如以金匮肾气丸治痰饮、肾虚齿痛、遗精、漏汗、失血、肿胀等，以麦门冬汤治胃阴虚咳嗽，以麻杏苡甘汤治气壅浮肿，以半夏秫米汤加橘红、茯苓、麦冬治风痰相搏的昏眩体痛，以四君子汤加干姜、益智仁治"胸中聚集之残火，腹内积久之沉寒"的冷泻齿衄，以半夏厚朴汤加旋覆花、枇杷叶治疗梅核气，均能通常达变，得古人调治杂病的心法。

陈修园

陈修园（1753—1823），名念祖，福建长乐县人。著有《金匮要略浅注》《伤寒论浅注》《长沙方歌括》《医学三字经》等。蒋庆龄在《神农本草经读》序中说："陈修园老友精于岐黄之术，自负长沙后身，世医环而笑之。及遇危证。缰断桅横，万手齐束，修园往，脱冠几上，探手举脉，目霍霍然上耸，良久干笑曰：'候本不奇，治之者扰之耳'。主人曰：'某名医'。曰：'误矣'。曰：'法本朱、张、王、李'。曰：'更误矣！天下岂有朱、张、王、李而能愈疾者乎？'口吃吃然骂，手仡仡然书。方具，则又自批自赞自解，自起调刀圭、火齐，促服之。服之如其言"。陈氏尚著《景岳新方砭》，尽讥讽批驳之事。谓左右归二丸是"寻常服食之剂"，"若真正肾虚病服之必增痰多气壅、食少、神昏、心下悸、吐血等病"，景岳为"厨中一好手，医中一坏手"(《景岳新方砭》)。评李东垣"竖论以脾胃为主，立方以补中为先，循其名而亡其实，燥烈劫阴，毫无法度"。又以"杂"字论李时珍、王肯堂，以"浅"字论李士材，以"庸"字论薛立斋，以"妄"字论赵献可，以"浮夸"论张景岳、冯楚瞻、陈远公(《长沙方歌括》)。大抵不满宋元以后崇尚臆想、各创新说之风，而欲返仲景实学之道。他指出：《伤寒论》"是书虽论伤寒，而百病皆在其中"，"若读《灵》、《素》、《难经》不于此求其实用，恐堕入张景岳一流，以阴阳二字说到《周易》，说到音律，并及仙释，毫无下手工夫"。(《伤寒论浅注》)他说："长沙当日必非泛泛而求，大抵入手工夫，即以伊圣之方为据，有此病必用此方，用此方必用此药，其义精，其法严，毫厘千里之判，无一不了然于心，而后从心变化而不穷。论中桂枝证、麻黄证、柴胡证、承气证等，以方名证，明明提出大眼目，读者弗悟也。然而可以谓之方者，非圣人不能作，非明者不能达。其药品察五运六气而取其专长，其分两因生克制化而神其妙用，宜汤，宜散，宜丸，一剂分为三服、两服、顿服、停后服、温服、少冷服、少少咽之，服后啜粥、不啜粥、多饮水暖水之类，而且久煮、微煮、分合煮、去滓再煮、渍取清汁、或用水，或用酒及浆水、潦水、甘澜水之不同。宋元后诸书多略之，而不知古圣人之心法在此。"(《长沙方歌括》)又说："其用药本于《神农本草经》，非此方不能治此病，非此药不能成此方，所投必效，如桴鼓之相应。"(《医学三字经》)他说："经方效如桴鼓，非若后世以地黄补阴，以人参补阳，以香砂调气，与归芎调血，笼统浮泛，待病气衰而自愈也。《内经》云一剂知，二剂已。又云病休而卧。《伤寒论》云一服愈，不必尽剂，可知古人用药，除宿病痼病外，其效只在半剂、一二剂之间。”可见其高度重视古代经方医学的临床技术。

陆九芝

陆九芝(1818—1886)，名懋修，晚清江苏吴县人。祖上世代知医。初业儒，中年后不乐仕进，承家学之渊源，致力岐黄，博览群书，精内经、伤寒之学。陆氏极力推崇秦汉医学，强调《伤寒论》在临床上的普遍指导意义，尝谓：“《内经》无论真不真，总是秦汉间书，得其片语，即是治法；《伤寒论》无问全不全，苟能用其法以治今人病，即此亦已足矣”。“学医从《伤寒论》入手，始而难，既而易；从后世分类书入手，初若甚易，继则大难矣”。他临证屡以经方起温热大病，活重危险证，尝云：如仲景方而不可用，则病人岂容我以尝试者，何以用之一人而效，用之人人而无不效，且何以彼之不用仲景方者，曾不闻一效也，吾既用之而效矣，用之而屡效矣，则吾岂能舍吾效者不用，而用彼之不效者耶，夫病者何所求，不过求其效耳，然不用仲景方而效不至，则人何乐乎不用仲景方哉。陆氏恪守仲景《伤寒论》，强调温病即阳明病，悉以阳明方为宗，如葛根芩连、白虎、承气等为常用治温之方。对于温病家养阴保津、芳香开窍诸法颇多非议。他认为，《伤寒论》为外感病总论，温病证在《伤寒论》中，方亦不在《伤寒论》外。

郑钦安

郑钦安(1824—1911)，名寿全，四川邛(qióng)州人。早年学医于夙儒兼名医刘止唐先生，从授《周易》、《内经》及《伤寒论》诸书，均熟读而深思。郑氏强调阴阳辨证。他认为仲景“功夫全在阴阳上打算”，因此他的特点就是“认证只分阴阳”，“病情变化，非一端能尽，万变万化，不越阴阳两法”。阳证自有阳证治法，阴证则宜益火之源，或甘温扶阳，或破阴返阳。郑氏擅识阴证。其指征为：

少神或无神；喜卧懒言，四肢困乏无力，或踡卧恶寒，两足常冷；不耐劳烦，小劳则汗出；咯痰清稀或呕吐清冷痰涎、清水或清涕自流；语声低弱；唇色青淡或青黑；痛喜揉按；满口津液，不思茶水，间有渴者，即饮也只喜热饮；女子白带清淡而冷，不臭不黏；饮食减少，喜食辛辣煎炒极热之品，冷物全然不受；小便清长，大便通利；面白舌淡，即苔色黄也定多润滑；脉微或浮大而空。凡是“起居、动静、言语、脉息、面色，一切无神”，即是阳气虚衰的阴证。像后人认为火热证的喉蛾、鼻衄、痈疽、痿躄等，依然有阴证存在。他临床擅长使用四逆汤，附子的应用尤为娴熟。他曾说“人咸目予为姜附先生”。他是西南“火神派”的代表人物，著作有《伤寒恒论》、《医理真传》、《医法圆通》等。

易巨荪

易巨荪（？—1913），原名庆堂，巨荪是其号，广东鹤山县人。易氏出身于医药世家，自弱冠受祖父庭训，即嗜读神农、黄帝、仲景诸圣之书，于中医经典著述精通谙熟。易氏于光绪甲午年（1894年）将其治验案例辑录成书，名曰《集思医案》。读其验案，可知易氏临证胆识过人，尤擅用仲景经方抢救危急重证，如用大黄甘遂汤治疗产后下血少而腹大如鼓，用通脉四逆汤治疗霍乱，用大承气汤、黄连阿胶汤、生姜泻心汤治疗下利重症，用大剂真武汤加吴萸祈艾半夏治疗产后大出血，用大黄黄连泻心汤治疗吐血，用白通汤、吴茱萸汤、理中汤加炮姜祈艾鹿茸治疗便血如注，用大剂柴胡治疗流感，用二加龙骨汤治疗疟疾，用大剂升麻鳖甲汤改汤为散救治疫核（即鼠疫）流行。

黎庇留

黎庇留（1846—？），字茂才，又名天佑，广东顺德人，近代岭南伤寒名家之一。黎氏精通伤寒，临证均以仲景大法为本，于临床中通权达变，每能立起沉疴，尤善用经方如白虎、承气、真武、四逆之类救治危急重症，以此著名于时。其子黎少庇据其遗下的大量医案手稿整理《黎庇留医案》一卷，晚年撰《伤寒论崇正编》。受业弟子苏世屏、马云衙等也以善用经方名于世。

余听鸿

余听鸿（1847—1907），名景和，江苏宜兴人。童年在孟河当药店学徒，而后入孟河名医费兰泉门下，业成后悬壶家乡，中年后寓居常熟，时有“余仙人”之美誉。余氏十分强调《伤寒论》辨证论治的精神实质。他说：“余读仲景原序曰勤求古训，博采众方，知非仲圣杜撰，是集上古经方也。又云为《伤寒杂病论》一十六卷，虽未能尽愈诸疾，庶可见症知源，若能寻余所集，思过半矣。知非是拘经、拘法、拘方之书，即伤寒杂病可概而变化治之矣”。他认为，仲景之方，只有表里寒热虚实之不同，作为医者，能将此六字分清，自然能够变化无穷，而且“仲景原文分桂枝症、麻黄症、葛根症、柴胡症、栀子症、白虎症、泻心症、承气症、五苓症、四逆症、理中症，汗、吐、下、温、清、补六法俱在其中。一百一十三方，方方有法，《内经》七方十剂无所不备，即杂病亦岂外？”他还在医案《诊余集》中发出这样的感叹：“人云仲景之法能治伤寒，不能治调理者，门外汉也”。临床上，余氏能灵活运用《伤寒论》方调治杂病。他说：“仲景之方人皆畏难不用，然病至危险，非仲景方不能挽回耳”。如以黄连汤治疗噎膈反胃呕吐，真武汤治肾虚痰升气喘，乌梅丸治肝气厥逆、久痢、呕吐，桂枝加龙骨牡蛎治疗久疟寒热往来和自汗盗汗，白虎汤、竹叶石膏汤、猪苓汤治疗消渴，猪肤汤治久咳、失音下利，黄连阿胶汤治风热下利便血，五苓散治湿疝脚气，炙甘草汤治肺痿、秋燥，附子理中汤治大便阴结冷秘，理中汤治中虚单腹胀，旋覆代赭汤治噫嗳等。

汪莲石

汪莲石，近代安徽婺源名医。汪氏二十岁时游江浙，夏秋间得寒热，更医者三，云暑热，云伏暑，云秋温，然屡药而不愈，后竟不药而自愈。以后父亲脘痛复作，医治无效而逝，汪氏痛惜之余而立志学医。叩问本家前辈学医入门之书，均谓《脉诀》《汤头歌诀》《临证指南》《温病条辨》，一一检阅始知前客浙病时所服方药书中悉具，遂不信之。又叩问知医而不行道之堂叔，示曰须读《灵》(《灵枢》)《素》(《素问》)《伤寒》(《伤寒论》)《金匮》(《金匮要略》)，多阅各家伤寒注释，药性必读《神农本草经》。汪氏遂从此入门。他细研各家《伤寒》注本，觉各有所长，各有所偏，后得江西舒驰远《伤寒集注》，疑者涣然冰释。晚年寓居上海，擅用经方大剂，屡起沉疴，时有神医之誉。悬壶沪上，声誉隆盛，当时许多名医如恽铁樵、丁甘仁、程门雪等都曾就教于其门下。1920 年汪氏编撰《伤寒论汇注精华》。

莫枚士

莫枚士(1862—1933)，浙江归安(今湖州)人，字文泉。早年研究经学，后改习中医。著有《研经言》《神农本草经校注》《经方例释》等。《经方例释》对仲景方的组方特点与规律逐一解释，其中有许多值得注意的观点，如认为干姜、细辛、五味子为小青龙汤的主药，指出仲景于吐下后必用干姜。全书方以类聚，以本方为首，加减诸方隶属之，更取《千金方》《外台秘要》及其他方书之可采者，连类而疏证之，考方名，辨药品，较分两之多寡。这是一本研究经方的重要著作。

陈伯坛

陈伯坛(1863—1938)，字英畦，广东新会人。清末民初岭南著名经方家，与黎庇留、谭彤晖、易巨荪并称“四大金刚”。少习举子业，举孝廉后绝意仕途，潜心研究《伤寒论》。擅用经方治疗顽急大症，常以重剂取效，单味药常以两计，甚至上斤，人称“陈大剂”。著有《读过伤寒论》《读过金匮卷十九》《伤寒门径》《麻痘蠡言》等。曾独资创办"伯坛中医专科学校",专授长沙之学,及门弟子散处粤港澳各地,如有"程阔斧"之称的程祖培。

曹颖甫

曹颖甫(1867—1937),名家达,别号拙巢老人。江苏江阴人。读书于南菁书院,1902年中举人,科举废,遂绝意进取而肆力于医学,时丁甘仁创办中医专门学校于上海,聘曹任教,并主持上海慈善团体同仁辅元堂的医务,出入于门下者数百人。学生中以秦伯未、丁仲英、章次公、姜佐景、黄汉栋等为著名。抗战爆发,曹氏归里,惨遭日寇杀害。生平著有《伤寒发微》、《金匮发微》以及门人整理的《经方实验录》、《曹颖甫先生医案》等。曹氏早年读张志聪《伤寒论注》,并见屡用经方救疾之效,便笃嗜仲景方。在上海期间,"用经方取效者十常八九"(《经方实验录·自序》),时人有"曹派"之称。曹氏尝谓门弟子曰:"医虽小道,生死之所出入,苟不悉心研究,焉能生死人而肉白骨。"今之所谓宗仲景者名而已矣,实则因陋就简,胆识不足以知病,毅力不足以处方,真能宗仲景之说,用仲景之方者,曾几人哉?(《伤寒发微·丁仲英序》)。曹氏研究仲景学说,主张以"考验实用为主要",故重视临床应用以及视其验否。如《伤寒发微·凡例》说:"著述之家辄有二病,一为沿袭旧说,一为谬逞新奇。鄙人以考验实用为主要,间附治验一二则,以为证信,非以自炫,特为表明仲师之法,今古咸宜,以破古方不治今病之惑"。曹氏在《伤寒论》的注释方面并无多大建树,但他的《经方实验录》所反映的重视实证、重视实验的思想,是从应用的角度反映了他对《伤寒论》深层次的看法,代表了当时中医界的一种思潮。

范文虎

范文虎(1870—1936),名赓治,字文甫,晚年得汉虎印一方,乃易字文虎,自号古狂生,浙江鄞县人,家世业医。范氏先攻儒学,弱冠而为县学贡生,后肆力于医。《鄞县县志》载:“先生初擅疡伤,继专精内科。主古方,好用峻剂,患者至门,望见之,即知其病所在,投药无不愈……”。他用麻杏石甘汤治肺火上蒸的双目红赤,以炙甘草汤治虚阳上越的目赤肿痛,以桂枝汤加当归、川芎治痛经,以小青龙汤治失音,以四逆散加薤白治痢疾,以附子理中汤治吐血,以麻附细辛汤和调胃承气汤加减治寒包火的乳蛾,总之,不拘于病名,悉以辨证论治为准绳。范氏用经方,其药味之变更与否,均视病情而定。方证完全相合的,悉遵原方原量,如用小柴胡汤,有用量一仍其旧,必嘱去渣重煎者。用四逆散,有诸药均等量,煎服方法均依《伤寒论》者。但若证情复杂加减在所必需。范氏说:“处方用药,灵活应用,应重则重,应轻则轻。”如以越婢汤治风水、黄疸,麻黄常用至六钱,而治小儿麻疹闭证麻黄竟用至八钱,见者吐舌,闻者骇然。但用小青龙汤治风寒失音,麻、桂仅用三分泡服,谓风寒之邪客于肺卫,取《内经》因其轻而扬之之义。范氏临证善于望诊,察色望舌而不废切按,医案不尚空论、朴实无华,亦见古方家之风格。

陈鼎三

陈鼎三(1874—1960),四川乐山人。15 岁从文学医,后拜师于邑之宿医陈颖川。陈老潜心岐黄,嗜书如命,不仅能背诵四大经典原文,且能背诵一些名家的注释,特别推崇仲景学说。临证识精胆大,刻意求工,以救治伤寒坏证、逆证名噪遐迩。陈氏还热心于医学教育,培养了一批地方名医,如江尔逊等。陈氏擅用经方,曾治一五旬男患者,突发四肢痿软,不能自收持(迟缓性瘫痪)而仆地,精神清爽,言语流畅。诸医不知何病,陈氏独具慧眼,诊为“风痱”,处以《古今录验》续命汤,投方一剂,次日即能行动。对于顽固性全身严重水肿、大量腹水而小便极少时,陈氏先健运脾气,待胃纳正常时,配合十枣汤或控涎丹以攻逐,但服后并不出现恶心呕吐及泻下逐水作用，而是尿量骤增，浮肿腹水迅速消退。著有《医学探源》《中国医学常识》《心腹诸痛论》《柴胡集解》等。

包识生

包识生(1874—1936)，字一虚，福建上杭人。1911 年，包氏至上海，组织神州医药总会，主辑医药学报。1913 年，发起医药救亡运动，请求保存中医药，以后又创办神州医药专门学校，多次为中医学校加入学系奔走，并执教于上海中医专门学校。包氏学术宗仲景，尚经方，主张改进中医，但反对以西医学说研究中医。代表作有《包氏医宗》。对经方的研究，是包识生学术较突出的领域。他认为经方自有经方的妙用，其主治与《神农本草经》不同，不能以《神农本草经》论经方。他说："《伤寒论》一百十三方，《杂病论》一百四十三方，统称之为经方，乃仲圣所著，为方书之鼻祖，功效奇著，迥非后人所作时方可与此论，数千年来，习医者莫不奉为金科玉律，其采用药品，虽取材于《本经》，然间亦有为《本经》所未录者，且其性格又自成一家，治病效能，往往与《本经》药性不符，个药经配成方剂，施之于病，效捷如影响。""若以本草之主治，证之经方，则不啻张冠李戴，风马牛不相及矣。故医者当知经方自有经方之妙用，散见于《伤寒杂病论》之间，万不可以《本草》之主治，强合经方之主治也。"他注重经方用量的研究。他说："其分量更神妙不可思议。如桂枝汤治有汗中风之太阳病也，加重芍药则变为治腹痛下利之太阴病矣。加桂则治奔豚病矣，加芍、饴则为补中之品，加芍、黄则为攻腐之方。又如四逆加重姜、附，则变为通脉，去甘草则为干姜附子汤矣，药味之增减，分量之轻重，差之毫厘，失之千里，诚神乎其神矣。后世方书，多有不注分两者，医生临证处方，亦任意填写，药肆售药，更轻重不符，如大承气汤，本四黄八朴五枳三芒，时俗竟有用六分川朴、钱半枳实、三钱玄明粉、二钱大黄，而敢大夸其口曰：今日某姓病，某用大承气矣。其实调胃之不若也。桂枝汤本芍、桂同等，乃有已用白芍三钱，复用桂枝三分者，愈病乎？

增病乎？有今之所谓读仲景书、用经方者，大黄、石膏、黄芪、潞党、附子、干姜，竟有用二三两，而至于一二斤者，请问古戥如是乎？古方如是乎？人乎？兽乎？是故一则不及，胆小如鼠，一则太过，心狠如狼，呜呼！草菅人命，谁之过欤？吾中医药之退化，有江河日下之势者，未始非若辈有以致之也！”包识生将《伤寒论》方分类研究，认为有主方、单方、偶方、复方、合方、加减方以及六经方、六淫方、阴阳表里寒热虚实方等，这对理解经方是很有启发的。

祝味菊

祝味菊(1884—1951)，浙江绍兴人。先祖世代业医，弱冠进蜀，先随宿儒刘雨笙授读医经。1917 年四川招收军医，祝氏投考入学，攻读两年，后赴日本考察医学，翌年回国。1926 年赴上海，初未行医，考察近年，深感时医缺少良法，遂开诊。1929 年秋，祝氏治愈某医断为“误投辛燥，法按不救”的危笃病人，从此医名大噪。祝氏在上海曾任新中国医学院实习导师及附设新中国医学研究院院长、新中国医院院长。著作有《祝氏医学丛书十种》，其中付梓行世的有《伤寒新义》《金匮新义》《诊断纲要》三种。1948 年，由祝氏口述，陈苏生笔录，整理成《伤寒质难》一书，影响甚大。祝氏擅长辛温法，尤以使用大量附子为特点，一般 12～18 克，多则 30～45 克。时有“祝附子”之雅号。其用附子每与磁石、牡蛎、枣仁、远志、茯苓等潜阳安神药并用，经验独特。

吴佩衡

吴佩衡(1886—1971)，四川会理人。曾任云南省中医师分会理事长。1948 年创办云南私立中医药专科学校，并任校长。建国后历任云南中医学校校长、云南中医学院院长、中华医学会云南分会副会长。早年从师学习时方，中年以后致力于仲景学说的研究和推广，临床擅用经方大剂，常采用四逆汤、通脉四逆汤、白通汤、麻黄附子细辛汤等扶阳散寒之剂治疗许多阳虚阴寒病证。对中药附子的临床应用能突破常规用量，功效显著。著有《伤寒论条解》《麻疹发微》等。有《吴佩衡医案》传世。

徐小圃

徐小圃(1887—1961)，名放，上海人。得其父杏圃之传，后又虚心吸取各家之长，特别是祝味菊运用温热药的经验，深入钻研《伤寒论》，从而形成了重视顾护阳气的学术思想和擅用温热药的用药的特点，临证屡用峻剂以起沉疴，名噪上海。他认为，阴为体，阳为用，阳气在生理状态下是全身动力，在病理状态下又是抗病主力，而在儿科尤为重要。因此，他特别强调小儿机体特点是“肉脆、血少、气弱”，属于稚阴稚阳之体，而绝非“阳常有余，阴常不足”的“纯阳之体”。他主张治小儿必须处处顾及阳气，并且善于在明辨阴阳的基础上识别真寒假热。他在临床上广泛应用的辛温解表、扶正达邪、温培脾肾和潜阳育阴等法，都是建立在以上认识基础上的。

陈逊斋

陈逊斋(1888—1948)，福建长乐县人，少习科举，青年从戎从政，中年行医，曾在南京主办国医传习所，成立国医研究所，开设医学讲座，影响盛极一时，亦培养了不少国医人才。陈逊斋治医专宗仲景，善用经方。著有《伤寒论改正并注》。

周连三

周连三(1889—1969)，河南省名中医，对仲景学说极为推崇，尤其对黄元御研究颇深，临证擅用温阳法，喜用姜附峻剂，屡起沉疴。如用真武汤加麻黄治疗疔毒，真武汤合理中汤加黄芪治疗脱疽，大剂桂枝加附子汤治疗寒疝，茯苓四逆汤治疗癫狂、痉疾，薏苡附子败酱散治疗肠痈，已椒苈黄丸加附子治疗肺心病，等等。弟子唐祖宣传其学。

武简侯

武简侯(1892—1971)，名国良，字简侯，号简子，江苏泰州人。少时随名医宫嘉钰医馆学习诗文及医学。后入天津国医专修学院进行深造。临床上尤擅长经方和外治法。他认为，中医有疾医和阴阳医之分，前者以张仲景为代表，是中医学的正道，后者掺杂五运六气等凿空之论，是医学之歧途。他尝用鳖甲煎丸治疗血吸虫病、肝硬化等肝脾肿大症及闭经；葶苈大枣汤治疗水肿；三物白散治疗小儿哮喘；《外台》走马汤治疗小儿食积、虫积等；大黄牡丹皮汤、薏苡附子败酱散治疗阑尾炎；桃核承气汤治疗胃癌幽门梗阻；用白虎汤、大柴胡汤、大承气汤、调胃承气汤、《千金》陷胸汤、葛根汤等治疗热病；用小青龙汤治疗肺结核；用苓桂术甘汤加车前子治疗结膜炎；用桂枝茯苓丸保胎等。著有《经方随证应用法》《儿科各病外治备要》《妇科各病外治简要》《各科简易经效方》《药证学》《本草附方选》等。

朱莘农

朱莘农(1894—1962)，名慕伊，江苏江阴峭岐凤戈庄人，同邑名医朱少鸿异母之弟。朱莘农是近代苏南锡澄地区朱氏伤寒派的代表人物，其临证最大特色是强调体质辨证，擅用桂枝类方，以治疗“夹阴伤寒”名世。朱氏常说：“医道之难也，难于辨症，辨症之难也，难于验体，体质明矣，阴阳可别，虚实可分。病症之或浅或深，在脏在腑，亦可明悉，而后可以施治，此医家不易之准绳也。”除察舌、切脉外，朱氏还善用望咽喉、诊脐腹等独到的诊断手法辨别体质。临证或用麻黄附子细辛汤温经散寒，或用桂枝汤扶阳固表，或用桂枝加桂汤、桂甘龙牡汤平冲救逆，或用五苓散通阳化气，或用真武汤温阳化饮，或用滋肾丸通关，或用白通人尿猪胆汤逐阴，或用附桂配羚羊角麝香平肝潜阳，还有独参汤的补气固脱、黑锡丹的温阳降逆、三甲复脉汤的养阴涵阳，更有麝鸽敷脐、姜艾灸脐、葱麸热熨等外治法以温散凝寒等。除伤寒热病之外，朱氏还用此法辨治内科、妇科等内伤杂病。朱氏晚年悬壶无锡，对丹溪之学尤为倾心，喜用苦泄清降，尤长于辛凉宣泄，处方轻灵，于气火、痰火诸症多所治验。其脉案经后人搜集整理成《朱莘农医案》已正式出版。

张岫云

张岫云(1894—1974)，祖籍辽宁省铁岭县。幼读私塾，后拜师学医，23岁始在家乡悬壶。1956年调到辽宁中医学院附属医院儿科工作。他在临床辨证论治中多取法于《伤寒论》和《金匮要略》。他认为："古方都是经过前人反复临床验证总结出来的有效方剂，只要辨证确切，用之多可取效。有人提出，古方不能治今病，是没有根据的。"张老不但用伤寒六经辨证法治疗小儿热性病，还用以治疗小儿杂症。他常说："六经辨证不是专为伤寒热病而立，其他病也可应用。""病有定名，方有完法，药有专能，在治疗上多宗古人原方，在某些情况下，可随症略事增减，但不能妄添蛇足。"他常用麻杏石甘汤、葛根汤、白虎汤、竹叶石膏汤、大小柴胡汤、葛根芩连汤、桂枝汤、桂枝新加汤治疗小儿外感，用麻杏石甘汤、小青龙汤、麦门冬汤、清燥救肺汤、千金苇茎汤等治疗小儿咳喘，用橘皮竹茹汤治疗小儿幽门痉挛，用吴茱萸汤、半夏泻心汤、茯苓泽泻汤、五苓散、附子粳米汤、理中汤等治疗胃肠炎，用胃苓汤、保和丸治疗伤食，用白头翁汤、大承气汤、桃花汤、白虎汤治疗小儿菌痢，用五苓散、猪苓汤、越婢加术汤、实脾饮等治疗小儿急性肾炎，上述经验见《张岫云老大夫医案100例》。

陆渊雷

陆渊雷(1894—1955)，名彭年，上海川沙人。少时从朴学大师姚孟醺治经学、小学，通诸子百家，好天文历算，1916 年至 1925 年间任教于暨南大学等学校，业余治医学，及有成，受《伤寒论》于武进恽铁樵，又请益于章太炎，并助恽氏办函授学院，曾执教于上海各中医学校。1928 年同章次公等合创上海国医学院，著作有《伤寒今释》、《金匮今释》、《陆氏论医集》等。陆氏认定《伤寒论》为经方之冠，治疗之极，为学医所必由，故沉潜反复，研索独勤。他认为中医之所以为世诟病，主要原因是“金元以后医家困守《内经》，莫能自拔，单词双义，奉为金科，驰骛空言，不验实效”，而《伤寒论》为中医疗病之事实，具科学之理，研究中医，关键是用近代医学理论去解释中医治病的事实，而不可泥于《内经》。所谓：“大论用药之法，从之则愈，违之则危，事实也；其必有科学之理存焉。余虽短浅，持科学以寻大论之旨，往往如庖丁解牛，辄中骨肉。乃知国医取戾之道，固在医经，不在经方也。”(《伤寒今释·凡例》)“余以为理论当从西医之病名，治疗当宗仲景之审证为宜也。”(《伤寒今释·卷一》)其著作《伤寒今释》，即采取此种思路，以西医理论解释《伤寒论》的经验事实。他认为《伤寒论》的精粹在于证候方药。他说：“统观仲景书，但教人某证用某方，论中有桂枝证、柴胡证之名，可知意在治疗，不尚理论。中医之治疗有特长，理论则多凭空臆造，仲景不尚理论，正是识见胜人处，后人斤斤于风邪寒邪伤卫伤营之辨，而不于病证药方上著眼对勘，皆非读仲景书者。”(《伤寒今释·卷一》)其学术思想与近代科学的实证思想是一致的。

夏仲方

夏仲方(1895—1968)，名琦，上海市松江县人。17 岁拜松江十三世儒医张友苌为师，出师后在松江城内悬壶应诊。建国后历任上海市华东医院中医科主任，上海市中医学会常务委员，上海市中医内科学会主任委员，中央卫生部中医研究组顾问，上海中医学院内经教研组组长。夏氏认为《伤寒论》是统论一切外感疾病，而且是为百病立法之书。他对仲景方药研究精深，临床善用古方，如当归芍药散保胎，桂枝茯苓丸调经，桂枝汤治疗痛经，桂枝加龙骨牡蛎汤治疗高血压病，桃核承气汤治疗强迫观念，麻黄附子甘草汤治疗麻疹，肾气丸治疗糖尿病，黄芩疗诸血证，薯蓣丸治疗结核病等等。姜春华先生赞誉其医案“皆如老吏断狱，精到无比，无江南者纤巧之风，洵难得传世之作”。夏氏著述多毁于文革，其门人及后人整理出医论若干篇，均收录于《中医经方学家夏仲方专辑》一书中。

赵寄凡

赵寄凡(1896—1962)，号复初，天津名医。赵氏自幼随其父赵雅荪习医。解放后应卫生部委托，与天津名医陆观虎筹建天津市中医门诊部，1955 年负责组建天津市中医医院，并担任副院长一职。赵氏推崇经方，在津门有“经方派”之称。他说：“时方的法度，就不如经方严格，经方不但照顾疾病整体全面，更按轻重缓急，阶段分明……以某一个时方与某一个经方对比，有的时方对经方可以分庭抗礼，究竟大多数不如经方水平高。”赵氏认为，掌握了张仲景的《伤寒论》后，就掌握了人体面对疾病时病理、生理机能的表现、演变和转归。他说：“临床上虽见证多端，亦可运用伤寒法、伤寒方以应无穷的病变。”赵氏临床四十载，习用经方，对三阴证的诊断和治疗尤有心得，如他常用的吴茱萸汤、四逆汤、理中汤、桔梗汤、甘草附子汤、真武汤等，不仅药味少、剂量小，价格还便宜，治病效如桴鼓，备受病员欢迎。他常批评时医不懂经方，不懂组方原则，乱开大处方，随便凑药，有如饭馆中之大拼盘，包罗万象，还美其名曰发明创造。此语针砭时弊，仍有现实意义。

叶橘泉

叶橘泉(1896—1989)，浙江吴兴人。幼年从师学医，早年在苏州从事中医中药教学工作，同时开业行医并致力于本草学的研究。

解放后历任江苏省卫生厅副厅长、江苏省中医研究所所长、江苏省中医院院长、中国医学科学院江苏分院副院长、中国科学院学部委员、江苏科学技术协会副主席、南京药学院副院长等职。著有《现代实用中药》、《近世内科中医处方集》、《近世妇科中医处方集》、《古方临床运用》、《中医直觉诊断学》、《本草推陈》、《食物中药与处方》等。学术上强调在现代医学的诊断下应用经方，同时重视民间验方的收集与应用。

陈慎吾

陈慎吾(1897—1972)，福建闽侯人。生平推崇仲景医学。他指出："《伤寒论》是中医基础医学，同时又是临床应用医学"。几十年中，坚持用经方治病。《伤寒论》113 方，其中用过者在 90%以上，《金匮要略》262 方，用过者在 80%以上，其中尤擅用桂枝剂、柴胡剂、苓桂剂、泻心汤剂、四逆汤剂等类方剂。

陈会心

陈会心(1898—1980)，字贯一，沈阳市虎石台人。1921 年取得中医师资格，先后在抚顺、沈阳等地行医。曾师承经方名家窦有亭。一生推崇张仲景，擅用经方治疗传染病及各科杂病。1959 年 1 月沈阳市麻疹大流行，死亡率极高，陈会心一反当时温病治法，力主用真武汤抢救麻疹肺炎见高热神委，气促汗出，下利脉促者，如此治疗者往往一剂热降而神清，三剂热退而转危为安，病死率迅速下降，受到辽宁省卫生厅、沈阳市卫生局的重视并在全市推广。再如用白虎汤、大承气汤抢救小儿中毒性痢疾，用五苓散、附子理中汤、桂枝汤等治疗中毒性消化不良，用《古今录验》续命汤、五积散治疗中风，用小陷胸汤加味治疗渗出性胸腔积液，用黄芪建中汤合桂枝加龙骨牡蛎汤治疗再障，用大建中汤治疗多发性大动脉炎，这些经验经沈阳市第一人民医院中西医结合研究小组整理成《陈会心医案》于1976年内部发行。

胡希恕

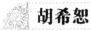

胡希恕(1899—1984),沈阳市人。1958年受聘于北京中医学院任教,教授《伤寒论》、《金匮要略》。临床擅用经方,尤其对桂枝汤、小柴胡汤等的临床应用更有独到之处,除用于伤寒温病以外,尚有内外妇儿各科杂病,每用必效,是当时人所公认的经方家。刘渡舟先生称其为"经方学派的大师",并介绍说:"每当在病房会诊,群贤齐集,高手如云,惟先生能独排众议,不但辨证准确无误,而且立方遣药,虽寥寥几味,看之无奇,但效果非凡,常出人意外,此皆得力于仲景之学也"(《经方传真·刘序》)。胡氏著有《伤寒论解说》、《金匮要略解说》、《经方理论与实践》、《经方实践录》等,惜不易见。人民卫生出版社出版的《经方传真》一书,为其门人冯世纶等整理先生医事轶闻而成。胡氏尚谓:"方证是辨证的尖端"、"中医治病有无疗效,其主要关键就在于方证辨得是否准确",强调了方证的重要性。

余无言

余无言(1900—1963),原名余愚,字择明,又字愚庵,江苏阜宁县人,民国时期上海著名经方家。幼习经史,后随父余奉仙学医,18岁即悬壶乡里。后定居上海,先后在上海中国医学院、新中国医学院等任教,并与张赞臣合作创立上海中医专科学校,担任教务长,兼授伤寒论、金匮要略、外科学等课。建国后曾在卫生部中医研究院、北京中医学院任职。余氏兼通中西医学,对仲景学说深有研究,临床上擅长运用白虎汤、承气汤、泻心汤、大小陷胸汤等治疗各种温热重症,如肠伤寒及并发症,被人称为"石膏大黄先生"。著有《伤寒论新义》、《金匮要略新义》、《湿温伤寒病篇》、《斑疹伤寒病篇》、《实用混合外科学总论》、《实用混合外科学各论》、《翼经经验录》等。

翟冷仙

翟冷仙(1900—1990),江苏东台市人。于仲景之学造诣极深,临床善用经方治疗急症大病。如突破暑温常规治则而用大青龙汤加附子治疗"乙脑"、"流脑",用白虎汤加味治疗急性黄疸型肝炎,用硝石矾石散治疗钩虫病、血吸虫病黄疸,用大剂小半夏加茯苓汤治疗顽固性呕吐。有手稿《碧荫书屋主人翟冷仙珍藏伤寒杂病论集》一部,以白云阁本《伤寒论》为底本而作注疏,该书 1987 年起由《实用中医内科杂志》连载刊出。

岳美中

岳美中(1900—1982),曾任中国中医研究院西苑医院内科主任。他一生临床擅用经方治病。主要著作有《岳美中论医集》、《岳美中医案集》等。岳氏主张专方专药与辨证论治相结合,他认为,《伤寒论》六经标题首揭"辨病脉证并治",《金匮要略》也是如此,书中指出某病某证某方"主之",此即为专方专药;某症证"可与"或"宜"某方,是在辨证之下随宜治之之意。后世《备急千金要方》、《外台秘要》皆依此法。因此,他认为"可知汉唐医家之辨证论治是外感杂病分论各治,在专方专药的基础上照顾阴阳寒热表里虚实"。岳氏说:专学《伤寒》容易涉于粗疏,专学温病容易流于轻淡。粗疏常致于偾事,轻淡每流于敷衍。必须学古方而能入细,学时方而能务实。所以,他并不局限在经方上。他对方药配伍和药物剂量十分重视,如仲景方半夏是以升计量的,岳老遂用实测的方法得到实际重量。

赵锡武

赵锡武(1902—1980),河南夏邑人,原名钟禄。早年到北京学习中医，曾任华北国医学院教员。建国后，历任卫生部中医研究院西苑医院心血管研究室主任、中医研究院副院长，中华全国中医学会副会长。对《伤寒论》、《金匮要略》研究较深，擅用经方。对心血管病、糖尿病、小儿麻痹症等的治疗有独到之处。著作有《赵锡武医疗经验》。

陈达夫

陈达夫（1905—1979），四川著名中医眼科专家，临床擅用经方。他认为，仲景之方，立法严谨，组合精当，力专效宏，虽本为伤寒杂病而设，却同样可用于各种眼病。所著《中医眼科六经法要》书中，学用经方及加减者竟占一半。其中如葶苈大枣泻肺汤治疗气轮肿胀，炙甘草汤加柴胡治疗视物易色，旋覆代赭汤加减治疗视物颠倒、视正反斜等，均有特色。

姜春华

姜春华（1908—1992），江苏省南通县人。自幼跟随其父学医，迁居上海后师从陆渊雷先生学习中医。先后在上海中医专科学校、上海复兴中医专科学校、上海新中国医学院任教。解放后任上海第一医学院附属内科医院（今华山医院）中医科主任兼第一医学院中医教研室主任。姜氏认为："既要为病寻药，又不废辨证论治，为医者须识病辨证，才能做到辨病与辨证相结合。"他临证既注重辨证论治，善用经方，又注重挖掘民间单方、验方和专病专药。对温病治疗提出在辨病辨证基础上掌握"截断扭转"的治法。著有《中医治疗法则概论》、《伤寒论识义》、《经方应用与研究》、《姜春华论医集》，主编有《肾的研究》、《活血化瘀研究》、《活血化瘀研究新编》、《历代中医学家评析》等。

范中林

范中林，四川现代老中医，多年来潜心于《伤寒论》的研究，在掌握六经辨证规律以治疗外感病和内伤杂病方面，有独到的经验。临床擅用经方，如用四逆散治疗尿路感染，用桂枝汤治疗长期低热，用四逆汤加肉桂治疗前列腺炎等。其部分医案经人整理出版，名《范中林六经辨证医案选》。

宋孝志

宋孝志（1911—1994），字鸿禧，湖南省宜章县人，北京中医学院东直门医院主任医师，从事中医临床教学60余载。自幼跟随舅舅刘希盛学习《伤寒》、《金匮》、《千金》、《外台》，并侍诊于侧。刘氏乃湖南名医，擅用经方，精通内妇二科。宋老传承其舅的临证治学特点，重视研究方剂的配伍、剂量、煎服法，尤其注重方与药、药与药之间的关系及每味药在方中的作用和药量变化对全方的影响。他还说，在治疗疾病时应尽可能地选用原有成方治疗疾病，古今大量的方剂均是前人经验的总结，其方药配伍严谨，尤其是仲景方，药专力宏。他临床善用古方，有经方家风范，如用抵当丸治疗脑血管瘤，用栀子豉汤治疗过敏性哮喘，用桂枝生姜枳实汤、一味白术汤治疗房颤，蒲灰散合葵子茯苓散治疗顽固性水肿，鸡鸣散治疗风心病心衰水肿，防己地黄汤治疗癫证等。

门纯德

门纯德（1917—1984），字秉洁，河北蔚县人，山西大同医学专科学校副教授。治学崇尚仲景学说，临证擅用“兴阳温经祛寒法”治疗慢性顽固性疾病，如用麻黄附子细辛汤治疗小儿腺病毒性肺炎危证，通脉四逆汤治疗冠心病，大黄附子汤治麻痹性肠梗阻，白术附子汤与附子汤治疗不孕症，乌头桂枝汤治疗血栓闭塞性脉管炎，桂枝甘草汤治疗严重失眠等。临证创“联合方组”法，用数方主辅相承，互依互用，循序渐进轮流交替服用，达到病体同调、标本兼顾、缓缓图本的策略。

（张薛光整理）

徐灵胎与吉益东洞

——两者学术思想的异同点及其原因探讨

徐灵胎与吉益东洞[1]分别是18世纪中国和日本以倡导古医学而著名的医家。这两位不同国家的医家，在相同的历史时期，形成了十分相似的医学思想，并采用了接近的研究方法，取得了本国同道公认的学术成果。这不能不说是世界医学史上的趣事。两位医家共同的学术思想，其中蕴含科学的道理，能给我们今天继承和发扬两国的传统医学带来有益的启示。同时，探讨双方存在的认识上的差异，对我们认识中医学与日本汉方医学的特点，也将带来帮助。本论文以两位医家的主要著作为基本研究素材，对两人学术思想的异同点作比较分析，并就其原因作一探讨。

《伤寒论类方》与《类聚方》

1759年(清乾隆二十四年)，徐灵胎“探求三十年”的力作《伤寒论类方》终于定稿。他在序言中说：“余纂集成帙以后，又复钻穷者七年，而五易其稿，乃无遗憾”。徐氏此书，一改过去从六经论《伤寒论》的传统研究方式，“不类经而类方”，从方证相应的角度揭

---

〔1〕 徐灵胎(1693—1771)，名大椿，晚号洄溪老人，中国江苏吴江人，清代著名医学家。吉益东洞(1702—1773)，名为则，字公言，通称周助，东洞是其号，日本广岛人，江户时代著名医学家。

示了《伤寒论》辨证论治的规律，是对后世影响较大的一部著作。值得注意的是，仅仅相隔 3 年的 1762 年，日本的古方派大家吉益东洞，也完成了作为该流派经典著作的《类聚方》。此书将张仲景的处方与证“列而类之，附以己所见”，其研究思想与编集方式与《伤寒论类方》十分相似。

为什么要从方证研究《伤寒论》？双方均强调了以下的观点：

第一，方剂是医者治病的基本手段，方证的辨别是医者基本的临床技能。徐灵胎说，张仲景当时著书，“亦不过随证立方，本无一定次序”，其实，随证立方并不限于著书，张仲景临床本是“观其脉证，知犯何逆，随证治之”，故《伤寒论》中有“桂枝证”“柴胡证”的称呼。徐灵胎还说，以方类证的《伤寒论类方》能“使读者于病情药性，一目了然，不论从何经来，从何经去，而见症施治，与仲景之意无不吻合……”。这里的“见症施治”，便是辨别方证而施治。“仲景之意”，是《伤寒论》乃至中医学的基本精神。吉益东洞则说得更直截了当：“医之学也，方焉耳”。其私淑弟子尾台榕堂在《类聚方广义》中也补充道：“医之急务，在方证相对如何耳”。

第二，方证是病的基本构成单位。徐灵胎的话是：“盖方之治病有定，而病之变迁无定，知其一定之治，随其病之千变万化，而应用不爽”。“方之治病有定”中的“方”，主要是指《伤寒论》方；“治病有定”的含义有二：一是指《伤寒论》方于应用指征有明确的规定，二是指《伤寒论》方证是机体反应状态的具体反映形式。疾病的种类是无穷的，而机体的反应状态是相对固定的。与强调特异性的病名诊断相比，辨方证就是一种以不变应万变的方法。吉益东洞的话是：“夫医之处方也，随证以移。惟其于同也，万病一方；惟其于变也，一毒万方”。这里的“万病一方”与“一毒万方”，与异病同治、同病异治同义，是辨证论治的不同说法。

第三，规定方证是中医学规范化的基础，是医学发展的前提。长期以来，医学的不规范现象是十分严重的。就《伤寒论》一书为例,“后人各生议论,每成一书,必前后更易数条,互相訾议,各是其说,愈更愈乱,终无定论”,《伤寒论》研究以何为标准?外感病的诊疗如何规范?徐灵胎经长期研究,最后决定从方证入手,因为医者随证立方,最为具体,处方的组成、剂量、加减法,皆可以作出规定。特别是张仲景的方剂,于此规定甚严,“各有法度,不可分毫假借”。研究《伤寒论》的方证,无疑是研究中医学的临床规范,意义是不言而明的。所以,徐灵胎对自己的研究成果是比较满意的,完成《伤寒论类方》以后,才在序言中写上“乃无遗憾”四字。不约而同,吉益东洞也是不满当时的医学“空言虚语,臆说理义”“其方法不统一,而治疗无规则”的倾向,而提倡古医学,强调恢复张仲景的诊疗标准。

第四,类方便于理解药性及方意,便于临床使用,正如《类聚方·凡例》所言:“诸方以类就位,又以类之变,……其方之用与药之能,可得而言矣”。《类聚方广义·题言》也说:“类聚之旨,在审方意、便方用也”。徐灵胎也认为类方能使读者“于病情药性,一目显然”,不失为“至便之法”。类方是一种比较异同的分类法。由于《伤寒论》的方证散在于 397 条条文中,或前后参差,或隐于字里行间,分类比较无疑是最为适用的研究方法。吉益东洞尚通过《伤寒论》方证的分类比较,研究了药物的使用指征,著成了颇有特色的临床药物学专著《药征》。

综上所述,方证研究不仅是《伤寒论》研究的核心内容,更是中医学研究的核心内容。徐灵胎与吉益东洞不约而同地选用类方法,绝不是偶然的。这既是两人在长期探求医学真髓中得出的结论,也是对当时占统治地位的金元明医学进行深刻反思以后的革命行动。方证研究,对中医学术脱出阴阳五行学说的圈子,回归自然科学的轨道,有着十分深远的意义。《伤寒论类方》至今已经发现有 20 个版本,而且后世还有许多再编、增辑、歌括等著作。作为中国经方派的代表人物,徐灵胎的影响至今犹在。《类聚方》一问世,也立即引起日本的轰动。1762 年(宝历十二年)刊行之后不久,在京都、江户即卖出一万册。以后,作为日本汉方的临床规范,

《类聚方》有力地促进了日本医学的进步。

不过，徐灵胎与吉益东洞在对方证的认识上尚存有不同点。徐灵胎往往将理法方药浓缩在“方”这个断面上，注意方证中蕴含的治疗法则的开掘。如《伤寒论类方》每通过对原文的分析，阐明方证“其所以然之故”，这当然离不开六经、八纲、脏腑营卫气血等范畴。而且，徐灵胎认为《伤寒论》是本“救误之书”，而要弄清为何误，误在何处，本身就是个方法论的问题。而吉益东洞所着眼的仅仅是古方的“证”。如《类聚方》在类聚《伤寒论》、《金匮要略》有关条文以后，并无详细的解释，仅对使用指征作简短的提示，如“当见某某证”或“当有某某证”等，不但无阴阳五行、脏腑经络、升降浮沉之说，且三阴三阳、寒热虚实等术语也视为“臆测之论”“方用之葛藤”而删除之。与《伤寒论类方》相比，《类聚方》的经验化倾向是十分明显的。

《神农本草经百种录》与《药征》

《神农本草经百种录》(以下简称《百种录》)是徐灵胎 44 岁时的著作，撰于 1736 年(乾隆元年)。他因为唐宋以后医家药性不明，处方用药颇多谬误，“方不成方，药非其药，间有效验，亦偶中而非可取”，认为“必良由《本经》之不讲故也”。遂选择《神农本草经》中药性比较复杂，而且人们缺少研究，又易导致临床误用的 100 种药物，对原文逐一注释和发挥，其目的是，“辨明药性，阐发义蕴，使读者深识其所以然，因此悟彼，方药不致误用”。

《药征》是吉益东洞晚年的力作，定稿于 1771 年(明和八年)，晚于《百种录》35 年。当时吉益东洞已经年至 70。这本著作凝聚了他 40 余年研究张仲景方药的心得和他本人临床用药的经验。近代日本汉方大师大塚敬节先生认为：“东洞所著之书对后世影响最大者，首推《药征》”。《药征》以《伤寒论》、《金匮要略》的条文为依据，对古方中常用的 53 味药物的主治进行了考证，并结合自身的临床经验，对传统本草书中的一些不切合实际的说法进行了批驳，对一些药物的品种、炮制等也有论述。其中所采用的辨伪明诬、归纳比较、怀疑批判的方法，具有明显的近代科学的特征。后人村井琴山称此书“补古今医人及本草者流所不逮，发二千年来所未发”。

同样是以复古为号召的药学专著，可是两书的写作风格有着不少的差异。

从学术渊源来看，《药征》源于《伤寒论》、《金匮要略》，而且将原文中有关阴阳六经诸语一概删去，仅剩方药与证而已。《百种录》则取材于《神农本草经》，仍依上、中、下三品分类，书中原为方士道家之言的“久服轻身延年”“不老”诸说，徐灵胎也一一为之解释所以然。

从著书宗旨来看，《药征》只讲药效，是论所当然而不论所以然。他说：“疾医之论药也，唯在其功耳”。功，同效。不谈所以然，吉益东洞有其看法。他主张“可知而知之，可见而见之，实事惟为”的“知见之道”。譬如，有水声吐水，则为水治之，这就是实事惟为。如果是不可知不可见者，则不可以作为依据。他举例说：“夫味之辛酸苦甘咸，食而可知也。性之寒热温凉，尝而不可知也，臆不可知也为知，一测诸臆，其说纷纷，吾孰适从？”这种理论，吉益东洞均斥之为“空理”。另外，吉益东洞提出，有些现象是无法弄清其所以然的，可以置而不论，也不必去臆测。他举例说：“夫汗之白也，血之赤也，其所以然不可得而知也。刃之所触，其创虽浅，血必出也；暑热之酷，衣被之厚，汗必出也。壹是皆历皮毛而出者，或为汗，或为血，故以不可知。为不可知，置而不论。”在这种思想指导下，《药征》全书仅述每味药物的主治，甚至于寒热温凉也不讲。他说：“医之于事，知此药解此毒耳。毒之解也，厥冷者温，大热者凉。若以厥冷复常为热药，则大黄芒硝亦为热药乎？药物之寒热温凉，其不可论，斯可以知已”。与《药征》相反，《百种录》讲药性，是论所以然。徐灵胎认为：“知所当然，则用古之方能不失古人之意；知所以然，则方可自制，而亦能合古人制方之意也”。他还认为，“凡药之用，或取其气，或取其味，或取其色，或取其形，或取其质，或取其性情，或取其所生之时，或取其所成之地，各以其所偏胜，而即资之疗疾，故能补偏救弊，调和藏府。深求其理，可自得之”。所以，《百种录》的着力点在所以然的阐发，当然，这些所以然，只能以四气五味、升降浮沉、引经报使等学说来解释。

从论证方法来看，《药征》是考证式的，重在归纳。“以试其方之功，而审其药之所主治也；次举其考之征，以实其所主治也；次之以方之无征者，参互而考之；次之以古今误其药功者，引古训而辨之；次举其品物，以辨真伪”，是从方证条文研究药证。从方法上来看，与近代科学的归纳法没有两样。《百种录》是注释式的，未脱离传统经学的治学方式。书中注释又重在推理，其说理工具主要是阴阳五行学说。

从上可见，两书的差异相当明显，有些应该说是原则上的分歧。这反映了徐灵胎早年医学思想的未熟和传统经学的烙印。徐灵胎所处的时代，正是清代考证学昌盛的乾隆年间；所处的环境，又是传统文化深厚、儒学人才辈出的吴地。徐灵胎本身由儒而医，而且对道教文化深信不疑，再加上他写《百种录》时年仅 44 岁，医学思想尚未成熟，临床经验的积累也有限，所以《百种录》带有相当浓厚的儒学色彩也在情理之中。不过，即便是如此，《百种录》的字里行间，依然可见徐灵胎对传统药学理论的怀疑和困惑。他发现药物的功效存在着“一时难以推测”或“不可解”的问题，如以菟丝子汁能“去面皯（面色发黑）”为例，“以其辛散耶？则辛散之药甚多；以其滑泽耶？则滑泽之物亦甚多，何以他药皆不能去，而独菟丝能也？”所以，他意识到，“但显于形质气味者可以推测而知，其深藏于性中者，不可以常理求也”。同时又指出临床试验的必要性：“凡药性有专长，此在可解不可解之间，虽圣人亦必试验而后知之”。这种怀疑与困惑，随着徐灵胎研究的深入，越来越强烈，继而转变为对药性专长论的提倡和对传统药学理论的否定。

1741 年（乾隆六年），徐灵胎作成《医贯砭》一书，尖锐地抨击了以论命门学说著称的明代医书《医贯》。1757 年（乾隆二十二年)，他在《医学源流论》中，明确否认传统药学理论中的归经说。他说："盖人之气血，无所不通，而药性的寒热温凉、有毒无毒，其性亦一定不移，入于人身，其功能亦无所不到，岂有其药止入某经之理？"他只承认药物有专能，如柴胡治往来寒热的少阳病，桂枝治畏寒发热有汗的太阳病，就是专能。有些药物的专能可以用药性理论来解释，有些则不能。他说："如性热能治寒，性燥能治湿，芳香则通气，滋润则生津，此可解者也。如同一发散也，而桂枝则散太阳之邪，柴胡则散少阳之邪；同一滋阴也，而麦冬则滋肺之阴，生地则滋肾之阴；同一解毒也，而雄黄则解蛇虫之毒，甘草则解饮食之毒，已有不可尽解者。至如鳖甲之消痞块，使君子之杀蛔虫，赤小豆之消肤肿，蕤仁生服不眠、熟服多睡，白鹤花之不腐肉而腐骨，则尤不可解者。此乃药性之专长"。药性专长论的提出，是徐灵胎向重视所当然跨出的一大步。

1764 年(乾隆二十九年)，徐灵胎在《兰台轨范》中提出专病专方专药的思想，他说："一病必有主方，一方必有主药"。强调了药物特异性功效的研究。他在书中猛烈批评了当时医学界忽视药物专能的倾向。他说："自宋以还，无非阴阳气血、寒热补泻诸肤廓笼统之谈，其一病之主方主药，茫然不晓，……至于近世，则惟记通治方之数首、药名数十种，以治万病。全不知病之各有定名，方之各有法度，药之各有专能，中无定见，随心所忆，姑且一试，动辄误人"。1767 年(乾隆三十二年)，徐灵胎撰写成《慎疾刍言》一书，其中专列《用药》一篇，呼吁人们"辨为药性，博览经方"，并明确提出"医道起于神农之著本草""治病必先有药，而后有方，方成之后，再审其配合之法"，强调了药物在医学中的极端重要性。这时候的徐灵胎，在学术思想上更加坚定和成熟，与吉益东洞的一些观点也趋于一致。

从徐灵胎药物研究思想的演变过程可以看出，本草学是中医学的重要组成部分，在实践中发现和整理药物治病的事实，是药物研究的科学方法。以引经报使、四气五味、升降浮沉为内容的传统药学理论有很大的缺陷，不宜盲从。不过，如何运用现代科学的方法，揭开中药有效之谜，并制定出更科学有效的、更客观明确的临床用药规范，是徐灵胎留给后人的一个课题。

《医学源流论》与《医断》

1757年（乾隆二十二年），65岁的徐灵胎完成了他的医学评论著作《医学源流论》。他因感慨唐宋以来医道衰微，无儒者为之振兴，“至理已失，良法并亡”的现状，遂以其“博览群书，寝食俱废，如是数年”而造就的“寻本溯源之学”，就传统医学理论中的93个问题，阐述其独到的观点，对当时医学“笼统”“支离”“浮泛”的弊端多有针砭。《四库全书提要》谓此书“持论多精凿有据”“其论病，则自岐黄以外，秦越人亦不免诋排；其论方，则自张机《金匮要略》、《伤寒论》之外，孙思邈、刘守真、李杲、朱震亨皆遭驳诘，……然其切中庸医之弊者，不可废也”。几乎在同时，吉益东洞也以非凡的勇气，向世俗提出挑战，他强调实证，强调亲身试验，反对温补，提倡万病一毒说和腹诊术，并全盘否定阴阳五行、脏腑经络、病名病因等传统理论。其学说中的36论由门人鹤元逸编成《医断》一书，并于1759年（宝历九年）刊行。《医断》的问世，如石击水，引起医学界的极大震动。一场围绕《医断》的论争迅速展开。畑黄山的《斥医断》(1762)，田中荣信的《辨斥医断》(1763)，掘江道元的《辨医断》(1790)，木幡伯英的《斥医断评说》(1804)，相继出版，互相非难，日本医坛为之沸腾。

首先应当指出，此两书的基调是一致的，均针对当时医学界思想混乱的局面，拨乱反正，明确了医学研究的范畴，强调以实践检验理论的科学思想方法。这对于促使当时的医学从宋明理学的束缚中解脱出来，从“怪僻之论，鄙俚之说”等迷信荒诞的邪说中剥离开来，具有积极的意义。这是《医学源流论》与《医断》的共同之处。但是，书中也反映出两人在医学思想上存在着一些差异。

第一，已然与未然的差异。吉益东洞只研究肉眼可见的临床现象，而不作预测，所谓："吾党论其已然者，不论未然者"。所以，凡是不可见者，吉益东洞一概不研究。他甚至否认病名病因的存在，他说："凡治疾之法，视邪之所凑，察毒之所在，随其证而处方，不拘病名病因，此则仲景之教也"。他在《古医书言》中，说得更加坚决："今医家之病名，唐·孙思邈曰四百四病，近世之书，病名加多千有余，为则不佞顽愚，浅陋薄识，而十之一不得记臆。不记臆则不妨于为医，以病名医不可为也"。徐灵胎则不然。他极其重视未然的研究，即通过临床现象的观察，归纳出"病"的概念，并以此预测未然。《医学源流论》中用大量的篇幅，阐述了疾病的定义、性质、传变、愈期、疗效与预后、疾病与症状、体质等诸多理论问题。他指出，病不仅有特有的致病因素和临床表现，还有特有的传变规律，辨病可以先知先防，所谓"如痞病变臌、血虚变浮肿之类，医者可预知而防之也"。他还发现，疾病的临床表现极为复杂，有些疾病可以自愈，不必服药，有些疾病不论治之迟早，而愈期有一定规律，有的虽治法不误，而始终无效。而且，治疗方法也呈多样性，不辨病是不可想象的。他说："病之与症，其分并何止千万？不可不求其端而分其绪也。而治之法，或当合治，或当分治，或当先治，或当后治，或当专治，或当不治，尤在视其轻重缓急，而次第奏功，一或倒行逆施，杂乱无纪，则病变百出，虽良工不能挽回矣"，"后之医者，病之总名亦不能知，安能于一病之中，辨明众症之渊源？"。所以，他认为，临床能准确地判断疾病的预后，是医生临床水平的最高境界，所谓"学问之极功"。他说："能愈病之非难，知病之必愈必不愈为难"。他还说："不论轻重之疾，一见即能决其死生难易，百无一失者，此则学问之极功"。病名的研究，是医学研究的必由之路。如果只研究现象（已然），而不研究现象后面的本质（未然），就不是真正意义上的科学研究。徐灵胎的观点已经被后世医学发展的历史证明是正确的。

第二，所以然与所当然的差异。在医学研究什么这个问题上，徐灵胎十分强调研究"所以然"。他说："凡读书议论，必审其所以然之故，而更精思历试，方不为邪说所误”。他指出：“欲治病者，必先识病之名，而后求其病之所生，知其所由生，又当辨其生之因各不同，而病状所由异，然后考其治之之法”。他还详细规定了医生在实践中的自我检验程序。他说：“治病之法，必宜先立医案，指为何病，所本何方，方中用某药专治某症，其论说本之何书，服此药后于何时减去所患之何症。倘或不验，必求所以不验之故，而更思必效之法；或所期之效不应，反有他效，必求其所以致他效之故；或反增他症，或病反重，则必求所以致害之故”。所以，他认为医学研究除了反复验证，即所谓“历试”之外，需要缜密的科学的理性思考，即所谓“精思”。而吉益东洞只强调经验的积累，重视所当然的“目识”和“解悟”，恰恰对所以然的研究是排斥的，所谓：“吾党……又不论其所以然者”。他认为他的医术，是“非言语文字可遽谕者”，“亲试之疾疢，切试之事实，积以岁月，则目识神契，自然可了会矣”。他强调“要在专心解悟”。显然，这种具有浓厚经验论、不可知论色彩的思想，是不利于医学理论发展的。

第三，全盘否定与合理利用的差异。在如何对待传统理论以及仲景以后医学的问题上，《医断》采取全盘否定的态度，而《医学源流论》则能以具体情况具体分析的态度，合理地加以利用。如对于脏腑经络，吉益东洞认为“仲景未尝论矣，无益于治病也”“无用乎治矣，是以不取也”，一概否定。而徐灵胎则认为，脏腑经络是人体的部位，是临床诊病的依据。病有必分经络脏腑而后治之者，也有不必分脏腑经络而后治之者，不可一概而论，关键是要认识各种疾病的发病规律。他说：“识病之人，当直指其病在何脏何腑，何筋何骨，何经何络，或传或不传，其传以何经始，以何经终。其言历历可验，则医之明者矣”。显然，徐灵胎之所以肯定脏腑经络，是从强调研究具体疾病这个角度出发的。

对于脉诊，吉益东洞几乎全面否定。他说：“医谓人身之有脉，犹地之有经水也。知平生之脉，病脉稍稍可知也。而知其平生之脉者，十之一二耳”，“越人之为方也，不待切脉，望色听声写形，言病之所在，可以见已”，“谓五动或五十动，候五脏之气者，妄甚矣。如其浮沉迟数滑涩，仅可辨之尔耳，三指之间，焉能辨所谓二十七脉者哉”。其结论是“脉之不足以证也”，主张临床诊断“先证而不先脉，先腹而不先证”。而徐灵胎对脉诊的复杂性有充分的认识。他指出：“盖脉之变迁无定，或有卒中之邪，未即通于经络，而脉一时未变者；或病轻而不能现于脉者；或有沉痼之疾，久而与气血相并，一时难辨其轻重者；或有依经传变，流动无常，不可执一时之脉，而定其是非者”。所以，临床上有从脉不从症者，有从症不从脉者，“故以脉为可凭，而脉亦有时不足凭”。徐灵胎否定了仅以脉辨病的说法。他说：“病之名有万，而脉之象不过数十种，且一病而数十种之脉，无不可见，何能诊脉而即知其何病？此皆推测偶中，以此欺人也。”他明确指出，诊脉是辨病中的一种诊断方法，“必以望闻问三者合而参观之，亦百不失一矣”。并且分析脉象应当结合具体的疾病进行，他指出“不按其症，而徒讲其脉，则讲之愈密，失之愈远”。

疾病的多样性复杂性，决定了医学不能局限在某种学说或某种疗法上，勤求古训，博采兼收是必须的态度。在《医学源流论》成书 7 年后的 1764 年，徐灵胎又撰成反映其辨病专治思想的重要著作《兰台轨范》。全书重在论病，每病均先录汉唐对病因的认识，“首《内经》，次《金匮》、《伤寒》，次《病源》、《千金》、《外台》，宋以后亦间有采者”，下为专治之方法，有内服者，也有外治者，除选录汉唐之方以外，宋以后诸方“精实切病者”，亦附于古方之后，堪称临床疾病分类学的全书。而吉益东洞从经验主义的立场出发，基本上全部否定前人的著作。他视《灵枢》、《素问》、《难经》为“伪作”，认为《神农本草经》中“妄说甚多，不足以征”；认为《伤寒论》、《金匮要略》“方剂杂出，失本色者往往有之。且世遐时移，谬误错乱，……不可不择”，至于后世注家，皆认为“牵强附会，不可从也”。《备急千金要方》、《外台秘要》的方剂，“其可取者，不过数方而已”。

此外，徐灵胎提倡针灸、按摩、导引、放血等外治法以及心理疗法，批评了当时“只以一煎方为治”的倾向。而这是吉益东洞所未加重视的。

综上所述，徐灵胎与吉益东洞在医学思想上的差异在于是否需要研究疾病的本质，是否需要理性思维，如何看待传统医学理论及经验等问题上存在的不同意见。平心而论，徐灵胎的认识未必十全十美，但是，吉益东洞的观点是明显偏激的。实际上，吉益东洞在医学思想上存在的这些问题，在当时就引起有识之士的警惕，并对此作了修正。其子吉益南涯创立“气血水论”，就是一例。后世以和田东郭、浅田宗伯等为代表的折衷派医学的发展和壮大，以及近代汉方的发展，都是在对吉益东洞医学进行修正和发扬的基础上取得的。

徐灵胎、吉益东洞异同点的原因分析

徐灵胎、吉益东洞两人在学术主张上惊人的一致性，早有学者发现。日本学者三上章瑞这样说过：“清·徐灵胎刻《伤寒类方》在于乾隆二十四年，翁之刻《医断》实我宝历九年事也。岁次丁卯，不期而同，复古之业，岂非时运之使然乎？”18 世纪的中国和日本，均处在一个学术思想的动荡期。在中国，明末清初兴起的实学思潮，以复古为号召，对空疏的宋明理学进行了批判。医学界也转向崇尚汉唐医学，注重医学自身的研究，注重前人的实践经验的整理，讲求实效，不尚空谈，医学风气也为之一变。这个时期涌现出一大批倡导古医学的医家，徐灵胎正是其中最有代表性的一位。在日本，儒学也同样实施着同样的变革，受其影响，以吉益东洞为代表的医家冲破阴阳五行学说为主要说理工具的金元医学的束缚，以临床事实为基础，试图构筑实践的医学体系。应该说，徐灵胎与吉益东洞都是这个时代的医学革命家。正是由于处在同样的时代，才促使他们产生了相同的学术主张，真可谓“异域同心”。徐灵胎与吉益东洞重视方证与药物效能的研究，重视临床现象的观察和分类研究，具有明显的近代科学色彩。他们提倡古医学的目的，正如有的日本学者所说的，“并不意味着医学的倒退，实质是医学的自然科学化”。可以说，这是18世纪东方出现的一道耀眼的医学科学精神的闪光。

但是，两人在学术上的差异也是明显的。可以这么说，徐灵胎的医学博大宽厚，吉益东洞的医学纯专锐利；徐灵胎强调基础、精思、所以然，吉益东洞强调技术、实证、所当然；徐灵胎善执衷，吉益东洞走极端。那么，这又是什么原因造成的呢？当然，答案是多方面的。这里，主要从他们各自的文化传统、人才观、学术个性三个方面加以探讨。

第一，关于文化传统。中国医学历史悠久，有着深厚的文化传统。阴阳五行学说，脏腑经络学说等，无不来源于生活实践，来源于中国人自身的感受和体察。作为针灸汤液等传统疗法以及与之相伴的中医病名病因的认识，本身也经历了相当漫长的过程。对中国人来说，尤其是对如徐灵胎那样的儒医来说，谈论医理更是游刃有余。而日本文化没有中国文化那样悠久的历史，中医学的导入，始于隋朝，至吉益东洞的时代，也只有近千年的历史。日本为岛国，气候风土与大陆有别，饮食习惯也有很大的不同，更没有像中国那样具有深厚广博的民间医学作为中医学的土壤，所以，中医学自从导入以后，一直是作为宫廷医学或贵族医学的形态存在的。江户时代以来，随着人口的增加和都市化，市民阶层的扩大，社会对医疗的要求不断增加，于是，医学开始走向大众。显然，具有浓厚中国文化味的中医理论，必然给医学的传播和普及带来障碍。所以，吉益东洞删繁就简的做法，正是当时日本医学界思潮冲击下必然的反应。事实上，当时提倡古医学、进行中医学改革的医家，尚有名古屋玄医(1628—1696)、后藤艮山(1659—1733)、香川修庵(1683—1755)、山胁东洋(1705—1762)、永富独啸庵(1732—1870)、中神琴溪(1743—1833)等，只不过吉益东洞的医学，日本味更浓烈罢了。

第二，关于人才观。徐灵胎先儒后医，其学医就经过广搜博采的过程，“上追灵素根源，下沿汉唐支派”，50年中，“披阅之书约千余卷，泛览之书约万余卷”。宽阔的知识面使他对医学发展具有深邃的认识和超人的见解。在他的眼里，医学首先是一门学问，而不仅仅是一种技术，更不是谋生的手段。面对当时日益增多的许多“为衣食之计”的从医者，徐灵胎充满了忧虑和不安。他最关心的是所谓“伟人”“奇士”般的从事医学研究的高级人才的大量出现。徐灵胎心中理想的这种人才，首先是“聪明敏哲”的、“渊博通达”的、“虚怀灵变”的、“勤学善记”的、“精鉴确识”的所谓“具过人之质，通人之识”的高素质人才，然后，又有“屏去俗事，专心数年，更得师之传授”的培养过程。正是基于这种人才模式的设定，决定了徐灵胎必须强调基础，强调博取，强调精思。此外，徐灵胎家境富有，本不以医为职业，为人治病，研究医学，均是为了好奇心的满足与对未知世界的探求。所以，他的医学已经达到一般的医者无法望及的境界。正如后人所评价的那样：“洄溪先生医学超绝前后，百余年来传其术者绝少”。像徐灵胎这样纯粹的中医学者，在中国医学史上尚是不多见的。

吉益东洞也有博览群书的过程。有人说他“寒夜避炉，以慎其眠，蚊蛰攻身，以戒其眠，读《素》、《灵》、《难经》百家之书，研究精论”。可以说，他对医学的理解力和洞察力，不在徐灵胎之下。他面对当时医学界“医人皆舍事实，而谈空理，以荧惑后进”“数弊相承，坏乱极矣”的局面，愤然以“继绝迹，兴废道”为一生追求的目标。严格来讲，吉益东洞所提倡复兴的“疾医之道”，是一种朴素的、原始的经验医学形态。换句话说，只是一种应用方药的技术。所谓“医之学也，方焉耳”，“药论者，医之大本，究其精良，终身之业也”。但是，正是由于这种“疾医之道”的简洁性和通俗性，适应了社会的需求，从而吸引了大批的求学者。据说，当时“从游而受业者多矣，上堂入室百有数人”。要在较短的时间内向初学者传授医学，强调方药应用技术，强调所当然的经验，强调实证性强的腹证，无疑是最佳的选择。而且,与徐灵胎的想法不同,吉益东洞的传道的目的,不是要培养“奇才”“伟人”,而是要迅速地育成大批为市民阶层服务的临床医生。他晚年曾这么说:“今也,四方之生徒,受业而归者,皆施斯术于其邦,则疾医之道,已行于海内。二三子益愤悱碎砺,缵翼余业,以传之天下后世,余虽死焉,尚不死也,岂不愉快哉?”可见,吉益东洞对他的事业是满意的。

第三,两人的人格魅力也各有特色。徐灵胎早年鄙薄科举,弃儒攻医,虽有叛逆心理,但不失儒雅温良之气。他对于清朝皇帝颇有忠心,曾两次上京效力。1771年(乾隆三十六年),他明知体力不支,依然应诏带病北上,最后死在北京。而吉益东洞则有明显的叛逆性和反抗性。据史料记载,延亨元年,当时吉益东洞贫困交加,几乎绝食之时,佐仓侯欲招为侍医,他谓“贫者士之常也,穷达者命也”,辞而不仕。明和六年,中津侯以禄五百石招其为侍医,亦辞而不往。以上两人的人格,对其文风学风也是有一定影响的。两人均以复古为号召,但方式方法略有不同。可以说,徐灵胎是改良式的,吉益东洞则是革命式的,一则和缓,一则激烈。当然,两种方式对社会的影响也不尽相同。徐灵胎晚年自感“半生攻苦,虽有著述几种,皆统谈医学,无惊心动魄之语,足令人豁然开悟”,遂又“抠心挖骨”,於1767年(乾隆三十二年),作《慎疾刍言》一书,言辞口气显然尖锐得多。可以想象,当时的徐灵胎目睹尚未明显改观的医学界的现状,已经陷入深深的忧虑,几近焦躁。这是因为,他那种改良,是不可能立时带来整个医学界剧烈变革的。吉益东洞的情况恰好相反。他过激的学说,引起当时医学界的极大关注,信奉者有之,疑问者有之,反对者也有之。他晚年也曾感叹道:“余为天下后世,尽心力,焦唇舌,建言疾医之道,人疑而未信,拒而避之。咄嗟,天下无不瘳之疾,奈天下无尽其疾之人何?天下无不尽之命,奈天下无安其命之人何?”不过,其鲜明的学术特色,最终得到了人们的理解,正如水野清氏所说:“昔东洞先生于五运六气之说盛行之世,卓然独从事于古医方,不顾笑侮,人侧目视之,久之海内靡然从之。”正是吉益东洞这种矫枉过正的做法，促使了日本汉方脱却中国医学的圈子，走向了独自的发展之路。正如大塚敬节先生所说：“中国医学在日本的蜕变，始於曲直濑道三，完成于吉益东洞”。

结语

徐灵胎与吉益东洞虽然国度不同，但是二人在相同的历史时期，均提倡古医学，强调实证的精神及实践的思想，强调进行方药应用的临床研究。这个相同点，可以说是18世纪东方出现的医学科学精神的闪光。两人在医学总体的认识上，存在着一些差异。所谓的已然与未然的差异、所当然与所以然的差异、全盘否定与合理利用的差异，也就是两人在是否要研究疾病本质，是否需要理性思维，如何看待传统医学理论及经验等问题上存在着不同意见。这些差异形成的原因是复杂的，不过可以认为，中日两国的文化传统以及两人的人才观与人格特点，与差异的形成有着不可分割的关系。由于徐灵胎与吉益东洞具有十分接近的研究领域和相似的学术思想，故将两人作为18世纪中日两国医学史比较研究的范例，是比较适合的。

附录：徐灵胎、吉益东洞比较年表

年代	徐灵胎	吉益东洞
1693	一岁。生于江苏吴江松陵镇，家世习儒	
1702		一岁。生于安艺广岛，家世业医
1706	十四岁。习经学，推究《易》理，始注《道德经》	
1720		十九岁。随祖父门人有津氏学习金创产科

续表

年代	徐灵胎	吉益东洞
1727	三十五岁。《难经经释》著刻,《道德经注》脱稿	
1736	四十四岁。《神农本草经百种录》著刻	
1738		三十七岁。由安艺国至京都,提倡古医道
1741	四十九岁。《医贯砭》著刻	
1745		四十四岁。遇御医山胁东洋,得赏赞
1747		四十六岁。迁居东洞院,业大行,弟子日增。门人鹤元逸辑东洞医说而成《医断》初稿
1751		五十岁。始编《类聚方》
1752	六十岁。《伤寒论类方》纂集成稿	五十一岁。门人严恭敬编成《建殊录》
1755		五十四岁。《方极》成书
1757	六十五岁。《医学源流论》著刻	
1759	六十七岁。《伤寒论类方》著刻	五十八岁。《医断》经门人中西惟忠校订补遗后刊行
1760	六十八岁。《阴符经注》撰成,与《道德经注》合为一书刊刻	
1761	六十九岁。奉旨上京为大学士蒋溥治病	
1762		六十一岁。《类聚方》成书

续表

年代	徐灵胎	吉益东洞
1763		六十二岁。《建殊录》刊刻
1764	七十二岁。《兰台轨范》著刻	六十三岁。《方极》刊刻
1767	七十五岁。《慎疾刍言》著刻	
1769		六十八岁。《类聚方》刊刻，《医事或问》成书
1771	七十九岁。十月二十五日奉诏上京，腊月初一抵达，越三日而殁	七十岁。《药征》定稿
1773		七十二岁。九月二十二日突然目眩舌强不语，越三日而殁

（本篇文章原载于《日本医史学杂志》2001 年第 47 卷第 2 号）

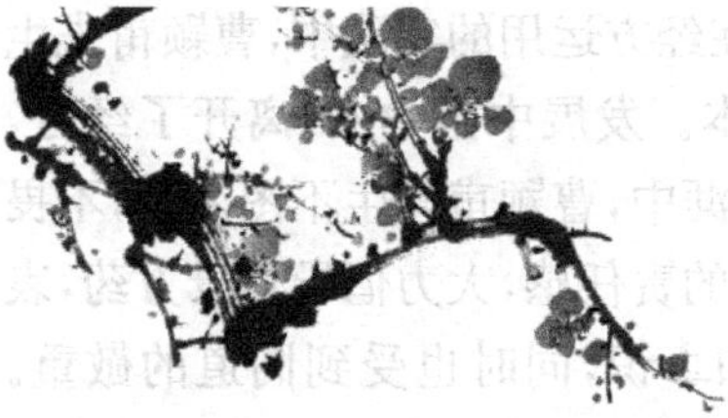

曹颖甫推崇经方的启示

曹颖甫(1866—1937),名家达,江苏江阴人,我国近代著名的经方家。在中医学发展的危难之际,他敢于直言,不随俗流,大力提倡研究重视实证实践的仲景医学。他对医学科学的热爱和求真求实的治学态度,他对于经方应用的大胆实践,坚定地捍卫了中医学术的科学性,在近代中医学术发展史上写下了重要的一页。

曹颖甫为什么要推崇经方

所谓经方,是指中医经典著作——张仲景《伤寒论》《金匮要略》中的方剂。这些方剂是历代相传的经验方,也称之为古方。曹颖甫先生一生研究经方,运用经方,是一位纯粹的经方家。他为什么要推崇经方呢?

第一,为了中医学术的发展。曹颖甫先生对发展中医学术具有强烈的责任感。他生活的那个年代,正是西医学大量传入我国,中医学面临严峻挑战的年代。金元以来的中医学,忽视实证,偏重哲学推理,以致学术失范芜杂,影响了中医的临床疗效。加上西方科学思潮的冲击,中医学徘徊不前,甚至引起了关系中医存废的激烈争论。如何保存并发展中医学术,这是摆在当时中医界面前的亟须解决的问题。疗效,是中医学术的生命。与当时许多有识之士一样,曹颖甫先生从中医学自身发展的特点出发,鲜明地提出复兴仲景医学的学术思想。因为仲景方药疗效确实可靠,用仲景方药“莫不随时取效，其应如响”。在经方运用的实践中，曹颖甫先生认识到：经方是中医学的立命之本。发展中医学术，离开了经方，那就是空谈。在数十年的医学生涯中，曹颖甫先生不图名利，不畏流言，不随俗流，以振兴中医学术的责任感，大力倡导仲景方药，表现了一位真正中医学家的胸怀和卓识，同时也受到同道的敬重。他的学术思想在当时影响较大，从游者甚众。其中许多人后来均以善用经方大剂出名，时有“曹派”之称。如章次公、丁仲英、姜佐景、王慎轩、杨志一等均为学生中之佼佼者。

第二，为了维护医学科学的良好形象。近代中医的形象并不高大，许多医生视医术为谋生之术，唯利是图，失却了作为医生灵魂的医疗道德。再加上长期以来积淀的喜补畏攻、喜轻避重、只议药不议病的社会心理，使庸俗的医风、医术流行，破坏了中医学的整体形象。鲁迅先生就曾尖锐地讥讽过那些庸医用配对的蟋蟀、经霜的芦根、破鼓的皮等治疗臌胀病的所谓医术。那时的中医界出现了所谓的“轻灵派”，所用之药大都是薄荷、牛蒡、桑叶、菊花、木蝴蝶、路路通、丝瓜络、荷叶筋等所谓轻灵之品。这种情况，就如明末思想家顾炎武先生所批判的那样，“古之时庸医杀人，今之时庸医不杀人亦不活人，使其人在不死不活之间，其病日深，而卒至于死”。医学是科学，而不是玄学，更不是巫术。用经方对证则效，不对证则不仅无效相反有害，来不得半点马虎，容不得含混，是检验一个医生医疗技术水平的极好标准。故经方为庸医所不容，而真正的中医临床家则必善用经方。曹颖甫先生经常告诫门人：“医虽小道，生死之所出入，苟不悉心研究，焉能生死人而肉白骨？”表现了他作为医生的强烈的责任心。他治病从不推诿，从其学生所撰写的小传中可以清楚地看到这一点。“先生之临险证也，明知其难治，犹必殚精竭虑，为之立方而后安。曰：毋有方而不用，宁不效而受谤。又曰：必求其生而不可得，则死者与我皆无遗憾也”。（《经方实验录·曹颖甫先生小传》）可见，为了解除病人的痛苦，曹颖甫先生已将个人的名利声誉置之度外。

他是一个真正的学者。

第三，为了开展经方的科学研究。曹颖甫先生不仅是一位医生，而且具有严谨的科学思想。他提倡经方，还因为经方有极高的科研价值。经方组成严谨，只要对证，疗效十分显著。但要用好经方，要求医生必须有严格的逻辑思维和科研的意识。正如曹颖甫先生所说："今人之所谓宗仲景者名而已矣，实则因陋就简，胆识不足以知病，毅力不足以处方，真能宗仲景之说，用仲景之方者，曾几个哉？"（《伤寒发微·丁仲英序》）他用经方有以下几个特点：一是抓方证。方证是用经方的指征和证据，按此证用此方，必定有效。所以，经方的方证，"并非如一般中医误解之所谓证，更非西医所谓对症疗法之症"（《经方实验录·凡例》），有特有的定义。抓方证，古方就能治今病。故他说"仲师之法，今古咸宜"。二是少加减。从曹颖甫先生的医案可见，其处方大都依据仲景原方不变，如果确需加减，也根据仲景用药规律，从不随意加减。三是重视剂量。疗效与药物用量的关系是不容置疑的，但过去的医案常常有方而无量，或有法而无方，忽略用量，使读者多有揣测之苦。故曹颖甫的著作每案都有明确药物剂量。四是重视验证。他说他记录临床验案，"以考验实用为主要"，书中附以治验，非以自炫，而是作为证据。他的医案集名《经方实验录》。实验，即临床验证的意思。由上可见，曹颖甫先生使用经方的思路符合近代严格的逻辑思维，与以往"医者意也"的用药思想是有明显区别的。

第四，为了减轻病人的经济负担。曹颖甫先生在上海期间，常在慈善机构进行诊疗活动，所治的病人大多是处于社会底层的劳苦群众。如工人、平民、裁缝、小商贩等。使用经方，相当经济。因为经方所用的药物都是一般常用药，并不贵重。再加其用药配伍严谨，药味少而精，所以药价便宜，病人能接受。而且经方疗效好，一般一剂知，二剂已，不需要长期服药。所以，总的治疗费用是较低的，平民百姓能承受得起。

综上所述，曹颖甫先生是一位具有强烈事业心和责任感，善于独立思考，敢于创新，贴近大众，具有近代科学思想的学者型的中医。推广经方，是他一生的事业，也是他医学思想的闪光点和对后世医学的贡献之处。

推广应用经方的现实意义

研究曹颖甫先生的学术思想，不是为了发思古之幽情，而是为了当今振兴中医的大业。应当看到，自改革开放以来，我国的中医药事业出现了前所未有的大好形势。中医队伍不断壮大，中医的特色和优势得到发扬，中医院作为中医临床阵地和人才培养基地，得到长足的发展。但是，随着人民群众医疗保健需要的日益增长，社会对中医药的使用与疗效提出了更高更新的要求，也对中医临床人员的业务素质提出了更高的要求。在这个时候，学习曹颖甫先生的学术思想，提出推广使用经方，有着积极的意义。

首先，学习和运用经方，可以提高辨证论治的水平，可以大大提高中医队伍的素质。目前中医队伍的中医水平下降是一个事实。很多中医从业者在处方用药时自觉或不自觉地受到西医思路的制约，或者随心所欲，用药毫无把握，处方缺少法度和依据，辨证论治趋向庸俗化。这样发展下去，中医将缺乏赖以发展和生存的基础，中医药或者成为西医西药的装饰，或者一部分中医将演变为靠"拿人术"为生的庸医。这将大大影响中医现代化的进程。经方，是中医辨证论治的基础；方证药证，是辨证论治的要素。从方药入手，打好基本功，才可以登堂入室，才能成为真正的中医。

其次，学习和运用经方，可以促进临床科研工作的开展，并形成许多新的制剂。经方久经临床考验，是中医科研最佳的材料。经方结构严谨，药物不多，便于总结，便于观察，稍加研究，就可以成为临床实用的制剂。更重要的是，使用经方可以培养科学的思维方式。可以这么说，在中医学中，经方是最容易与现代科学结合的。

再次，推广使用经方，可以减轻病员的负担，有利于医疗制度改革的顺利进行。经方大多数为小方,组成精简,费用低廉,广大病员承受得起,社会保障制度承受得起,减少浪费,何乐而不为?

使用经方并不难,清代医家柯韵伯说过:“仲景之道,至平至易;仲景之门,人人可入”(《伤寒来苏集》)。《伤寒论》、《金匮要略》的方证,论述简明实在,无空泛之谈,只要认真研读,反复对比,多向老中医学习讨教,多与同行交流,并在临床上反复运用,自然可以达到左右逢源的地步。曹颖甫先生是自学中医的,他对经方的推崇,就来自临床的大胆实践。他用大承气汤治疗邻居老妪便秘腹胀拒按而脉实者,用大剂附子理中汤治疗其母洞泄,用大黄牡丹汤治疗潘氏肠痈。他还亲自尝试了白虎桂枝汤治温疟的疗效。由于在临床上反复验证,使他运用经方十分娴熟,屡起沉疴。在上海期间,“用经方取效者,十常八九”(《经方实验录·自序》),从而在名医云集的上海独树一帜。

“药不瞑眩,厥疾勿瘳”,使用经方出现一些不良反应,也不必害怕。只要方证相应,剂量适当,调剂准确,是不会有副作用或很少有副作用的。长期以来,中医界存在先议药后议病的风气。脱离具体的病人和病情来谈药物的优劣,这是不正确的。

总之,提倡经方,不仅仅是单纯的临床技术问题,还涉及医学思想、医疗道德、人才培养、科研方法等关系中医学术发展的诸多方面。只有这样认识经方,才能充分认识曹颖甫先生的历史功绩及其学术思想对当今临床的指导意义。

(本篇文章原载于《山西中医》1998年第3期)

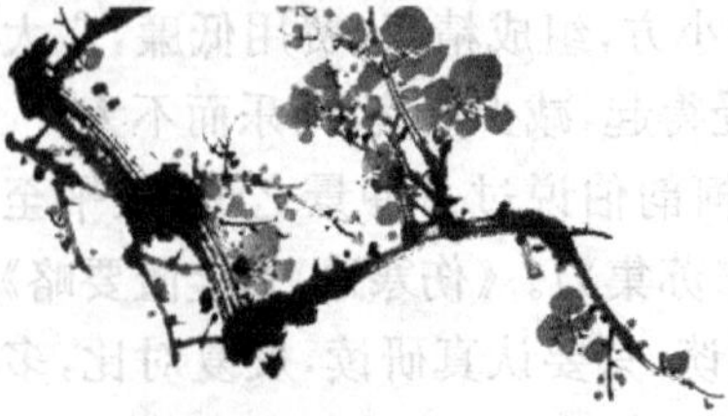

从远古走来的中医学

中医学是汉民族的传统医学

中国是一个多民族国家，各个民族均有自己的传统医学。如藏医、蒙医、维医、壮医、傣医等。汉民族的传统医学，历史上称为医学。鸦片战争以后，特别是五四运动以后，为与西方医学相区别，才有国医、中医的称呼。在海外，中医又称为汉医（日本）、东医（朝鲜、越南）等。

中医学具有悠久的历史

世界三大传统医学——古巴比伦医学、古印度医学和东方的中国医学。古巴比伦医学早已经消失，古印度医学也仅剩下一些零碎的文献。唯独中医学，历千百年而不衰，而且不断焕发出青春活力。如距今1800年的《伤寒杂病论》，至今仍然是中医工作者必读的经典之作，其中记载的许多配方依然在中国、日本、韩国等国家广泛使用。这不能不说是世界医学史上的奇迹。

中医学是中华民族经亲身尝试而来的医学

中医学是如何来的？它不是来自实验室，而是中华民族的先人用自己的身体尝试出来的。鲁迅先生说过："大约古人一有病，最初只好这样尝一点，那样尝一点，吃了毒的就死，吃了不相干的就无效。有的竟吃到了对证的就好起来了。于是知道这是对某一种病痛的药。这样地累积下去，乃有草创的记录，后来渐成为庞大的书，如《本草纲目》就是。”砒霜是一味毒药，在《本草纲目》上写着“大毒”两个字。古人为何不写小毒？不写无毒？那是因为，砒霜吃一个死一个！“大毒”两个字的后面，是累累的白骨，是无数枉死的生灵！远古“神农尝百草”的传说，正好说明古代的先人在生活实践中发明医学的艰难历程。这个历程是相当漫长的。据报道，在属于新石器时代的浙江萧山跨湖桥遗址（距今7000年）中，考古学家发现了煎煮草药的小陶釜。这说明在史前，人们就已经认识到自然药材的药用价值。

中医学具有自然的气息

走进中药店与走进西医院的感觉是大不一样的。中药店飘出来的那种气息，是混合的淡淡的药香，是一种似曾相识而又陌生，充满着神秘感，但又使人感到亲切的气息。那是来自农家的生活气息，来自大自然的气息。这就是中医中药的气息。而在西医院，大厅里弥漫着刺鼻的来苏儿味道，手术室听到的是金属的撞击声，呼啸的急救车常常带来急速推进的担架。那是与死神厮杀的战场，那里充满着硝烟的气息。这就是西医。

中医中药，是自然经济的产物和宠儿。有人说，中医是吃出来的医学，于是有“医食同源”的说法。油盐糖醋姜葱蒜，瓜果蔬菜鸡鱼肉，药乎？食乎？在中医的眼里，它们都可以成为防病治病的良药。而在高明的厨师的手里，它们又可以调理出无数美味佳肴。传说中医汤剂的发明者，是商代的大厨师伊尹。群方之冠的桂枝汤，其中的组成均是当时的香辛料和调味料。自然的东西必然具有地方特色。如四川人喜麻辣，川菜红油鲜辣，用药多温药热药。附子炖肉，蜀中药膳一绝。北方人喜味重，鲁菜炸烤味道香浓且量大，用药则喜投峻猛大剂，以大黄牵牛通腑快膈，也属寻常之事。

两广人，喜食生猛海鲜。粤菜鲜淡珍奇，故用药以鲜药生药草药为多，清热解毒最为适宜。苏南人喜清淡新鲜。江苏菜清鲜平和、咸甜醇正，用药亦多取平和之品，量亦轻。

医食同源的特性，使中医学具有浓浓的生活气息和文化氛围，也强化了中医学的实用性和经验性，以及对自然经济的依赖性。

中医是以人为本的医学

如用最简单通俗的话来说明中医与西医的区别，可以这么说："西医治人的病，中医治病的人"。西医专家大多专治某科某病，而老中医则大小方脉均看。西医必明确某种疾病，方能知道能治还是不能治；而中医必须病人来看，经望闻问切方能处方下药。西医有治病的优势，中医有治人的特色。病是无穷尽的。世界卫生组织全球疾病统计分类协会宣布，目前世界上已经确知的疾病高达2035类1.24万种。显然，要寻找专治这些疾病的药物是非常困难的。还有，一个人同时患有多种疾病时，如何处置？如老年病，入院老人平均可有3种疾病诊断，死亡老人经病理解剖平均有7处病理改变。所以，从"人"治有时比从"病"治可能更有优势。

中医以"病的人"作为研究对象，以"人"作为研究的最终层次。中医在考虑处方用药时，几乎都着眼于人的整体水平，使用的是不打开"黑箱"的方法，通过症状和体征来了解机体的变化，并依托丰富的经验，处以合适的药物，以达到解除痛苦的目的。与西医学相比，在疗效的评价上，中医强调患者的自我感受和日常生活质量，而西医比较强调疾病病理指标的升降。同时，在临床上，有经验的中医师善于洞察病人心理，辨清患者体质。所以，中医的治疗充分体现着以人为本的理念。

中医是一门临床技艺

古代称医生为工，《黄帝内经》就把高级的医生称为上工、良工。这说明中医是一门技术性、经验性非常强的技艺。望、闻、问、切的四诊是技艺，君、臣、佐、使的配方是技艺，寒、热、虚、实的甄别更是技艺。针灸，是用针、用火的技艺；推拿，是用力的技艺；疡科，是用刀、用眼的技艺。中华民族是最讲求实用技术的民族。我们的先人可以不了解"为什么""所以然"，但他们必须知道"是什么"，知道"所当然"。重视最后结果的思想，正是中医学的魅力形成的哲学基础。

中医学是经济安全有效的医学

中医临床无须复杂的诊断设备。以前说中医看病只需"三个指头，一个枕头"，说中医治病的手段是"一根针，一把草"，说法虽片面，但不无道理，都提示中医简单而经济。

中医治病比较安全，较少副作用。其道理在于中药使用的是天然药物，针灸推拿使用的是物理疗法。再者，中医强调辨证论治的个体化用药原则，使中药的副作用大大减轻。

有效，是中医的最大特色。几千年来，瘟疫在中华大地上无数次地肆虐横行，我们的先人就是依靠传统医学与之抗争，同样取得了巨大的成绩。中华文明不仅没有毁灭，反而更加昌盛。中华民族成为世界上人口最多的民族，中医中药的功绩是不可低估的。

但是，时代在发展，人类对医学的要求在日益增长。随着现代医学的不断进步，中医学经济、安全、有效的标准已经显得有些粗疏。如何适应时代的发展，是当今中医界面临的重大课题。

中医学是随俗为变的医学

古代名医扁鹊，是善于适应社会需求的典范。他过邯郸时，听说那里重视妇人，便为带下医；过洛阳，听说那里重视老人，便为耳目医；入咸阳，知秦人爱小儿，便为小儿医。大史学家司马迁将他这种行医原则，称之为"随俗为变"。这正是中医学的社会性的概括。

中医的诊疗范围要适应社会需求，即随俗为变。不同的时代，不同的地域，不同的文化背景下，就会存在不同的中医学，这就是随俗为变。由此推之，在当今社会，中医学的理论也必须让社会承认，至少要让现代人听得懂，这才符合中医学随俗为变的传统。古往今来，中医学是与中国的社会文化紧密相通的，是与中国人的思想观念、科学素养、生活习俗等相适应的。今天，社会文化变了，中医面对的服务对象变了，中医学必须相应变化。比如，中国传统的饮食习惯与保健习俗中，有一些是落后的、与时代不相适应的，应当坚决废除和扬弃。社会和文化不会来适应中医，中医必须要适应社会和文化的发展。随俗为变，是中医学最具魅力的优良传统。随俗为变，是中医学不断发展的灵魂。

（本篇文章是1998年后的演讲稿）

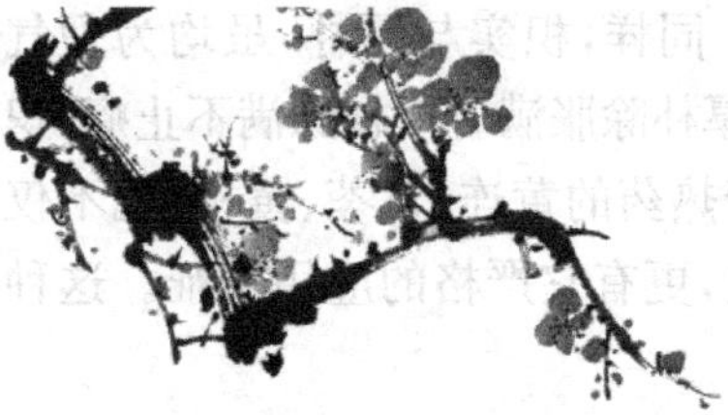

中医学的魅力

中医学是一种充满魅力的医学。以东汉医学家张仲景所著的《伤寒杂病论》(后世演变为《伤寒论》、《金匮要略》两书)为例,这本距今1800多年前诞生的仅万余字的著作,居然成为历代医学家临床用药的指针,就是在今天,依然是中医高等院校的重要教学内容,在临床发挥着不可替代的指导作用。这不能不说是世界医学史上罕见的奇迹。那么,中医学的魅力究竟在哪里?

一个萝卜一个坑

——从药证相应谈中医学的严密性

中医学的魅力,是其在处方用药上的严密性。有是证用是药,无是证则无是药,药证相应,丝丝入扣,毫无半点含糊。举例而言,张仲景用人参黄芪,各有指征。人参主治“心下痞硬”,黄芪则主治汗出而肿。所谓心下痞硬,为上腹部不适,而且按之硬,缺乏柔软感和弹性。这种腹证,多见于极度消瘦之人。其诱因或经疾病长期折磨,或呕吐剧烈而脱水,或绝食多日,或久泻,或大汗,或大量失血以后。而黄芪所治的汗出,或为自汗,或为盗汗,或为局限性出汗,或为动辄汗出,且多伴有浮肿,或肌肉松柔无力而呈浮肿貌。就客观指征来看,人参用于失水而枯瘦者,而黄芪用于胖人而有水者,两者的应用指征有明显的不同。所以,《伤寒论》及《金匮要略》

中找不到人参黄芪合用的处方。同样，枳实与厚朴，虽均为理气药，可除胸腹满，但枳实除坚满，厚朴除胀满。厚朴除满不止痛，枳实除满且治痛。其他如同属于清热药的黄连、黄芩、黄柏，也不仅仅停留在上、中、下三焦的区别上，更有它严格的应用指征。这种指征，就是药证。

药证具有客观性，这是中医学严密性的基础。阴阳五行、脾虚肾虚、气虚血虚等等，看不见，摸不着，那不是组成药证的要素。个人的喜恶嗜好，也不是药证的组成要素。只有体型、肤色、肌肉、口、眼、鼻、舌、唇、脉、腹、喉、血液、分泌物、排泄物以及现代检查数据，才是构成药证的主要材料。比如说，来诊者酷暑而厚衣，但肤色红润，两眼有神，陈述病情时无倦容，而且舌红苔腻者，照样可以服用黄连、山栀子。有四肢冰冷，肌肤时常阵阵粟起，而胸中烦热，唇舌红者，则依然可用柴胡、黄芩。国人大多喜欢吃热的，而西方人喜欢吞冰，但国人患病未必一定要用附子、干姜，西方人患病也未必一定要用黄连、石膏。我的经验，国人的舌苔多黄，西方人的舌质多淡红。前者用黄连、黄芩较多，而后者用桂枝、茯苓不少。所以，讲究药证可以排除不少假象，增加用药的严密性。

药证强调特异性，所谓“一个萝卜一个坑，一味中药一味证”。如黄连除烦热而心下痞，柴胡除往来寒热而胸胁苦满，麻黄除无汗而肿等。这些特异性的指征，反映了药物的特殊功效。这些药证，不能简单地用中医传统的四气五味、升降浮沉或归经说来解释。清代医学家徐灵胎曾举菟丝子汁去面鼾为例，提出发人深醒的疑问：“以其辛散耶？则辛散之药甚多；以其滑泽耶？则滑泽之药亦甚多，何以他药皆不能去，而独菟丝能之？”所以，他说：“但显于形质气味者可以推测而知，其深藏于性中者，不可以常理求也”，“虽圣人亦必试验而知之”。（《神农本草经百种录》）强调从实践中发现药物的特性。他认为，作为医生，“终当深知其药专治某病，各有功能”，“徒知其气味则终无主见也”（《临证指南医案》、《幼科要略》徐批）。

脉诊与舌诊是中医传统的诊断方法，但未必所有的用药均能在脉舌上找到依据。清热药的药证未必皆舌红脉数，温阳药的药证未必皆脉微舌白，古代名医就有舍脉从证或舍舌从证的医训。只有了解药物的专长，了解其特异性的应用指征，我们的中医学才能变得严密，辨证论治才能恢复其活力。

1＋1＝？

——从药物配伍谈中医学的技术性

中医的魅力，是其极强的技术性。药物的配伍、药量的斟酌、方药的煎法与服法，其中的技术含量极高。中医师水平的高低，也主要反映在这里。下面，仅以配伍与药量为例说明。

先谈配伍。对“1＋1＝？”中医的答案是：配伍得法，可能大于二，甚至大于三；配伍不得法，则可能等于零，甚至负一、负二。张仲景方中，有许多经典配伍。如细辛、干姜、五味子，主治咳喘上气、痰清稀如水者，为小青龙汤的主药，具有增效的功效。黄连黄芩，主治烦热而心下痞，仲景必用，也具有增效功效。附子生姜甘草，主治下利、脉沉的虚寒证，不仅增效，还能解附子毒。人参干姜半夏甘草大枣，主治心下痞、呕吐不食，是养胃的经典配伍，可以矫味，可以增食欲，可以护胃气，是半夏泻心汤、小柴胡汤、黄连汤、旋覆代赭汤、厚朴生姜半夏甘草人参汤的重要配伍。桂枝甘草，治动悸；桂枝甘草茯苓，治眩悸；桂枝甘草龙骨牡蛎，则治惊悸；桂枝甘草人参麦冬阿胶，治虚悸。同样治悸，配伍不同，则所治之悸也不同。

再谈药量。临床用药，剂量上大有文章。张仲景用药，就极为重视用量。麻黄附子细辛汤治发热脉沉，附子用1枚；大黄附子细辛汤治胁下偏痛，附子则用3枚。可见附子量越大止痛越好。半夏大剂量（二升）治呕吐不止，方如大半夏汤；而小剂量（半升）仅治恶心呕吐或喜吐、咳喘、胸满、噫气、心悸和声哑，方如旋覆代赭汤、小陷胸汤、竹叶石膏汤、半夏泻心汤等。再如黄连大量除烦，方如黄连阿胶汤，量至4两；而小量除痞，方如半夏泻心汤，量为1两。大黄大量（四至六两）治腹痛便秘，其人如狂，配枳实、厚朴、芒硝、甘遂，方如大承气汤；小量（一至二两）治身热、发黄、心下痞、吐血、衄血，配黄连、黄芩、山栀、黄柏，方如泻心汤、茵陈蒿汤；中量（三至四两）治少腹急结、经水不利，配桃仁、丹皮、水蛭、地鳖虫，方如桃核承气汤、抵当汤。厚朴大量（八两），治腹胀满，方如厚朴生姜半夏甘草人参汤、厚朴三物汤；小量（二至四两）治咳喘、咽喉不利，方如桂枝加厚朴汤、半夏厚朴汤。柴胡大量（半斤）治往来寒热，小量治胸胁苦满。难怪有人说中医不传之秘，在于剂量。

“人的病”与“病的人”

——从张仲景的辨体用药谈中医学整体性

中医学的整体性也是中医的魅力之处。这个整体性，就是“人”。如果说，西医是治“人的病”，那么，中医是治“病的人”。这个“人”，就是整体，就是全身。中医没有剖开肚子去寻找在器官乃至细胞水平上的病理变化，也无法看到天地间的各种致病的微生物，但古代的医者却能从宏观上把握住机体的变化，寻找到减轻或消除病痛的办法。清代的伤寒家钱潢说得好：“受本难知，发则可辨。因发知受。”这就是中医学的疾病观。患者感受何种病原，医生是无法知晓的。但通过疾病发作以后的机体的各种变化，就可以反过来推测和辨别是何种病因（当然，这是一种设想的病因）。重视“发”，是中医学认识疾病的关键所在。这个“发”，是人在疾病中出现的外在性、全身性的反应。这种由外而内的思维方式，使中医学必须重视患者的整体，辨体用药。这成为中医治病的一大特色。如何着眼于“病的人”呢？张仲景的一些方法值得我们借鉴。

一是望形。仲景书中的所谓“尊荣人”“失精家”“湿家”“强人”“羸人”等均有明显的外观特征。如尊荣人“骨弱肌肤盛”，即为缺少运动、肌肉松软、稍动即易汗出伤风的体质类型。失精家则多为男子，面色白，肌肤柔薄，瘦弱，脉大而无力等。湿家多面黄而形肿，鼻塞身痛等。

二是切脉。脉浮、脉沉、脉浮紧、脉滑实等，并不表示某种疾病，而是反映患者全身所处的状态。如浮脉与出汗、出血有关；沉脉与腹泻、过量发汗有关。脉浮紧，提示可以使用强烈的发汗剂；脉滑实则提示可以使用泻下剂。

三是问所苦。如恶寒与恶热，口渴与口不渴，小便利与不利，不大便与下利不止，能食与不能食，烦还是但欲寐等。这些体征反映人体的基本生理状态，是非特异性的诊断指标。其作用主要是用于辨“病的人”，而不是辨“人的病”。

辨体，是寻找体质与疾病之间的关联性，提示某种病证的易感性。更为实用的，是寻找药物与体质的对应关系，以指导药物的选择以及剂量的确定。这种辨体用药也叫做“药人相应，方人相应”。

大黄还是那个大黄

——从中药谈中医学的自然性

中医学的魅力，还体现在具有数千年历史的中药上。中药的特性，一是延续。从“神农尝百草”到现在，中国人依靠天然药物治病已经不知过了多少年。但是，大黄还是那个大黄，黄连还是那个黄连，并没有多大的变化。化学药物每年要更新和淘汰，但是，天然药物一般不需要淘汰，就像大米、小麦一样，仅仅是品种的改良而已。二是亲和。就是这些树皮草根，我们的祖先曾服用过。所以，中药对于我们具有一种天然的、深层的亲和力。那种气味，那种感觉，使我们感到熟悉而神秘。三是缓和。中药是来自天然的药物，甚至来源于厨房，作用当然是缓和的，平和的，没有或较少副作用。再加上名医的配伍，则更安全，而且有效。四是道地。天然药物完全是一种自然药物，所以其对天地的依赖性极为强烈。所谓的道地药材，就是这个道理。黄芪是内蒙山西的、枸杞是宁夏的、大黄是青海四川的、菊花是安徽杭州的、黄连是四川云南的……必须道地。

天然的中药，使中医学具有浓浓的生活气息和文化氛围，并强化了中医学的实用性和经验性，以及对自然经济的依赖性。当然，中医学的魅力正在此，其与现代科学的距离也在此。

孟河名医冠吴中

——从师承授受谈中医学的经验性

中医学的自然性、整体性、严密性以及技术性，决定了中医学的经验性。在这里，我想起了孟河名医这一历史上存在的群体。孟河是江苏南部的一个小镇。在清代末期，这里孕育了费伯雄、马培之、丁甘仁、余听鸿、贺季衡等一批名中医，成为名医的摇篮。当时有“吾吴医学甲天下，孟河名医冠吴中”之说。孟河没有中医学校，只有师承授受的传统教育方式。但是，就是这种古老的教育方式，非常适合中医学的人才培养。原因何在？就在于中医的经验性极强，这些经验需要通过耳濡目染，通过口授心传，通过临床的面授，通过反复的实践，才能较好地传下去。所以，鼓励老中医带徒弟，敦促青年中医虚心向老中医学习，拜师学艺，尤为必要。

中医学的经验传承，除了拜师以外，认真研究《伤寒论》、《金匮要略》等古典著作，也是十分重要的。这些古典，本是在师徒相授时的教材，最适合在临床上讲和学。因为这些著作大多讲的是“所当然”，讲的是“是什么”，所以，对于在临床上抓实例，识证认方，尤为适宜。

对临床经验较强的依附性，使中医学犹如一门中华民族的生活艺术，其内容显得十分丰富多彩。历史上中医名家各有自己的学说和经验，有的用药峻重，有的处方平正，有的以用寒凉药见长，有的则以善用温热药取胜。众多的流派及名医，又给中医学平添了几分魅力。

随俗为变

——从扁鹊行医谈中医学的社会性及文化性

古代名医扁鹊，是善于适应社会需求的典范。他过邯郸时，听说那里重视妇人，他便为带下医；过洛阳，听说那里重视老人，便为耳目医；入咸阳，知秦人爱小儿，便为小儿医。大史学家司马迁将他这种行医原则，称之为“随俗为变”。这正是对中医学的社会性及文化性所作的概括。

中医的诊疗范围要适应社会需求，这是随俗为变。不同的时代，不同的地域，不同的文化背景下，就有不同的中医学，这就是随俗为变。由此推之，在当今社会，中医学的理论也必须让社会承认，至少要让现代人听得懂，这同样是中医学随俗为变的传统。随俗为变，是中医学最具魅力的优良传统。

（本篇文章是作者1999年后在南京中医药大学为大学生作报告的提纲）

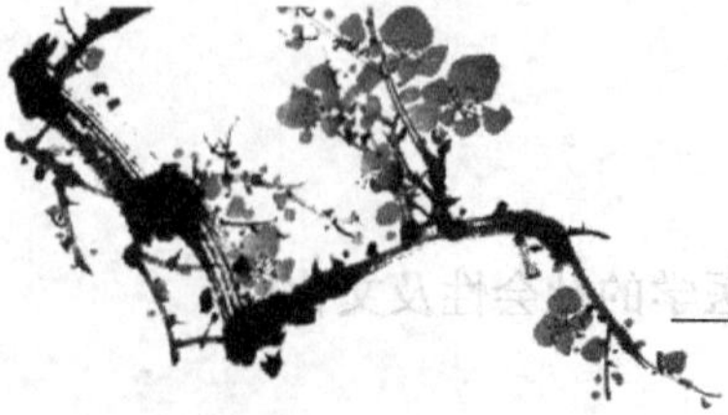

我所期待的中医

——与《扬子晚报》记者谈中医

中医现代化要给百姓以实惠

1. 传统中医的自然演变

刘丽明(《扬子晚报》记者,以下简称刘):中医是传统医学。传统医学处在现代社会里,它的哪些部分还活着,哪些部分已经改变了,或不存在了?

黄煌(以下简称黄):中医是中华民族的传统医学,历史相当长。不说中国人服用天然药物的历史,就说中医学的理论体系形成的历史,那也应该有 2000 多年了,那是从春秋战国时期成书的《黄帝内经》算起的。这几千年来,中医学的历史没有中断过,而且至今依然在卫生保健事业中发挥着作用。东汉时期成书的《伤寒杂病论》依然是中医院校学生必读的书籍,其中的一些配方现在用得很好,比如小柴胡汤,我想大家对它都很熟悉。

就像中国许多文化一样,中医学是在不断变化的。有的东西慢慢被社会淘汰了,有的东西则继续保留着,还有许多新的东西不断在产生。比如原来的中医用毛笔开方,现在的中医都用硬笔,以后可能还要发展为电子处方。再比如过去的中医没有体温计、血压计,更不懂红细胞、白细胞,但现在的中医可以和就诊者交流许多现代医学知识。还有,中医的诊疗方式也有很大的变化。过去没有中医院，中医或是坐堂，或是在家门诊，或是出诊走方。再有，过去的中医大多数不分科，但现在你走进中医院，那架势与一般的综合性医院也没有多少差别。这都是中医在形式上的变化。至于在内容上、学术上的变化，那就更大了。这里恐怕一时说不透。

2. 现代化的含义就是为现代人防病治病

刘：上期《生命周刊》转载了一篇文章《现在的中医现代化是假的现代化》，揭示了中医现代化的很多问题，令我们感到很惊讶。什么叫"中医现代化"？我原来想得很简单。就如您刚才说的，它是一个很自然的历史进程。因为我们都是现代人，中医也流传到现代了，它当然也就现代化了。至于研究经络、分析中药成分这些研究课题，也是出自现代人的好奇心，想用现代医学的手段"解剖"或"衡量"一下中医药，这也是很自然的，不能因为"连一个有价值的成果都没能搞出来"就否定这样的研究。问题是谁能把握"中医现代化"的纯正动机呢？好的动机一不留神就变成搞运动，而且是高压下的运动，不惜人力、物力、财力，又是"以其昏昏，使人昭昭"的搞法，这在我们的历史上也是有教训的。搞到现在，我们已经分不清何为真的现代化，何为假的现代化，何为真的继承传统，何为假的继承传统了。不知您有什么看法？

黄：《现在的中医现代化是假的现代化》一文我看了，其中所说的有不少是事实，我也有同感。中医现代化是一个口号，是在改革开放初期特殊的历史背景下提出的。有关其内涵和实现的途径等，有诸多争论，本身无法统一。在我看来，中医的内容比形式更为重要。中医是一门防病治病的技术，中医应该让现代的社会接受，为现代社会发展服务，这是中医现代化的目标。对于老百姓来说，对中医的要求不外是在当地能找到有名的中医看病，所服用的中药不仅疗效好，而且方便实惠，副作用少。但恐怕达到这样的要求很难。名中医越来越少，中医开的方子吃了数月也无动静，反倒出现副作用，而且价格昂贵，甚至比进口的西药还贵。这种中医，外表再现代，恐怕老百姓也不需要！最可恨者，现代许多媒体上出现的医疗广告，均是采用祖传秘方加上“现代科技”，不是《黄帝内经》加上“基因疗法”，就是《本草纲目》套用“生物科技”全属一派胡言！所以真正的中医现代化，不是关在实验室里的现代化，不是在书本上的现代化，而是要给广大的老百姓真正的实惠！

3. 实惠＝安全＋有效＋经济

刘：这个实惠体现在哪些方面呢？

黄：体现在医疗卫生机构能为社会提供安全、有效、经济的中医药诊疗服务。

先说安全，这非常重要。许多人认为中药是天然药物，没有副作用，这种想法是不对的。凡药三分毒。除了那些既是药物又是食物的中药，如红枣、生姜、枸杞子、苡仁、扁豆、莲子等食物中药，其他中药也是有副作用的。且不说巴豆、甘遂、乌头、生半夏等毒药，就是常用的中成药龙胆泻肝丸，也已发现可以导致肾功能损害。还有人参，误用也有副反应，名为“滥用人参综合征”。所以，我们要高度关注中草药的副反应。好的中医，能够通过对症下药，采用合理的配方和最佳的服药量等，以避免不良反应而取得最佳的治疗效果。这里的技术性很强。

再说有效。中国人吃中药已经几千年了，原因就是中药能治病，中药有疗效。但要取得疗效，其中的环节很多。什么病用什么药，什么样的体质用什么药，什么时候用什么药，等等，都是非常有讲究的。为什么中医看病累，中医看病的诊金要高一些，就是因为开每张方都不是容易的，都需要动脑筋，需要为患者设计最佳的个体化治疗方案。

再说经济。好的中医，用常用药，处方不大，用药味数不多，而且疗程短。以前的名中医治疗急性发热性疾病，常常一剂见效，老百姓常有“某一贴”的雅号。可以说，中医以廉见长。而现在，中医用药常常要患者服用几年，而且方很大，有的处方密密麻麻，配药用麻袋装。我说那中医与兽医也没有多少区别了，用的哪是人药，分明是牛药！这也不配做医生了，成卖药的了！那么多贵重药，那么多冷僻药，那么大剂量，那么长的疗程，服用中药的成本能不高吗？

所以我认为，鉴别是否名中医的标准就是以上三条。能提供如上中医诊疗服务的医生，就是好医生。能提供如上服务的中医医疗机构，就是好医院。

4. 中医被当做绿毛龟了

刘：要得到这样的实惠恐怕真是很难。老百姓得不到实惠，对中医就变得将信将疑。另一方面，中医又被五花八门地利用着。中医界的老先生们都极度忧虑中医的前景，去年年底去世的吕炳奎老先生甚至有“灭顶之灾”的说法。实际情况有这么严重吗？

黄：中国的中医问题，是相当复杂的一个社会问题。历史上，鲁迅先生反对中医，余云岫先生主张废止中医，毛泽东同志主张扶持中医，前不久新浪网上还有有关中医前途的大讨论。这说明中医已经不单单是一门技术，它在几千年的发展过程中，已经成为传统文化的一部分。每个人所讲到的中医，其概念恐怕是不一样的。有的人推崇的是中医的哲学，有的人推崇中医的技术，有的人则看上了中医的实用性和政治利用价值，有的人看上的是中医的人性化服务，有人厌恶中医中的俗文化，有人反对中医中的非科学性的成分，有人还利用中医中的神秘性谋取经济效益。所以，认识中医，不能将它与现代医学等量齐观。

正因为中医学的这种神秘性和复杂性，所以，就如你说的，中医正被五花八门地利用着。尤其是现在处在经济大潮之中，许多人就是靠中药发大财的。如各种口服的保健品，什么“液”什么“膏”什么“精”，绝大部分用的是中药；还有那些外用的什么“袋”什么“贴”什么“垫”之类的，也无不是用中药研粉往里装就是了！在电线杆上张贴广告的，或被吹嘘为神医的，大部分是开中药的。从历史的眼光来看，现在的中医学，正处在一个市场化时代，因此必然会被人利用来谋取经济利益的最大化。一个具有神秘色彩的东西放入一个诚信和科学精神水准尚不高的环境中，那将是一个什么样的后果？我那天在鱼虫市场上，看到鱼缸里一堆青苔，长长的绿毛，还在微微地动，细细一看，原来是一只长满青苔的绿毛龟。现在的中医不就是如此吗？真东西就那一点点，但附着物倒不少。

5. 中医诊疗应该向规范化努力

刘：我看过一篇质疑中医模糊的诊疗标准的文章。中医的这种模糊性是固有的，还是被人阐释成这样的？它有没有可能变得标准化、规范化，让那些云里雾里的绿毛不再眩人耳目？

黄：标准与模糊并存是中医的特色。应该这么说，中医在用药用方(汤药)用针(针灸)用力(推拿)的技术上是有标准的。但是，中医师在处理与病人的关系上，在驾驭病人的心理上是需要艺术的。这无法规范化和标准化。至于诊疗标准上的不够清晰，是客观存在的，这需要研究和进一步清晰化。但如果认为模糊就是中医的固有特征，或认为中医无法标准化规范化，那就会导致对中医研究的虚无化。这会影响中医学科的发展。还有你说的那些眩人耳目的"绿毛"，应该逐步清除，特别是那些与落后文化相附和的成分，将随着国人科学素养的提高以及管理水准的提高而逐渐剥落。

中医的标准化研究已经引起人们的重视。国家中医药管理局有关部门去年就提出了研究计划。我最希望的是尽快对中医的临床诊疗技术进行必要的规范，同时，能够提出一批让老百姓正确选择中医医疗服务的标准或参照指标，尤其是不能让那些骗子盗用中医的名来招摇过市。

中西医要互补，中医药要规范

1. 我赞成中西医结合

刘：在采访您之前，我做了一个小小的调查，发现很多人把中医的作用放在这样的位置上：一是病刚刚起，有点小不舒服，希望用中医的方法调理调理；一是西医治不了了，把人都治垮了，转而求助中医。也就是说，是两头大，中间小，病来得急、来得重，大家都去找西医，中医的作用主要在治未病和末病上。您认为人们这样的选择有没有道理？

黄：这个选择是有道理的。在当今整个大卫生的事业中，中医的角色已经发生了变化，由过去的大一统到现在拘于一隅，从过去什么都治，到现在的分科而治，这都是医学竞争的结果。你说120救护车呼啸而至，患者生命危在旦夕，哪等得到你去文火煎药？伤员大量失血，血压几近零，不输血输液，光用中药人参汤，又有何用？但中医治疗慢性病上有优势，尤其是那些诊断明确、现代医学尚无特效疗法的疾病，或者有治疗方法而毒副反应相当大的疾病，还有就是那些病人有症状，但各种检查无器质性病变的疾病。中医中药有它独特的诊疗思想。中医让人舒服，让人提高生活质量，让人吃得香，睡得好，大便通畅。虽然疾病没有治愈，但病人感觉舒服了，不也是好的吗？而且有些疾病，中医也有比较有效的疗法。因为，现代医学也没有发展到极限，还有许多疾病需要研究，中医学积累的丰富经验，可以作为现代医学的补充。所以，中国的老百姓有时选择中医，许多国家也让中医开业，就是说明现代社会有这个需求。当然，话也要说回来，中医也不是不能治疗急性病。在危急重症的救治过程中，配合中医也有很好的效果。我是中医，但我赞成中西医结合，尤其是赞成老百姓在选择医疗手段上要中西医结合。但这个结合，并不是两者相加，而是互相配合，互相补充。包括治未病，即早期治疗和预防，这方面中医很强调，现代医学也很强调，也需要中西医的结合和互补。当然，如何结合，需要有专家的参与，拿出一个可供群众选择参考的规范。

2. 老百姓需要就诊指南

刘：这个就诊规范是不是指这一类的：比如癌症要化疗了，查一查白细胞，白细胞数低于多少，就请你先去吃中药补一补之类的？据说有些中医主张与西医各行其道，不搞结合。比如有些中医认为，你已经经过西医的化疗了，我就不能治了，因为化疗已经把体内的一个自然环境给破坏了。这种说法有没有道理？

黄：你说的那规范化的例子不错，是那意思。群众就诊，需要有指南性的东西，即那种比较明确的、操作性强的东西。但话好说，要真拿出可供群众选择参考的就诊规范，那就难了。需要研究，需要时间。到底哪些疾病服用中药好？哪些疾病服用化学药物好？哪些疾病适用药物疗法？哪些疾病适用推拿针灸等传统物理疗法？哪些疾病适用现代康复理疗？哪些疾病的哪个阶段找中医，哪些疾病的哪个阶段找西医，或中西医两法并用？以上等等，要弄清楚确实是件不容易的事情。说实话，医学上有很多领域尚是不规范的，尤其是传统医学的诊疗规范更不健全。有许多是听凭于医生的判断，于是由于经验学识以及学术观点的不同，每个医生的意见就不完全一致。有的医生，善于分析中西两法的优劣，根据患者病情，推荐适当的治疗方案。但有些医生，就由于自己经验学识的局限，常常会过分强调自己熟悉的疗法。就像你所说的，碰到肿瘤患者，有些中医反对化疗，说经过化疗后的肿瘤治不好，等等。我们不排除个别患者有这种情况，但很难说这是普遍现象。化疗是治疗肿瘤的疗法之一，本身还在发展，其疗效如何也与医生的技术经验有关。有些话不能说绝了。根据我的经验，中医在控制肿瘤发展方面，其疗效总体上是不如化疗的。但是，对症的中药配方能减轻化疗放疗的副反应，促进体力的恢复，提高患者生活的质量，这点效果还是肯定的。所以，中西医两法治病是比较好的，问题是如何合理地配合，科学地配合。这需要研究。

中医药中需要规范的内容很多，比如大家熟悉的中药饮片，就需要好好规范。品种、命名、产地、采集时间、运输、加工炮制、储存、配伍、用量、调配、煎法、服法等等，这一连串环节都关系疗效的好坏。现在这方面比较乱。假冒伪劣的中药饮片屡见不鲜；有时我们医生在用量上反复斟酌在数克之间，但实际配的药物却是两码事。如此这般，效果哪能出来呢？

刘：有时中西医的观点是截然相反的。比如我一个朋友的父亲，82 岁了，患有低度恶性的淋巴瘤，西医主张不要增加营养，否则会助长瘤的生长，中医主张增加营养，否则人的身体会更差。病人觉得两边都有道理，现在就无所适从。遇到这种情况，该怎么办呢？

黄：我看这两种观点都有道理，但什么时候不要增加营养，什么时候要增加营养，恐怕应当有个指标。按我的看法，患者红光满面，胸闷腹胀，便秘口臭，舌红苔黄，当然不要补充营养。但如果那病人已经骨瘦如柴，气息奄奄，还不给他补充营养，那不就是促其死亡吗？命都没了，那治病还有啥价值？中医"先留人后治病"的说法，就是指这种情况而言。当然，何时要补，何时不补，不是简单的一句话，需要专业知识。所以，谨遵医嘱有时很重要。

3. 疾病诊断与方证诊断不矛盾

刘：我听人说，您看病注重望诊，病人往门口一站，您一眼望去，脑子里就会跳出古方的方名。那天我在您的诊室里，发现您对病人带来的各种西医的检查单都一一仔细看过，有一位病人未检查过，您还让他去检查一下。我想知道的是，用传统的诊断方法得出的结论会不会与西医检查的效果不一致？如果不一致，您根据什么开药？

黄：医学发展到今天，作为医生，已经不可能不懂现代医学了。现代医学的诊断，对于西医很重要，对于现代中医同样很重要。因为不论中医西医，我们面对的都是现代的病人。诊断明确以后，可以使病人了解疾病的预后和防治措施，可以使医生了解疾病的预后和治疗原则。所以，我看病，强调诊断明确，而且是现代医学的诊断明确。

那么，中医的诊断是什么呢？是方证诊断，即这个病人应该用什么方药。中医经过几千年的临床实践，已经积累了丰富的临床经验，知道病人在出现某种症状和体征时，用什么药或方可以有效。中医历史上的许多古方，就有着相当明确的应用指征。这些应用指征，倒不是对某个病的，而是对某种模样的病人，有某种体征的病人。所以,好的中医重视望诊。中医的诊断方法就是望闻问切,望为四诊之首。我也在摸索望诊的经验,但并不是人家说得那么神。我望诊的同时,还要结合问诊和切诊,现代医学的诊断也要参考。但大家要知道,中医的诊断,主要为了用药,无法和病人解说明白。中医是知其然而不知其所以然,是凭经验,凭几千年中医用药的经验。

说得再专业一些,现代医学的诊断更重视疾病的病名,而中医的方证识别更重视患者的整体状态。前者治病重视驱除病因,后者则重视患者自我的感受。如果说,西医是治疗“人的病”,那中医就是治“病的人”。这就是我对中西医之间差异的最通俗的也最粗略的解释。

现代医学的诊断与中医的方证识别其实是两种不同体系的诊断方式,有时两者会重叠,有时则离散。现代医学的诊断是给病人的,而方证识别是为我开方用的。两者不一致也无妨。说得太专业了,不说下去了。

4. 不要神化脉诊

刘:很多人特别强调中医要会搭脉,您认为呢?

黄:我正想说说脉诊的问题。诊脉是中医的特色,但不能神化脉诊。以前说牵线搭脉,那是文学家的夸张。现在也有说某中医能在脉上搭出是否生癌,而且是哪个脏器生癌。我看那也有点玄乎。至于有人找中医看病,往往只伸出手来让中医说病,认为病家不开口,搭脉便知体内有毛病的医生才是高手,这实在是对中医的苛求。其实,脉学的诊断价值并不是有些人想象的那么神。即便有些中医不问诊能说出个一二来,那恐怕也不是凭脉,还有望诊呢!

名中医为何越来越少

1. 师带徒好,还是学校教育好

刘:中医是植根于农业社会、植根于自然经济的医学,它最大的优势应该是自然。其医疗对象基本上是方圆多少里以内的乡亲，它的传授方法是师傅带徒弟，它诊断疾病靠的是人与人的亲身接触，用药用的是天然药物，医生的成名途径也是靠病人的口口相传。而交通和信息的限制，也使病人没有很多的就医途径可以选择，这也有利于医生调整医治方案，积累经验。而如今，当这些自然因素一一丧失的时候，中医的完整性、权威性是不是会受到损害？好比京剧，尽管我们的体制非常爱护它，用现代化的学校教育代替了师徒传授，用导演中心制、一整套的现代管理代替了演员中心制，演员也都有一级二级的职称，但所有这些体制的保护，是否增加了它的活力了呢？它最大的活力——名演员的吸引力如今又在哪里呢？中医有没有类似的问题？

黄：你所提问题的核心我理解为中医教育问题。京剧讲名角，中医讲名医。京剧名角与名中医的培养都是不容易的。现在中国的老百姓并不是不相信中医，他们对中医中药依然是情有独钟，但是他们需要的是优质的中医医疗服务，社会在呼唤名中医！但是，现在有真本领的名中医的数量是供不应求。为何现在名中医越来越少？说实话，要回答这个问题，还真不容易，涉及面太广了。过去西医少，大部分都是中医，中医人多，所以感觉上名中医就多。而现在中医的数量已经相当少了，每个市县也就只有一所中医院，况且这些中医院里也有很多是西医科室。所以，让社会上感觉中医少了，名中医更少了。当然，也不排除教育上的问题。

中医的培养有传统师带徒式与现代学校教育模式两种。过去没有学校，学中医，就是拜师。找个当地知名的，有真才实学的老中医，举行个仪式，磕个头，交一些费用，就可以跟师学医了。中医带徒的方式各有不同，但不外是读《药性赋》、《汤头歌诀》、《黄帝内经》、《伤寒论》、《金匮要略》、《温病条辨》等书。然后就是跟随老中医看病，将先生开的病历（中医称医案）处方抄录下来，往往是白天抄方，晚上就整理医案。这种学徒生活一般为期两到三年，满师以后，就可以自己悬壶开业了。这种传统的师徒相授式的教育方式在五四运动以后就开始渐渐退出了，代之以中医学校的近代教育模式。解放前上海的上海中医专门学校就是比较有名的。解放后，党和政府十分关注中医的教育。50年代中期，全国就有北京、上海、广州、南京、成都等中医学院建立，开创了现代中医高等教育的新时代。应该说，这两种教育模式，各有利弊。在培养数量上，学校独具优势，前者不可比。在培养质量上，两者不分上下。为什么呢？师徒相授式要培养高徒，关键在老师，看老师的临床技术是否过硬。名师才能出高徒。而学校教育要出人才，则重在教学的管理，尤其是教材和教学手段，以及对教师的遴选与培养，即是要看整个学校的环境。一般而言，师徒相授因长期在临床进行培养，所以学生临床技术和与病人交流的能力比较强，而学校培养出的则理论基础比较扎实，科研能力强，潜力大。

刘：也就是说，在学校教育里，可以多渠道地吸收知识。可看病的技能呢？有人说这样培养出来的博士没几个能看病的，所以有一种呼声是要恢复师徒制。中医传承的总体水平是不是在下降？恢复师徒制能够带来转机吗？

黄：现在中医高等院校培养的中医博士，除了其中一部分有名中医指点，同时不脱离临床以外，不少是长时间做实验，虽有中医的牌子，其实内容已经异化。因为按中国老百姓的标准，中医必须是能看病的。所以，如果希望实验室里培养出名中医来，那是行不通的。那么，在现阶段传统的师徒制能否给名中医的培养带来转机？我认为应当适度吸取其中的优点。现在的中医研究生教育实际上就是现代的师带徒。但应当强调，名中医的培养不仅仅是靠某种方式，更需要培养名中医的土壤。具体而言，需要科学精神的弘扬，需要与时俱进的知识结构，需要互相竞争的环境，需要有宽松的学术氛围，也需要对当前中医名实相离的制约。说到这里，话就要多了。

2. 名中医是杂家

刘：《生命周刊》收到一封读者来信，他是个年轻的中医，牢骚也很大。他说年轻的西医可以熟练地为病人看病，可一个年轻的中医坐在那里，会有几个人找他看病呢！人人都相信老中医、名中医，年轻人没有积累，老了又有何用呢？您怎么看这个问题？

黄：名中医是中医学的一种特殊现象。现代医学也有名医，但不像中医那么强调。这是什么原因呢？这里我要剖析一下中医的本来面目。严格地说，传统的中医与现代的医生是有区别的。传统中医是一个综合性的职业，是杂家。好的中医，尤其是名中医，必须扮演以下几种角色：一是医师，即了解各种疾病的特征和预后，并了解各种诊疗手法。二是药师。他懂得各种药物的性能、功效与使用方法，能指导病家正确有效地使用各种药物。以前中医还要自备药材，现在则不必了。三是护理师。即要指导病家进行医学护理。四是食疗师。病人的饮食宜忌医生要进行指导。五是中国式的"牧师"，就是心理疏导师。这要求医生要有丰富的社会阅历和经验，同时有相当好的口才。有的名中医在当地就是士绅名流，有相当的社会活动能力和民事协调能力。六是民俗师。传统医学中有许多民俗的东西，如饮食习惯、起居习惯等，这些东西直接影响到患者的心理，对治疗效果也有影响。所以，名中医大多比较熟悉民俗，并能利用民俗文化治病。由于以上的特征，所以，对名中医来说，个人的魅力对病人的影响很大。许多患者不仅是对名中医有索方求药的需求，还有一种心理上的信仰和依赖。那么，要造就这种名中医，显然是不容易的，人才素质、社会经验、时间磨炼等都是极其重要的。中医成名难，难度不在医学本身，而在于做人！有人说功夫在诗外，我说，中医的成名，功夫在医书外。这与名演员的培养应该也有相同之处。

那位读者反映的问题，确实存在。古往今来，没有哪一个名中医不经过艰苦的寂寞的奋斗过程。要有甘坐冷板凳十年的毅力，要甘于寂寞，要善于沉潜。人们说，中医是朝天辣椒，越来越红，就是说中医的潜力是比较大的。但这种潜力只存在于善于实践，珍惜临床机会的年轻中医。要珍惜每一个病人给你送来的实践机会。说实话，我的中医本领，老师及书本教我一半，病人教我一半。我非常感谢每一位病人！

3. 如何择医

刘：现代化带给我们的烦恼是：选择太多，无所适从。病人选择医生往往要吃很多亏，还不知能否遇到好医生，这个成本是相当大的。有人说，哪位医生的病人多，就说明他看得好，可有些民间的巫医也能让人趋之若鹜。这里面有什么经验可以帮助我们判断？

黄：择医的问题，事关老百姓的健康。这是个大课题。古代选择医生的标准，是看他的脉案写得好不好，书法写得美不美，医理是否通达，仪表是否端庄，为人是否仁慈，是通过他的基本素质来判断的。现代选择医生的标准，我还没有考虑成熟。但我想，基本的内容与古代也没有多少差别，还是应该看基本素质。除了有关部门颁发的资格证书以外，还要看这位医生是否能有实事求是的科学态度，是否有治病救人的仁慈之心。根据我的经验，看一个医生，如果闻到其医疗行为中有一股浓浓的商业味，那就有一点问题了。至少，这位专家的医生味已经不浓了。尤其看到那些做大幅广告，宣称能迅速治愈那些癌症、肝炎、牛皮癣、脑瘫、骨质疏松、精神病等难治疾病的"神医"们，更应谨慎，不要轻易前去。还有那些在大医院门口神秘兮兮向你推荐某某专家的人，也要心存疑虑，不要上当！所以，择医的问题，需要患者和家属具有相当的科学素养和社会经验。今后，政府有关部门应当在帮助老百姓科学择医方面有所作为。

刘：现在有些中医开方，用的是西医的对抗疗法的思维，病人有什么症状，他就给你开什么药，越开越多。我听说中医是辨证施治的，什么叫辨证施治？是不是一张方子里有君药、臣药，就是辨证施治？

黄：辨证论治，是中医治病的特色。所谓辨证施治，就是大家所说的对症下药。对症，不是头痛医头，脚痛医脚，而是抓疾病的主要矛盾而给予最佳的治疗方案。在这方面，中医具有几千年丰富的实践经验，只要遵循这些宝贵的用药经验，往往就能取得非常好的疗效。

君、臣、佐、使，是解释中医配方结构的术语。许多配方有这种结构，但也不拘泥于此。比如，独参汤，只有一味人参，就不必讲君臣。所以，不是方子越大，就越辨证论治；也不是用的药越多，就越有水平。相反，在取得疗效的前提下，药用得越少，越便宜，这个中医的水平才越高。

经典古方为何难普及

1. 几千年的实践经验不能丢

刘：在您的著作里，我们看到很多名中医都对“经方”很推崇，但是经方又很难普及。是不是使用经方，才是稳准狠地治病？好像写文章，话不要多，一语中的，而那些花花草草啰嗦了一大堆的，你都不知道他是在讲什么。如果我这个比喻成立的话，我就知道经方不能普及的原因了。能把文章写得很“杀”的能有几个人？如果是这样的话，我们对于中医的期望值是不是也不能太高？

黄：经方，是经典方、经验方、经常用的方的简称，但主要是经典方，即源于《伤寒论》、《金匮要略》这两本“方书之祖”的配方。这些配方，药物不多，但临床疗效很好，许多处方至今仍然是临床的常用方。比如小柴胡汤、葛根汤、半夏泻心汤、白虎汤等。日本的医生就经常使用这些配方。而现在我国的中医使用经方的不多，就是使用也多在这些配方的基础上，加上很多药物，形成一张大处方。你可能去中医那里开过处方，哪个不是要十多味药物，洋洋洒洒，一配一大包，一煮一大锅。所以，很多人对中医的感觉不好，不想喝水药。其实，按经典配方用药，药不多，煎煮出来，药汤的味道也还不错！有时虽用黄连，病人还不觉得太苦，因为适用黄连的病人大多口苦口腻，此时服用苦药反觉得口中清爽。中医的这些经典配方是我们中华民族的先人在长期的临床实践中总结出来的，古往今来，已经不知多少人尝过多少回！还有，用经方比较便宜，没几味药，而且多是常用药，能值几个钱！按理说，用经方是最好的了，那为什么现在很少人用了呢？要说原因有三，其一是不会用。中医高校中缺乏讲述经典方的好老师，学生得不到指导，没有传授。二是不敢用。因为经方用的是真正的药物，凡药三分毒，用不好是有副作用的。不敢用，还是不会用的缘故。三是不想用。经方用药品种少，而且都是常用药，便宜药，经济效益与开西药和中成药相差甚远，所以不想用。这倒是现实问题！但是我想，能减轻病人经济负担，医院少拿些也是应当的。医院毕竟不是医店！

现在的中医水平从总体上来说，确实不高。许多病人本来是抱着美好的愿望去吃中药的，但结果是深深的失望与无奈。这是令人痛心的。这也是当今中医界要奋发直追的原因。中医不能失去关心它热爱它的老百姓！

2. 古方最接近现代化

刘：经方里既然包含了更多的“常数”，它岂不是更容易规范化、标准化。也就是说，经方虽古，它却是最接近现代化的？

黄：是的，我持这个观点。在中医临床诊疗规范化中，经方是古代中医留下的规范化的配方。这种规范化的思想与现代是相通的。但是，现在许多中医，不认识这一点，认为要自己创新方。愿望是好的，但不尊重前人长期临床实践积累起来的经验，不善于利用那些现成的经典配方，必然导致疗效的下降。因为，历史长期的实践是检验中医配方优劣的标准。你的配方，能用多少人，用多少年，毕竟是有限的。所以，我希望政府采取措施推进中医规范化的进程，中医高等教育要重视经方的教育与研究，制药集团要重视经方的开发和利用，中医界要利用经方恢复生机和活力，再现当年的辉煌！我对中医的前途是抱有希望的。

中医理论有用吗

刘：我看过一些民国初年主张医学革命的文章。比如余云岫的文章，他主张只保留中医的实践经验，比如《中藏经》里对血证的观察，《外台秘要》里对结核病的观察，以及中药的运用等，而对那些玄学理论则应该扫除。用他的话说是："阴阳五行、六气、十二经，绝对无新发展之希望。"您认为呢？中医的理论与它的实践经验之间，到底是什么关系？

黄：阴阳五行、六气、十二经等是中医学理论的重要组成部分，但确实有点玄。其中古代哲学的成分相当多。许多病人到老中医那里看病，常常屏气凝神，依然听不懂老中医说的那一套话。比如说"肝阳上亢"这个术语，许多人就听不懂，还闹笑话。我刚学医时，也遇到过这样的病人。他头昏，问我是啥原因，我说是"肝阳上亢"，他马上反驳，说"我肝不痒"。有人还将"上亢"理解为"上炕"就更滑稽了。这就是中医理论在现代社会中的尴尬。但作为一种说理的工具，作为一种思想方法，这些理论在传承和发展中医学术上是起着重要作用的。但是，这些理论与中医的临床实践，尤其是用药实践之间的关系不是十分紧密的。中医说"熟读王叔和，不如临证多"。王叔和，是一位医学著作家。就是说中医的理论与临床有分离。

说起中医理论与临床经验的关系，可以用语言与语法的关系来比喻。中医处方用药的实践好比语言，而中医的许多理论好比语法。要问是先有语言还是先有语法呢，当然是先有语言。所以，中医是先有方药的实践，后来才有解释方药应用经验的理论。要问不懂语法是否可以说话呢，那当然是可以的。所以，有许多中医不懂理论，但照样会开方治病。而现在好多中医大学生，能用教科书的理论解释处方用药的道理，就是自己不会开方。这就类似于"哑巴英语"。还有就是按照理论去配方，往往配出来的方没有疗效。这好比按教科书语法拼成的单词组合——“中国式英语”，外国人根本听不懂！

所以，历史上要成为一个好的中医，必须多临床，有丰富的临床经验。同时，也要多读书，熟悉儒学，了解古代的医学理论。熟悉了那套理论，一是可以解释许多临床上的问题，也可以概括提炼自己的临床经验。更重要的一点，就是掌握了与当时老百姓进行交流的高层次语言。比如清代的医生，如能在处方上写上一大篇阴阳五行、生克制化的大道理，那就表明有相当的医学基础，离名医的目标也不远了！但现在这一套不行了。因为现代的患者都是学现代科学的，你说的中医学的语言，人家听不懂，没法交流！所以，中医理论要改革，要用现代人听得懂能接受的名词术语。

关于余云岫先生，是一位有争议的历史人物。应该说，他是有真知的学者。但他参与了上个世纪 20 年代具有政治色彩的中医存废问题的论战，这就导致了他悲剧性人物的结局。

刘：那么中医用药是不是要使用四气五味、升降浮沉或归经这些理论来指导？

黄：四气是寒热温凉，五味是甘苦酸辛咸，升降浮沉是药物作用的趋向性的描述，归经是指药物作用的部位，这个部位是经络。这些被称为中医的药性理论。但要说明，中医有很多流派，其中有的流派是用这些理论来指导的，代表人物是金元时代的名医张元素及李东垣。而被称为医圣的张仲景是不用这些理论的。许多名中医的处方用药也未必是以此为“指导”的。说实话，这些理论是在长期用药经验上提出的一种粗略的概括和解释，仅仅是提示一种配方的原则和方法，而且也是一家一派之说，与现代的药理学是完全不同的两码事。不能神化和夸大这种古代学说的作用。

医生用药根据什么？西医根据实验观察，中医根据临床观察。西医有数据，中医有经验。西医是通过大样本的流行病学调查以及反复的动物实验的数据，而中医是通过几千年人体的亲身尝试得出的经验。动物实验有动物实验的严谨，临床经验也有临床经验的可贵。有时经验的重要性，是不容小视的。要不1800多年前的《伤寒论》、《金匮要略》，怎么现在还是中医院校的教材？几千年前的古方，怎么现在还在生产和销售？如大家服用的小柴胡冲剂、三黄片和一清胶囊、桂枝茯苓胶囊等，都是东汉时候就用得很多的方子！

刘：我看到一份材料上说，中医理论的科学性，只有到了20世纪后半期系统论、信息论、控制论出现以后，才被人们所认识，认识到中医是未来医学的发展方向。您认为中医的科学性能否在这些理论里得到解释？

黄：你指的是80年代初期，那段历史我有感受。“三论”确实给那时的中医界打了强心针，使中医的热血开始沸腾，腰也挺起来了。当时还兴起了中医的多学科研究的热潮。但不久心又凉了，为什么呢？因为讲那些系统、黑箱、耗散结构等，不能解决临床疗效问题。要说看病，还是要读《伤寒论》。所以好多临床医生对三论不感兴趣！理论上解释的中医科学性不如在实践上证明的疗效！在中国的老百姓看来，只有能看好病的中医，才是科学的中医。道理很简单，很朴素，但一针见血，入木三分！现在看来，当时不少人对中医现代化感兴趣，倒并不是对中医临床感兴趣，而是对中医学中包含的中国哲学感兴趣。其实，那阴阳五行，是中国哲学的内容，也不是中医所独有的。古天文、历法，包括风水、占卜不也是讲阴阳五行么！

从医生的角度看病人

刘：有些病人喜欢自己作主，五花八门地试验各种方法去治病，有些病人则什么都听医生的，从医生的角度来看，你们喜欢哪种病人？尤其中医，诊治的效果本身就比较综合，来得慢，不明显，再碰上前一种人，岂不是很难有章法？

黄：您说的那两种病人我都不喜欢。作为医生，我最希望患者能科学地认识自己的疾病，正确地配合医生。一般对那些能妥善保存自己的病历和体检资料，能认真服药等的病人，我认为就是好病人。有些病人还能将病历资料整理得整整齐齐，有关数据表格一目了然，有的还将检查数据制成曲线图。还有一些病人不乱投医乱服药，对病友的传言不轻信，对医生的医嘱也不盲从，并且细心地在自己的生活医疗实践中去体会，为医生的进一步调整方案积累经验。有的还会摸索一套适合自己的煎药方法和服药方法。对这样的病人我很敬佩。

现在的病人中确有一些人喜欢自己按照医书去找药，或听信广告传言，或者轻信那些偏方秘方，来医院则要求医生开这药开那药。对这种病人，需要医生耐心解释和开导。有病还应首先去正规的医院进行正规的治疗。我的行医生涯中，已经遇到过许多服偏方中毒的患者。如吃鱼胆导致肝肾功能衰竭的，有服用性病秘方导致黄疸持续不退的，有服用含有有毒中草药的药酒导致心律失常的。我想，开展用药安全的宣传是每个医生的义务和责任。

至于您说的中医效果来得慢、不明显的说法，我不敢苟同。其实，中医只要对证下药，效果是很明显的。以前的名中医，哪一个不是在治疗传染病、重症急病中出名的？症状越明显，疗效也越明显。而现在中医都在看慢性病，要马上见效就很困难了。

刘：很多看中医的病人最大的苦闷就是不知道吃中药什么时候才到头。有一位40岁就绝经的女士吃了一年的中药，月经仍没有恢复，她实在是吃烦了，宁愿放弃治疗了。有的病人是吃药的时候有月经，一旦停药就没有了，也没有信心一直坚持。但是她们也不知道放弃对不对，医生怎么看待这样的病人？

黄：你讲的是中医的疗程问题。这又涉及我说的中医规范化的话题了。哪些疾病用中药有效，需要服用多少疗程有效，需要中医界拿出规范来。但十分可惜，现在这种规范不多，许多中医也说不清楚。不过，按照传统的规矩，病人是有症状才就医吃药，症状消失了就是有效。所以，鉴别中药有无疗效的标准之一，就是看症状是否减轻或消失，至少服药下肚后能感到舒适感。如果闻到药味就恶心，服药以后或心悸胸闷，或冷汗直冒，或全身酸软，或面浮足肿，或食欲全无，特别是长期服用汤药的患者，不仅面如菜色，体重下降，而且精神更加委靡，则说明此药必须放弃了，应当及时与主治医师取得联系。在服中药过程中，朝三暮四，自作主张，杂药乱投的做法，或不注意服药以后的反应，完全依赖医生判断的做法，或把中药当做保健品长期服用的做法，都可能会带来药源性疾病的发生。

刘：还有关于汤药的问题。大家都知道亲自熬药的效果要比煎药机加工出来的效果好，但是上班族的确是不方便，尤其碰上需要长期吃的。他们想知道那个效果的差别是不是很大？煎药机发明以后有没有人做过比较？

黄：汤药是中医的传统剂型，也是个体化用药的最佳剂型，是不能不用的。但是，确实煎煮比较麻烦。近几年南京出现了煎药机，将汤药在高压锅中煎煮后真空包装，便于携带，便于服用，确实有其优点。我也经常推荐患者使用，尤其是慢性调理性疾病，比较适用。但如果是治疗急病、重病、大病，为保证质量，还是建议病家自己煎。好比咖啡，就要现磨现煮现喝，才有那个味道么！也好比亲朋好友大聚会，端出的是鸡精冲的鸡汤，那是啥感觉？那老鸡汤，就得沙锅文火炖三更！你说的煎药机煎煮药液的药效实验，不知道发明者做过没有，我没看过有关的报道。

刘：如果我们碰上头晕目眩或者食欲减退这些不算大的毛病，自己到药店里去买一些中成药吃，就按照说明上面的主治，只要对应自己的一个症状就认为对症，这样是否可以？

黄：你是问我如何正确地服用中成药这个问题。中成药的服用，专业性很强。但许多中成药的说明书写的真是太不像样了。一是名词术语晦涩暧昧、难懂。比如痰迷心窍，比如胸胁苦满，到底是啥病，对外国人没法翻译，对国人也说不清楚。二是主治的范围根本没说清楚，要么寥寥数语，要么一连串的症状，到底是何病却没有写。举个例子，“桂附地黄丸，温补肾阳”，这个术语，老百姓明白吗？再有，用于“腰膝酸软，肢冷尿频”，就这八个字，能把这张著名的古方的临床主治范围概括进去吗？那是给老百姓看的吗？三是只有治疗范围，没有不良反应。到底有无副作用，哪些人不能吃，根本不说。四是剂量服法含糊，成人服多少，儿童服多少，也没有说法。我说这个问题的意图，是说大家不能将说明书当成用药指南。服用中成药里的学问还有不少，有机会，我再和大家来谈谈常用中成药。当然，我更希望政府有关部门要抓一抓中成药的说明书，小小一张纸，牵连着千千万万的老百姓的健康，不能小视啊！

（以上访谈的内容，分期刊载于2004年5月的《扬子晚报》生命周刊）

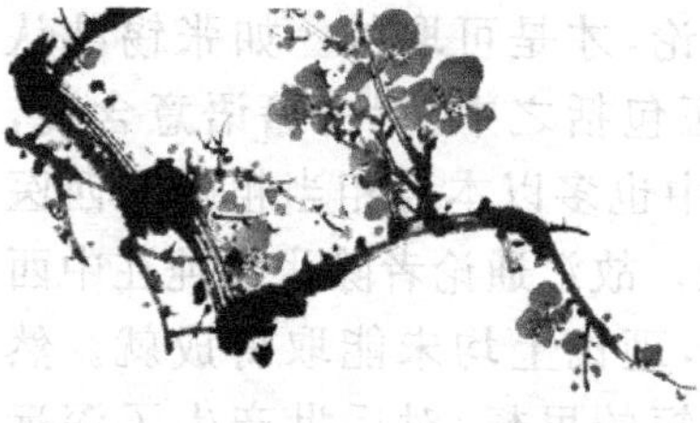

百年来中医学的发展理论述评

从整体上考虑中医学的发展方向和发展模式，在清代初期便开始了，这时宋明理学渗入中医学术后所造成的偏弊引起了一些有识之士的忧虑和反思。十九世纪末叶，鸦片战争打开了中国的大门，西洋医学的传入和发展，给我国传统的中医学带来了极大的震动，生存危机不可避免地发生了。如何保存并发展中医，是百余年来中医界的一大课题。许多学者在不同的历史时期，从不同的角度，对中医学的发展问题作了探索。这些思想观点，不仅是今天研究中医学发展理论的宝贵资料，而且也反映了百年来中医界抗争、思索、奋进的历史进程。

中西医汇通论

1892 年，四川名医唐容川著成《中西医汇通医经精华》，首先使用了“中西汇通”这一名词，这是中医自发主动地吸收西医学的内容，试图发展充实自身的举动。持这一思想的，尚有罗定昌（《中西医粹》）、朱沛文（《华洋脏象约纂》）、张锡纯（《医学衷中参西录》）等人。他们虽然大多承认中西医学各有短长，主张求同存异，所谓“不存畺域异同之见，但求折衷归于一是”（唐容川），然而实际上却带有明显的重中轻西倾向。其所谓的中西汇通，主要是用西医来印证中医，认为只有可以引证和说明中医经典理论的西医理论，才是可取的。如张锡纯认为："西医新异之理，原多在中医包括之中，特古籍语意含混，有赖后人阐发耳。"他们在著作中也多以本身相当粗疏的西医理论去牵强附会，较多主观臆想。故汇通论者除张锡纯在中西医药物合用方面有些心得以外，理论上均未能取得成就。然而，这种勇于接受新知、取长补短的思想，对后世产生了深远的影响。

中医科学化论

持此论者为近代医家陆渊雷(1894—1955)。20世纪二三十年代，国内废止中医之声甚嚣尘上，余云岫等西医以中医不科学为由，欲借助政府的力量消灭中医。陆氏以中医科学化为号召奋起反击，一时国内反应强烈。陆氏认为中医疗效确实可靠，经验宝贵，但理论多臆想，空泛不足为凭，而西医理论出自实验才是科学，主张以西医理论来解释中医，凡符合西医理论者为科学，否则即为不科学。他说："国医所以欲科学化，并非逐潮流、趋时髦也。国医有实效，而科学是实理。天下无不合实理之实效，而国医之理论乃不合实理。""国医之胜于西医者，在治疗，不在理论，《素》、《灵》、《八十一难》理论之书，多出于古人之悬揣，不合生理、解剖、病理，尊奉之以为医学之根柢，自招物议，引起废止中医之危机，此大不智也。"其所著《伤寒今释》、《金匮今释》皆摒弃《内经》理论，而用西医理论解释之，各家经验证实之。陆氏这种思想，与当时日本新汉医的观点接近。其科学化论，是建筑在中医理论不科学这个认识基础上的。中医科学化，就是中医西医化，因而终究不能被广大中医所接受。因为不用说中西医学是两个不同的医学体系，就其倡导以自身尚未发育完全的西医学理论来评价中医的科学性来说，此举亦难以说是科学的。特别在废止中医之声中提出，更不合时宜。

中医改进论

与陆渊雷的中医科学化论相比较，恽铁樵(1878—1935)的改进中医论显得比较和缓平正。这位编辑出身的医学家，以其渊博的知识，敏锐的目光，剖析比较东西方医学的长短。他指出："西医之生理以解剖，《内经》之生理以气化"，"中国医学是平正的，非玄妙的，是近情着理人人可解的，非艰深难晓不可思议的"。认为"今日中西医皆立于同等地位"，"西医不能代替中医""西方科学不是学术唯一之途径，东方医学自有它的立脚点"。其著作《群经见智录》洋洋四万言，阐述了中医理论的科学性，批判了余云岫等人否定中医的主张，捍卫了中医学体系的完整性。恽氏并不否认中医学存在的缺陷，认为"天壤间无论何种事物，积久无有不敝，不能不与时推移"，主张"改进中医，整理学术"，其目的是"欲使退化之中医进步，欲使凌乱之学术整齐"，认为"中医不改良，亦终无自存之希望"。他的改进中医方案的第一步，是"诠明学理"，即"将古书晦涩之医理诠释明白，使尽人可喻"。他申明改进中医的原则，一是以中医学术为主体，"眼光须注意本身学说"；二是主张借鉴西方医学，认为西医论述生理的优点是中医急当吸取的，指出："现在所急者，在明生理之真理，自当采用西国学说为重要工作之一"，但反对舍本逐末，以科学化为时尚，中西医学"浸然杂糅"。恽氏这个以中医学为主体而汲取科学方法加以整理改进的主张，考虑到了中医学发展的历史性与特殊性，是一个值得研究借鉴的观点。

中西医结合论

由于20世纪50年代初期中医政策的贯彻落实，50年代中后期，中医事业出现了前所未有的大好形势，中西医药队伍空前团结，逐渐引出了中西医结合的势头。这时，毛泽东同志以马克思主义战略家的眼光，对中西医结合作了精辟的论述，指出了我国医学发展的方向。1956 年 8 月 24 日，毛泽东同志在同中国音乐家协会的负责同志会见时发表了他对中西文化及中西医学等问题的看法。其要点为：

(1)医学不是艺术，没有民族形式，科学的基本原理是中外一致的。他说："西医的确可以替人治好病，剖肚子，割阑尾，吃阿司匹林，并没有什么民族形式，当归、大黄也不算民族形式"，"解剖刀一定要用中国式的，讲不通"，"要把外国的好东西都学到，比如学医，细菌学、生物化学、解剖学、病理学，这些都要学"。

(2)学习西医学，是为了研究中医中药。他说："要向外国学习科学的原理。学了这些原理，要用来研究中国的东西。我们要西医学中医，道理也就是这样。"毛泽东同志提出了发展中国的新医学的理想："要以西方的近代科学来研究中国的传统医学的规律，发展中国的新医学"。

(3)提倡搞些不中不西、非驴非马的东西。他说："不中不西的东西也可以搞一点，只要有人欢迎"，"非驴非马也可以，骡子就是非驴非马，驴马结合是可以改变形象的，不会完全不变"。毛泽东同志特别强调了西医学习中医，他说："你们是学习西洋的东西的，是'西医'，是宝贝，要重视你们，依靠你们"。

作为当时党和国家的主要领导人，毛泽东同志这个思想，对中医工作和中西医结合工作产生了巨大的影响。近四十年来，国内许多学者从不同的角度对中西医结合的可能性、指导思想、研究方法作了大量的论证工作。全国在政府的领导下，曾搞过中西医结合、西医学习中医的群众运动。广泛的中西医结合的实践，取得了不少不可否认的成绩，中西医结合论成为建国以来影响最大的中医发展理论。但是，由于中西医学的体系不同，两者如何有机的结合尚需要经过长期艰苦的探索。中西医结合论的提出，基本上属于政府的方针政策，或者说是一种在哲学层次上的构想，要过渡到医学的概念，恐怕需要相当长的时间。再者，中医与西医虽然都是医学，但认识人体、认识疾病以及治疗疾病的立场观点、思想方法、观察手段是不同的。两者各有所长，也各有所短。殊途必同归，最终中西医两种医学都能够对揭示人体的奥秘作出各自的贡献。所以，没有中医学与西医学共同的发展与繁荣，中西医结合只能是一种良好的愿望。中西医结合，不能过分强调西医研究中医，很容易导致以西医学的体系来衡量中医学、规范中医学、制约中医学，最终使得中医学术萎缩。要使中西医结合能正确地发展，就必须中西医相互学习和相互尊重，在临床上多合作，在疗效上比高低。不能空谈理论，不能互相排斥。

特色论

20 世纪 70 年代末，沉寂多年的中医论坛开始活跃。鉴于十年动乱期间中医药事业的惨痛损失，面对百废待兴的局面，老一辈的中医专家对继承中医学遗产的心情尤为迫切。特色论便是这时期的主要理论。1982 年 4 月，卫生部在衡阳召开了全国中医医院和高等中医教育工作会议，明确提出中医机构保持和发扬中医特色是发展中医事业的一个十分重要的问题。所谓中医特色，当时的解释是指用包括阴阳五行、脏腑经络、病因病机、四诊八纲、辨证论治、治则治法等基本理论来指导医疗、教学和科研。特色论是以强调中西医为两个不同体系为基本出发点的。它的提出，对以后的中医事业发展产生了积极的作用。首先，它促使了中医机构的建设和中医队伍建设。十多年来，我国中医医疗、教学、科研基地的建设和人才建设，取得了显著的成绩，这不能不归结于衡阳会议的基本精神。其次，特色论为中医学术的发展也指出了方向。按理说，衡阳会议以后，中医学术应有一个大的发展，但是令人遗憾的是，中医学术的发展依然如故，后继乏人、后继乏术的局面未能有大的改观。其原因是十分复杂的，但从指导思想上看，不是没有失误之处的。衡阳会议对中医特色的解释，对理论的强调过多，对中医理论的改革与发展的期望尤其迫切。在特色论的基础上，衡阳会议提出了有别于中西医结合的口号——中医现代化。与中西医结合不同,中医现代化的概念是“用最新的科学技术、科学知识研究中医理论”,“现在培养新的高级中医,要充实哲学和自然科学的内容,如数学、物理、化学、天文、地理、生物学科等方面的科学知识”。中医现代化的提出,在全国引起极大的反响,在医学界与哲学界得到了广泛的重视,并进行了较深入的探讨。但是目前对中医现代化的概念、途径还没有一个公认的、确切的科学概括,这种新的高级中医的培养也显得步履维艰。更严重的是,中医现代化的口号,使中医界变得思想过于激进,对现代科学理论的期望值过高,而对中医传统的临床技术和思维方式继承不力,以致各中医机构的内涵建设成为当今阻碍中医事业发展的主要问题。

多学科研究论

这是在特色论的基础上派生出的观点,在 20 世纪 80 年代中期比较流行。持该论者主张吸收各方面的现代科学知识去研究中医理论,以导致中医学的革命。他们认为,多学科研究是中医学的特点所决定的。中医学在其发展过程中就是吸取当时社会科学和自然科学的理论和成就逐步形成的,就《黄帝内经》而论,就是一部多学科的著作。其中吸收了当时古代哲学思想,古代天文学、气象学、历法学等内容。这就决定了中医理论体系的复杂性和内容的广泛性。因而,现在更应重视吸收多种现代科学的理论和成果。除现代医学以外,尚需与很多近几十年间发展起来的新兴学科、边缘学科相结合,如时间生物学、心理学、电磁生物学、生物力学、环境医学等,并要注意医学以外的学科领域,如马克思列宁主义哲学、系统科学、天文学、气象学、数学、控制论、系统论、信息论、协同学、耗散结构理论等,在研究过程中逐步形成中医所特有的综合性学科和基础学科,使中医理论建立在现代科学的基础之上。

多学科研究论考虑到了中医学的自身特点的延续性以及现代科学发展的大趋势,立论具有新意,故在衡阳会议后提出,即引起中医界的关注。从八十年代末以来多学科研究情况看，控制论、系统论、信息论、耗散结构理论、心理学、时间生物学等对中医学研究有可能互通有无，但由于中医理论存在着笼统性和不确定性，多学科研究在阐明部分中医理论中蕴涵的现代科学思想以后，便举步维艰，难以有突破性的发展，更难以形成指导临床实践的应用理论。这是否意味着应将多学科研究的方向从理论转向临床？抑或古代自然观与现代自然观之间的差距无法缩小？这是值得认真思考的问题。

继承创新论

20 世纪 90 年代以后，中医界有关学术发展的讨论日见稀少，但人们对中医的前途并未失去关心。市场经济将给中医带来严峻的挑战，20 世纪初的生存危机有可能再度出现。中医机构的内涵建设将如何进行？中医的临床疗效将如何进一步提高？这些问题，都将促使人们重视中医学术的发展研究。1999 年 5 月在北京召开的全国中医药科技大会上，提出来了发展中医药学的新思路——继承创新论。

继承创新论强调中医药学是一个伟大的宝库，是中华民族优秀传统文化的重要组成部分，具有博大精深的理论体系和极为丰富的实践经验。明确指出要发展中医学，首先应该继承中医药，继承是发展的基础和前提。要认认真真地学习中医药，深刻理解它的科学内涵，努力继承它的精华。继承创新论认为，中医对疾病的认识以及它的辨证论治规律、药物组合理论，反映了这门学科的主体特征和特色。这个特色不能丢。同时，根据“创新是一个民族进步的灵魂，是国家兴旺发达的不竭动力”的基本精神，强调了中医药学的创新。历史的经验证明，再辉煌的学科，一旦固步自封，停止创新，就要失去昔日的光彩。从这个意义上来说，创新是中医药进步的灵魂，创新是中医药事业兴旺发达的不竭动力。大会认为，要从临床、生产、实验以及文献等多角度出发，加强在中医药研究方面的发展创新意识，要运用传统的方法和现代的方法研究中医药，根据新的医疗实践和科技发展，逐步建立和完善新理论。

与20世纪50年代后的几个发展理论相比，继承创新论的涵盖面很广，是在吸收了以往中医学发展理论的合理内核后提出的。它不仅考虑到了中医学的历史和现状，更立足于中医药学术自身的发展，在现代科学技术高速发展、中西文化综合交融的今天，它的提出，具有十分重要的现实指导意义和深远的历史意义。对于主体形成于漫长古代社会的中医药学来说，在科技飞速发展的当代，强调继承创新比其他学科有着更重要的意义。

结语

纵观百年来的中医发展理论，可分为50年代前与50年代后两个部分。50年代前的理论，属于中医学者的研究，有相当的学术深度，但没有政府的支持，终究显得软弱无力；50年代后的发展理论，基本上是政府行为，这对发展中医事业是极其有利的，并取得有目共睹的成绩，但在中医学术的发展上有些过急，不是以西医改造中医，便是对中医理论的现代化期望值过高，也给中医学术的发展带来一些负面影响。可以相信，只要踏踏实实搞好继承和创新，实现中医药学在21世纪的全面振兴是完全有可能的。

（本篇文章原载于《医学与哲学》1987年第12期，1999年补充修改）

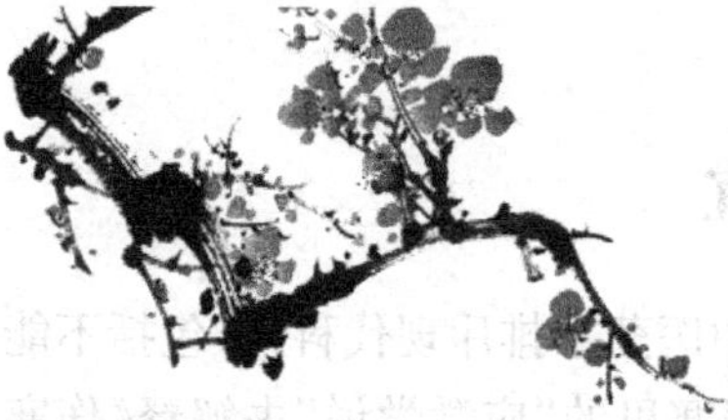

中医药现代化的思考

中医药学在不同的时代、不同的地域，有不同的中医药学术观点。汉唐时代，是中医的经验化时期，中医药学的精气神无不积聚于此时；金元时期，各家学说纷纭杂至，是中医的杂学化时期。不同时代的中医，其内容不一样，思路也不一样。所以，讲中医，不能离开具体的内容；讲中医药现代化，更不能笼而统之谈现代化。

与玄学绝交

就目前中医药的发展现状来说，最需要的是科学精神。世间的学问未必都是看得见摸得着的，但真学问必然是从看得见摸得着开始的。中医的当务之急，是与玄学绝交，尽快沿着自然科学的轨道运行。不要再强调“医者意也”，不要强调追求“只可意会，不可言传”的境界，不要轻信内观、自省、顿悟及特异功能，中医药的临床技术以及理论肯定离不开前人长期实践的经验积累。尽管阴阳五行不可捉摸，但中医主要是用药、用方、用针、用灸看病的，而不是用概念、用术语、用意念、用心诚看病的。中医药不是巫术，也不是宗教。《周易》蕴含着古代中国人的智慧，与古医学也有相通之处，但欲为中医，不读《易经》可以，但不读《素问》、《灵枢》、《伤寒论》、《金匮要略》是万万不行的！所以，当今的中医界，也不要过分强调医易同源，还是让年轻人多专注于临床，专注于医疗技术，专注于研究古代医学经典为好。

科学的方法四海皆宜

讲中医药现代化，就是希望中医药不排斥现代科技，包括不能排斥现代医学。20 世纪就有人用塞里的“应激学说”去解释《伤寒论》，用控制论、系统论来解释中医理论，有别开生面的感觉。循证医学是从国外传入我国的新兴学科，现在就用于中药的有效性与安全性的评价，虽不能说尽善尽美，但其严谨性让人折服。现代的数理统计方法，如因子分析、聚类分析、数据挖掘等，在中药古代文献的整理研究上大有用武之地。还有，现代医学关于疾病的认识，也照样可以帮助中医药提高疗效，因为古代中医的识症，就包括辨病。将辨证与辨病分开的观点，不符合历史经验和临床实际。

尊重中医药的临床事实

由于思维角度、认识方法及手段的不同，中医药与现代医学之间在认识人体和防治疾病的观念和方法上有许多不同。有人说，西医是治“人的病”，中医是治“病的人”。这句话虽不全面，但也提示了中医的优势在于重视整体，重视个体差异。所以，要尊重中医药的临床事实，不能因为现代医学理论不能解释而轻易否定。

中医药人士要有自信

不因古而卑，不因土而卑，不因中而卑，不因廉便而卑。中国人用天然药物数千年，亲身尝试，经验弥足珍贵，古有何卑？中医药与各地风土人情紧密相连，其治疗方法，不外是喝汤针灸拔罐，人人从小见之，在乡间行之，可谓土。但贴近生活，是生活的医学，是生活的智慧，土又何卑？当今世界，东西文化平分天下，不能论高下优劣。中西医学也各有短长，当今来中国学习中药针灸的外国人成千上万，中医药已经走出国门，与现代医学一样能造福当今人类，中又何卑？中药价廉、针灸推拿简便，这本是了不起的优势，有助于解决当今国人看病贵之难题。

临床实践是检验中医药理论的唯一标准

中医药虽有文化的性质，但说到底，中医药是防病治病的一门技术。看病就要在临床上见功夫。立足临床，是中医药所有问题的出发点和归结点。要以临床疗效折服世人，要以临床实战训练学生，要以临床成果考核医生，要以临床事实创新理论，要以临床经典训示后人，要以临床效益评估论文。一切从临床出发，临床实践才是检验中医药理论的唯一标准。

做中医难，难在用药

做中医难，难在用药；用中药难，难在没有规范，特别是现代社会能够接受的规范。在解决这个问题之前，讲中医药现代化、中药现代化都是没有意义的。剂型做得再精美，服用再方便，都是没有意义的。做医生的都熟悉患者在医生面前所说的话：只要有效，我什么都肯吃。用药规范，就是要保证有效，保证安全。从这个意义上说，制定中药的应用规范，成为中药现代化的前提和基础性工作。

中医药要走近大众

首先要让大众听得懂。中医药的名词术语往往让人似懂非懂。中成药的说明书就应该好好改一改。比如小柴胡冲剂，用于“胸胁苦满、往来寒热”，不要说是老百姓，恐怕大多数医药人员都看不懂。再如附子理中丸，本是千年名方，但其说明书上“脘腹冷痛、肢冷便溏”，也让人摸不着头脑，当然更谈不上正确使用。

其次，要让大众信得过。中药及其制剂一定要有有效性与安全性的评价。许多中药的疗效缺乏令人信服的证据，光靠传说往往不能让绝大多数的现代人接受。

再次，要让大众用得上，也就是要使中医药能适应现代人的生活节奏，要方便、快捷、经济、环保、卫生，要符合当今人们的审美情趣和生活理念。

（本篇文章原载于 2007 年 12 月 12 日《中国中医药报》）

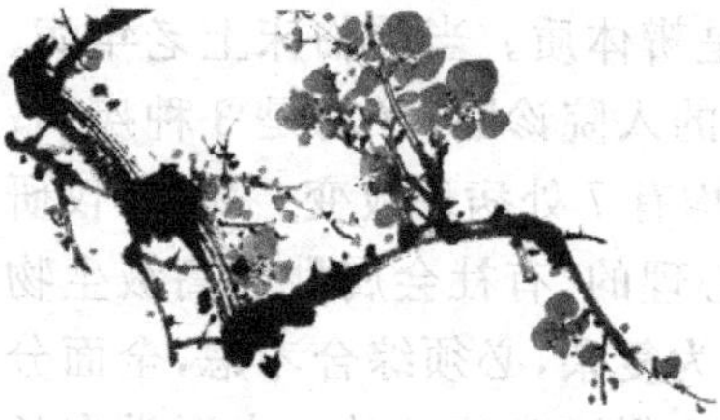

当前中医研究思路的几个转变

世纪之交，应该对中医研究的现状尤其是研究思路作一番思考，为今后中医学术发展提供借鉴。本文仅提出当前中医研究思路方面应该实现的几个转变，目的是抛砖引玉，引发更大范围、更深层次的讨论。

从研究“人的病”向研究“病的人”转变

简言之，中医与西医的区别，就在于西医是治“人的病”，中医是治“病的人”。所以，《伤寒论》、《金匮要略》有“尊荣人”、“湿家”、“酒客”、“失精家”、“羸人”的提法，现代老中医大多不愿分专科，就是从中医重视整体，重视“病的人”这一思想出发的。而西医临床以疾病为单位的分科越来越细，专科越来越多，又是基于治“人的病”这种思想的。这两种思路各有利弊，现代中医研究应当各取所长。所以，目前比较通行的“辨病分型”的思路，也有较大的局限性，因为其本质是以“人的病”为背景的。是否可以从“病的人”的角度去考虑问题呢？我最近看到一份资料，说俄罗斯一个专门研究伤员创伤化脓的研究小组，发现不论什么时候、什么战争、什么卫生条件下，伤口化脓的比例均在7%～12%之间。那么这与什么因素有关呢？经十多年研究，发现与遗传学有关，特别是A型血的伤员其伤口化脓的可能性极大。这就是一个研究“病的人”的例子。中医在认识疾病中比较重视体质，运用望闻问切四诊进行辨证很大程度上是辨体质。当前临床上老年病、慢性病很多。据统计，住院老人的入院诊断，平均是 3 种疾病；而死亡老人的病理解剖提示，平均有 7 处病理改变。所以，仅研究“人的病”是不够的。人是有心理的、有社会属性的高级生物体，其疾病过程中涉及的因素极为复杂，必须综合考虑，全面分析。仅从某种疾病出发，是难以取得满意疗效的。中医学在长期的实践中已经积累了丰富的在不打开人体“黑箱”的前提下控制人体的经验，认真学习和掌握这种方法，是当前中医研究应当十分重视的问题。

从研究“理法证”向研究“方药证”转变

证的研究是中医学研究的重点，但目前对证的认识，尚不清楚。目前所讲的证，主要是理证，如所谓脾虚证、肾虚证、心阴虚证、肝经湿热证、气营两燔证等根据中医传统术语命名的证。与此相对应的是治则治法研究，如健脾法、补肾法、养心阴法、清化湿热法、清气凉营法等。应当说，这对于阐明中医理论的实质，促进中医现代化起到了积极的作用。但是，这种证比较模糊笼统，存在着一证多义、一证多方、一证多药的不确定性，与实际用药缺乏严格的对应，这给深入研究带来一定的困难。如何改变这种状况，已经引起中医界许多有识之士及中西医结合工作者的重视。实际上，在中医学中，还存在一种辨证模式，称为方证识别，或叫药证识别。如《伤寒论》中有“病皆与方相应者，乃服之”，并有“柴胡证”、“桂枝证”的提法；《金匮要略》中将服用百合剂的病症称为“百合病”。有是证用是方，有是证用是药，这就叫“方证相应”、“药证相应”。这里所说的证，是证据，是指征。换句话说，方证就是用方的指征，药证就是用药的指征。有的方证与药证，就是西医所说的“病”，有的是某种“综合征”，有的则是中医通行的“证”，有的还是个症状，有的甚至是某种体质。所以古代中医学中的“证”，并不局限于寒热虚实阴阳表里，也不是与辨病治疗相对应的一个完美的疾病单位，而是一种诊断用药浑然一体的辨证模式。它朴实而具体，是中医辨证论治的基本单位。有人说，中医辨证论治太灵活，无法研究，这是对中医的误解。方证相应，是中医辨证论治原则性的体现。抓住方证和药证，寻找证与方药的对应关系，实现方证药证的规范化，弄清方药所以取效的机理，这是很有中医特色的研究工作，也是中医科研工作者容易接受的研究思路。同时，这项研究对提高中医临床疗效，对中药的开发利用也将有积极的意义。研究方证和药证，并不是标新立异，而是一个传统的课题。历史上，为了促进中医学的规范化，宋代的朱肱、清代的徐灵胎与柯韵伯、日本的吉益东洞与汤本求真等医家已经对方证、药证有了研究和发挥。我国近代医家如陆渊雷、曹颖甫、岳美中、叶橘泉等也对此有精辟的阐述。可见，研究方证与药证，是一个应当引起我们重视的学术问题。

从研究“实质”向研究“实效”转变

多年来，中医学的研究大都重视中医理论实质的研究，除经络实质研究外，还有肾的实质、脾的实质等藏象实质的研究，甚至还有阴阳的实质研究。但实践证明，结果并不理想。这说明需要调整研究思路。中医的藏象、阴阳等到底有无实质？恐怕目前很难说清楚，但是有一点应当肯定，就是哲学理论是无法在实验室找到实质的。那么，对于那些哲理性较强的中医理论要寻找实质恐怕也是相当困难的。即使找到了所谓实质，对中医临床也不会产生多大的影响。所以，实质研究不妨可以暂时放一放，而把研究的重点转向临床验证中医中药的疗效。如某方对何种疾病有效；对某病的什么时候有效；对哪些“病的人”有效；有效率是多少；有何副反应；某药配何药可以增效，某药配何药反而减效；某药大剂量是哪种效果，小剂量又是哪种效果，等等。这些实效的研究，正是中医临床工作者所急需了解的，也是中医药走向世界所急需的。

从"中西医结合"向"中西并重"转变

中西医结合论是由马克思主义理论家、革命家、诗人，当时全党全国的最高领导人毛泽东同志，从中西文化交流融会的高度，提出来的一个充满诗意的宏伟理想。他对中西医结合并没有严格的定义，给后人留下了在中西医结合的概念、方法、途径等方面进行探讨的极大空间。我认为，所谓的"结合"，既可以体现在学术上的有机整合，也可以体现在一个医生的中西医两法治病。就像中国人可以掌握两国语言一样，中国的医生同样可以掌握两种医术。但是，也就像不宜用英语的语法串中国的词汇那样，使用中医中药，不能简单地用西医的理论来指导、规范、评价。总之，用中药要像中医，用西药要像西医。中西医结合医生应当两手都有，两手都硬，而不要站在西医的角度急于将两种医学牵强附会地拉在一起。中西医结合是一个漫长的历史过程，需要几十年，或更长的历史时期来完成。随着医学的发展，对中医药的认识也在深化，所以，不能简单地用现有的西医学来评价中医学。中西医结合不是中西医汇通，西医学习中医，也不意味着西医改造中医。对此，中西汇通派以及西医学中医群众运动的教训应当吸取。首届全国卫生工作会议提出了"发展中医药，中西医并重"的方针，我认为，这同样适合于中西医结合工作。显然，要做到两手都硬，必须在思想上做到中西医并重。这就要求中医学科研人员认真学习两种医学的理论和技术，尤其是中医学在认识人体、认识疾病方面的思想方法。同时还应当努力学习《伤寒论》、《金匮要略》、《备急千金要方》等汉唐方书，因为这些古典著作代表了中医学的主流。不在读原著上下工夫，仅凭一些教科书上的知识，是很难有所成就的。

（本篇文章原载于《北京中医药大学学报》1997 年第 4 期）

谈谈名中医现象

名中医的职业特征

名中医是中医学的一种特殊现象。现代医学也有名医，但不像中医那么强调，这是什么原因呢？这里我要剖析一下中医的本来面目。严格地说，传统的中医与现代的医生是有区别的。传统中医是一个综合性的职业，是杂家。好的中医，尤其是名中医，必须出色地扮演以下几种角色：一是医师，即了解各种疾病的特征和预后，并了解各种诊疗手法。二是药师。他懂得各种药物的性能、功效与使用方法，能指导病家正确有效地使用各种药物。以前还要自备药材，现在则不必了。三是护理师，即指导病家进行医学护理。四是食疗师，对病人的饮食宜忌进行指导。五是中国式的“牧师”，就是对病人进行心理疏导。这要求医生要有丰富的社会阅历和经验，同时有相当好的口才。有的名中医在当地就是士绅名流，有相当的社会活动能力和民事协调能力。许多患者不仅对名中医有索方求药的需求，还有一种心理上的信仰和依赖。六是民俗师。传统医学中有许多民俗的东西，如饮食习惯、起居习惯等。这些东西直接影响到患者的心理，对治疗效果也有影响。所以，名中医大多是比较熟悉民俗，并能利用民俗文化治病。

由于以上的职业特征，做名中医确实是不容易的。要求有很宽的知识面，有丰富的社会阅历和生活经验，有娴熟的临床诊疗技术，更重要的，要有高度的同情心和责任感。只有具备了这些条件，名中医才可能具备个人非常的人格魅力，才能成为患者心中的“药师佛”。

古代名中医的成长历程

古代名中医的成长，大约要经过三个阶段。第一是医生阶段，第二是名医阶段，第三是神医阶段。这三个阶段的社会职能是不同的。医生阶段主要处理一些小毛病，其医术处在成长期，对技术性的东西要求比较高。比如，古代年轻的中医常常是学外科，或针灸。其社会的知名度尚未建立，群众基础尚不坚实。名医阶段所处理的疾病常常有不少是下级医生处理不了的疑难重症，诊疗的病种由过去的外科疾病转向内科妇科，社会交往能力已经相当娴熟，个人魅力显现，知名度已经大大扩大了。神医阶段是古代名中医的最高境界，这时候，医学技能和社会经验已经炉火纯青，在哲学、宗教、文化、伦理等方面已经形成自己的系统，开始被众人崇拜。这种崇拜又成为许多患有心理疾病的患者的强大心理支撑，药物的实际作用开始下降，而心理治疗的作用明显上升。如古代名医孙思邈、叶天士等均属于这种类型。孙思邈被称为“药王”，并建立药王庙，每年香火不断。清代名医叶天士被人称为“天医星”，不少神话传说流传甚广。

现代名中医的成长，虽然有以上三阶段的影子，但已经比较模糊。第三阶段的神医已经较少出现，名医暨学者的模式成为时代的特征。但是，在中国许多老百姓的心目中，依然希望有神医这种人才的出现。

名中医与中医学的发展

纵观中医学的历史，可以见到这样一个现象，那就是名医的数量多少与医学的兴盛与否关联。什么时代名医如群星灿烂，什么时代的医学必定有大的发展。宋金元时代，明末清初以及五四运动以后，均有名医群体的出现。这三个历史时期，恰恰标志着中医学术的三次较大发展，即分别是医学的普及、争鸣和中医流派的出现，《伤寒论》的研究和温病学说的成熟，中医学科学化的探索和中医近代教育的发展。那么，名医对中医学的发展到底起到哪些积极的作用呢？

首先是规范作用。因为中医学的技艺性较强，但作为自然科学，又不能没有自己的规范。没有共识，就无法促使学科的发展。所以历史上许多名医通过著书立说，都试图建立一种学术规范，以促使中医学术的发展。这种思想，体现在他们的学术著作的书名上，如《兰台轨范》、《医门法律》、《医宗必读》、《医宗金鉴》、《温热经纬》、《临证指南医案》等等，无不反映出他们为事业发展而下的苦心，而客观上确实为后学提供了一套可以借鉴的理论体系。这在师承授受的过程中更为明显，所以可见不同的地区，不同的流派，其推崇的医家和必读的医书是有区别的，从而形成了学术规范的个体化现象。目前，由于现代中医高等教育的普及，这种学术个体化的现象受到抑制。

其次是教育作用。古代的名医既要承担繁重的诊疗业务，同时还必须负责带教学徒。古代的中医教育没有学校，大都是在诊室随名医抄方侍诊。名医就是中医教育的主导。名师出高徒，一位名医往往能够培养出一批新的名医，并在周围地域相对集中，从而形成“名医圈”现象，如比较著名的明清时期江南地区的吴门医派、孟河医派以及皖南的新安医派、浙江的绍派伤寒等。目前，这种地方性的学术流派已经不明显，但以名中医为核心的学术团队成为新型学术流派的雏形正在崛起。

再有是示范作用。即以身作则，为同道、学生以及后人树立一种良医的形象。名医实际上是当地医界的旗帜，他维护中医学职业的尊严，维护中医学术的合法地位和中医师的利益，有的名医甚至成为地方上政治文化的代表，有极强的社会活动能力。这又为中医学术的发展提供了一定的保障。

综上所述，名医在中医学术的发展中具有举足轻重的作用。要发展中医学，必须造就一大批与时代同步的名医。

我国当代名中医的群体临床特征

20世纪末，我们受国家中医药管理局的委托，对1991年以及1997年国家认定的名中医进行了一次以成功因素、学术思想、治学方法、临床特征为主要内容的学术情况问卷调查，有330位名中医接受了我们的调查。从调查结果来看，我国当代名中医具有如下的群体特征：

（1）**以妇儿科为专长**：对这330人调查其学术专长，结果显示，内科241人次，妇科102人次，儿科65人次，外科32人次，骨伤24人次，皮肤21人次，针灸38人次，推拿5人次，五官10人次，康复5人次，肛肠7人次，气功7人次。内妇科占绝对的多数。这可能与中医学重视“病的人”的学科特性有关。以上表明名中医必然要有坚实的内科基础和较宽的临床适应面。同时，社会最需要的是在内妇科等大科上的名中医。这提示我们，名中医的培养，不应过分强调专科专病，而应当强调中医学的内科基础，继承和发扬中医学综合的整体的特色和优势。

（2）**以常见病多发病为专攻方向**：调查名中医们自认最擅长治疗的疾病种类，其顺序依次为：心脑血管疾病（234人），胃肠病（224人），肝胆病（166人），妇科病（150人），泌尿系统疾病（123人），呼吸系统疾病（118人），骨伤科疾病（118人），精神神经系统疾病（85人），免疫系统疾病（75人），肿瘤（61人），外科疾病（57人），代谢性疾病（51人），五官科疾病（46人），血液及造血系统疾病（37人），发热性疾病（31人），皮肤病（31人），儿科疾病（24人），男性病（23人），内分泌系统疾病（14人）。由此可见，常见病多发病，正是大多数名中医的专攻方向。名中医并不是仅仅以看罕见病出名的，而是以社会的最大需求为自己的专攻目标。

（3）**以常用药常用方为临床擅长**：调查结果可见，名中医不是擅长奇特药、冷僻药或祖传秘方的"神医"，黄芪、大黄、柴胡、附子、丹参、当归、桂枝、白芍、川芎、麻黄、黄连、人参、水蛭等常用药的序列，提示名中医的用药大多是功效比较明显的常用药。六味地黄丸类、四逆散类、逍遥散类、补中益气汤类、温胆汤类等是名中医最常用的几个方剂序列，这也提示名中医的用方大多是常用方基本方。上述结果提示培养新一代的名中医，仍应重视常用方药的应用这个基本功的训练。建议高等中医院校应将名中医擅长应用的药物方剂列入教学的重点。

(4) **以中西药合用汤剂与成药合用为趋势**：调查结果发现，名中医诊疗时"中西药物经常合用"与"有时合用"的达254人，占总数的76%。这反映中西药合用已经成为当前中医临床用药的趋势，全国名中医中知识结构已经发生较大的变化，"纯中医"已经为数不多。此外，名中医中"经常用中成药"的与"有时用"的达255人，占总数的77%，提示中成药已经成为中医临床治疗的重要手段。

以上的群体特征，反映出我国当代名中医大多数具有宽厚的基础和扎实的功底，他们看常见病多发病，他们用常用药常用方，他们不炫奇标异，不神秘兮兮，他们是埋头在临床的实干家。他们的这些特征，不仅对识别目前充斥媒体的所谓"名医"的真面目有用，而且对如何培养和遴选新一代名中医也极具指导意义。

社会的呼唤与中医界的反省

老百姓看中医难，关键是看名中医难。许多名中医往往年事已高，承担的诊疗量十分有限。而年轻的名中医则数量很少，许多年轻中医的气质和学识，与老百姓心中的名中医有相当距离。这是当前中医界面临的一大难题。

造成名中医培养困境的原因有以下几方面。第一，以药养医的管理制度抑制年轻人研究医疗技术的热情。名中医不是靠卖药卖出名的，而是靠精湛的医疗技术和良好的医疗服务。急功近利的医院管理制度，不能给年轻中医有积累经验的时间和空间。第二，高等中医教育的失误。现代高等中医教育大一统的教育模式不断演进的去中医化，使中医传统的特色和优势越来越少，许多传统的流派特色无法继承发扬。由于教科书与临床分离日益突出，学生中医临床基本功训练严重不足。第三，人文素养的欠缺。医院过分强调专科化，年轻中医与病人交往的能力不足，综合处理疾病的水平不高。第四，名中医种子的稀缺。名师出高徒，但是现在能看病，有学识的名中医数量有限，这为培养更多的名医坯子带来了困难。

名中医是中医学术的载体。如果没有一大批名中医，以后中医在中国老百姓心中就将逐渐淡出，以后我们的后人就不知道中医是啥东西。中医学的发展不能没有名中医，我国的医疗卫生事业不能没有名中医的参与和贡献。国家应当高度重视名中医的培养问题。我认为，国家必须针对以上的问题，采取切实有效的措施，特别是出台有关的法律，改变目前在医学管理上的一元制。必须中西分治，为中医的发展提供一个适宜的法律环境。同时，国家要大幅度提高中医技术劳务所得，改变当前中医靠卖药生存的窘境。只有中医们看到了中医临床技术的含金量，才能焕发出钻研临床技术的热情。

（此文是 2005 年 10 月作者在南京金陵名医论坛上的讲演稿）

热议中医人才

中医与西医的区别在哪里

答：中西医之间的差异还是不小的。从形式来说，中医使用的大多数是相传千百年的传统的药物，来自天然，植物居多；剂型多为丸散膏丹。同时也用一些物理的疗法，比如针灸推拿等。这和使用化学药物，以注射、开刀等治疗手段的西医不同。在诊断手段上，西医更多地采用现代理化手段——抽血化验、CT、磁共振等；而中医，多为望闻问切，是察舌诊脉。从治疗思想上看，则可以简略地说，西医治“人的病”，中医治“病的人”。也就是说，中医比较重视宏观，重视整体，重视经验。而西医重视专科，重视局部，重视实验。另外，中医来源于生活，而西医来源于科学实验。你在中药房闻到的熟悉的香味与西医病房那刺鼻的来苏儿味道，显然是两种感觉！所以我说，中医不是和现代医学同样的医学，中医是中国人传统的生活经验和生活方式。

中医人才的评价标准是什么

答：中医的佳境是成名，成为群众心中的名中医。名中医是传统的中医高级人才，他们的知识结构与社会职能与西医也不一样。他们是杂家。他们是医师，即了解各种疾病的特征和预后，并了解各种诊疗手法。他们是药师，懂得各种药物的性能、功效与使用方法，能指导病家正确有效地使用各种药物。他们是护师和食疗师，即指导病家的日常起居、健康保健以及饮食宜忌。最后，他们必须是中国式的“牧师”，进行必要的心理疏导，这要求医生要有丰富的社会阅历和经验，需要相当好的口才，有相当的社会活动能力和民事协调能力。有的名中医还是民俗师。传统医学中有许多民俗的东西，如饮食习惯、起居习惯等，这些东西直接影响到患者的心理，对治疗效果也有影响。所以，名中医大多比较熟悉民俗，并能利用民俗文化治病。显然，如果不能承担以上的职能，就不能认为这是一位中医人才。对中医人才的评价，不能以西医专家的评价标准来替代。中医人才需要医学的、心理的、社会文化的知识，还应具有相当的个人的魅力，因为许多患者不仅是对名中医有索方求药的需求，还有一种心理上的信仰和依赖。所以，要造就这种名中医，显然是不容易的，人才素质、社会经验、时间磨炼等都是极其重要的。中医成名难，难度不在医学本身，而在于做人！

中医人才奇缺还是人满为患

答：目前中医院校的毕业生就业难，许多医疗机构不欢迎，甚至中医医疗机构也不欢迎。其理由主要是临床动手能力差。所以，一方面是老中医们在疾呼中医后继乏人，而另一方面中医毕业生找不到工作岗位而呈人满为患之态。其实，中医的后继乏人，是指高级中医人才不足。因为，学中医一定要成名，没有名的中医一文不值。所以，如何培养名中医是当务之急。

中医名家面临抢救

答：是的。但名中医的培养谈何容易？俗话说，名师出高徒。现在最大的问题是名师少，缺少一大批学术思想清晰、临床经验丰富的名中医。我的家乡是江苏江阴，历史上名医辈出。记得上个世纪七十年代家乡有一大批在当地享有声名各有临床擅长的中医，被省政府认定的名老中医就有8位，在各乡镇均有中医。但如今省级名老中医仅剩两名，新近认定的仅1名。比较好的中医主要集中在市中医院和市人民医院的中医科，许多乡镇的病人均要进城看中医，甚至跑到无锡、南京、上海看中医。由于中医的培养需要较长时间的临床，也必须名中医的带教，如果名中医的数量继续下降的话，那么中医院校中医专业学生的质量还将继续下滑。我建议，各地方中医管理部门要高度重视名中医的学术传承工作，并下大力气培养一批新的名中医，高校也要开办一批高级中医临床人才培训班，作为名师班，为带徒作教学理论上的准备。这也许是当务之急。

如何培养一代中医名家和大家

答：名家的培养需要土壤和环境。由于中医学术的发展具有时代性、地域性及个体性，所以，对中医的管理要充分考虑以上的因素，要给中医学术的发展以一个宽松的环境。据我所知，现在中医很不满意的，首先就是开方的法律风险加大。现在药典规定的用量偏小，限制了中医在超大用量上的探索。中医界有句行话，说中医的不传之秘在于用量。也就是说，目前中药的用量规范尚不成熟，建议要适当放宽，或规定对有一定资格的中医人员可以适当放宽。其次，现行药事法规定中医的配方必须公开，使中医的知识产权无法得到有效保护。再次，许多医疗机构强调经济效益，考核每张处方的含金量，这就导致大处方出现。这个后果比以上的问题更严重，将导致学术的萎缩，因为无法总结经验，无法积累经验。如果中医一味追求经济效益，要培养一代中医大家必定是空话。再就是，全国的中医高等教育必须改革，要鼓励各地方开展特色的教育，形成自己的风格。要在中医界倡导一种敢于争鸣，敢于张扬学术个性的风气。

如何看待师徒传承的传统中医人才培养模式

答：师徒相授是传统的中医培养人才模式。但在上个世纪五十年代高等中医教育发展以来，这种模式已经基本隐退了。这种模式到底有无继承的必要？我认为有必要。但必须赋予时代的特色，不可能一成不变。第一，要对中医带徒的资格进行认定。第二，学习采取分段制。作为医学基础的教育必须在院校及正规综合性医院内进行，而中医的专业教育（主要是特色教育）则由师徒相授完成。第三，建立带徒质量监控考核机制。

中医院校流水线作业能否培养出合格人才

答：当然也可以。我所理解的合格人才，应该是在临床上能打的响，常见病多发病能拿得住的中医人才。现在现代中医院校教育遭到很多人的诟病，其原因其实不在院校的流水线培养方式，而在于中医的教科书有问题。其基础理论的框架基本上源于西医，诊疗思路大多脱胎于西医，临床内容脱离实际，空头理论一大堆，方药应用的实用技术很少。中医教科书如果不从根本上改革，就是回归师徒相授的传统模式，也无济于事的。我多年来在高校从事经方的教学工作，经过多年的教学实践，摸索出一套以问题为中心的经方教学法，即四步法：第一步讲常见疾病的经方，常常是同病异治；第二步讲代表性经方及其类方的应用，让学生领略到异病同治的独特思路；第三步讲药物的配伍，剖析经方的结构，了解经方加减变化的规律，使经方变得活起来；第四步是讲各家使用经方的经验，讲经方的流派。这种方式，和以往先讲理论，后讲药物，再讲方剂，最后讲疾病应用的程序完全相反，但学生能较快地掌握经方应用的实技。如果再由有经验的经方家带教一段时间，必定能成为一名好中医。所以，我不反对现代高等中医院校的教学模式。

中西医结合是改革还是扼杀

答:中西医结合是一种过程,不是一种学科。中西医如何结合?目前尚无明确的说法。但两种医学的相互融合和渗透,在临床上中西两法的互补,是十分正常的,也是符合医学科学发展规律的。上个世纪中医界的许多有识之士就主张中西汇通。要培养面向未来的21世纪的中医人才,不懂得现代医学是不可思议的。我在临床也是要考虑西医的诊断,要研究古代的配方到底治疗现代何种疾病,还要借鉴现代药理研究的结果,这些对中医的临床疗效的提高均十分重要。那种说中西医结合是扼杀中医的说法是不符合实际情况的。

中医能否看好病

答:中医能否看好病,应该没有疑义。在西医没有传入中国之前,中国人的医疗保健,主要依靠中医。近百年来,随着西医学的传入,现代医学的发展壮大,中国人在医疗保健方面有了更多的选择,中医的压力已经明显减轻。但社会对中医的需求并未减少,人们更需要中医能解决现代医学不能解决的问题。同时,中医的整体观念、个体化治疗、天然药物以及人性化服务等特色,对现代人也有极大的吸引力。但说实话,现代中医并没有满足现代人日益增长的中医医疗保健服务需求。首先,是名中医太少,许多医院的名中医成为稀缺资源,工作压力也相当大;第二,中医的理论术语难以理解;第三,中医的有效性与安全性尚缺乏严格的评价;第四,中医的医疗服务尚不很快捷和方便。所以,中医在当今社会具有巨大的发展空间,有挑战,有困难,但更具有机遇。

现阶段中医人才如何更好地发挥作用

答：中医的优势，是安全、有效、简单、价廉。劣势是不规范，难学，名医难得。中医人员应该将以上的优势发挥到极致。比如，许多经典的配方（经方），只要按照传统的经验用药，效果明显，而且安全价廉，许多配方都是治疗中国人的常见病多发病的常用方，经验方。但很可惜，许多中医不会用，成药也不开发，导致中国人的生活经验和医疗智慧被束之高阁。一方面政府高喊要解决国人看病贵的问题；另一方面，中医因为经方价廉而不用！优势反成劣势！而日本、韩国却十分重视经方的开发利用，不仅在他们自己国家内广泛使用，有的配方还出口国外。经方已经成为这两个国家制药业的重要开发资源。除经方以外，针灸、推拿等，也应该在社区推广，在民间普及，这样可以大大节约国家在医疗卫生方面的开支。

（本篇文章原载于 2008 年 1 月 3 日《光明日报》）

中医与烹饪

中医是中国的传统医学，中国烹饪也称中华料理或中国菜，同属中华民族的传统文化，两者之间有极其密切的关系。人们均以“医食同源”四个字来揭示其中的天然联系。其实，何止是同源，在理念上、技术上，中医与中国烹饪均有许多相同之处。这叫做医食同理、医食同技。

医食同源

对“医食同源”的理解，我在这里概括为两句话。一是经验源于生活。中医学的经验性极强，这些医疗经验来源于我们祖先千万年的生活实践，是与疾病长期斗争的经验结晶。而“吃”，是积累医疗知识和经验的重要途径。“神农尝百草”的传说，正好说明中医学是吃出来的医学。有人说中医是来自厨房的医学，或者是农业医学，是很有道理的。油盐糖醋姜葱蒜，瓜果蔬菜鸡鱼肉，药乎？食乎？在中医的眼里，都可以成为防病治病的良药，而在高明的厨师的手里，可以调理出无数美味佳肴。传说中医汤剂的发明者，居然是商代的大厨师伊尹。群方之冠的桂枝汤，其中的组成均是当时的香辛料和调味料。所以，药食之间，在中国似乎并没有严格的分界线，因为他们都来源于日常的生活。第二句话是素材源于天然。中医与烹饪所使用的素材，均来源于天然。天然的素材，就有延续性。所以说，大黄还是那个大黄，人参还是那个人参，这些中药不知已经吃了多少年。中国菜使用的鸡、鸭、鱼、肉，古往今来，基本未变。而且，这些天然素材不会像化学药品那样容易淘汰，可能还要吃上千百年。对于人类来说，吃这些纯天然的东西，显然安心放心。但是，天然的东西还必然讲究道地。阳澄湖的大闸蟹、扬子江的鲥鱼刀鱼、太湖的茭白、宜兴的百合、张家口的蘑菇……必须道地；而黄连必须四川、黄芪必须内蒙山西、枸杞必须宁夏、虫草必须青海西藏……，也必须道地。医食同源的特性，使中医学具有浓浓的生活气息和文化氛围，但也使得中医学强化了实用性和经验性，以及对自然经济的依赖性，与现代科学的距离也体现在这里。当然，这很难去评说何者优，何者劣。

医食同理

理，为理论、理念、原则之谓。我认为用中医学的三个"而宜"来说明，似乎比较合理。

1. 因人而宜

中医与烹饪，均是以人为中心，是以人为本的艺术。这里的人，既是生物的人，也是社会的人，还是有丰富心理活动的人。可以说，中医与烹饪的最高境界，就是让人舒服。对证之药，虽黄连而不苦口，虽姜附而不麻舌，服大黄而令人畅快无比，服人参而令人精力倍增。烦躁者，服后宁心安神；忧郁者，服后心旷神怡。而美味佳肴，必然是口感好，色香味俱全；对肠胃好，不腻膈，不胀胃，易消化；回味好，让人有想头；还有最要紧的是令食客情绪好，以器、以形、以景、以情，吃出气氛，吃出感情。所以，中医师也好，烹饪师也好，关键的是了解人。所不同的，中医研究患者，厨师研究食客。中医望形辨体，分阴脏阳脏，以决定用药的寒热温凉；厨师或察言观色，或从客人所点菜谱中，了解来客心理喜恶，以决定菜肴的浓淡肥瘦。年轻的学生结队而来，麻辣烫、重庆火锅，红油辣酱，可以吃得满头大汗，吃得兴奋、吃得畅快、吃得经济实惠；中老年人血压高、血脂高，且烦心事多，心火旺，口苦，夜寐不安，投以苦瓜、菊花脑、芦蒿、青菜、豆腐，清凉散热可除烦；少年儿童，清灵活泼，舌觉极为灵敏，但易伤食，宜甘甜新鲜，宜易消化，清洁卫生，而且环境要明亮、整洁，色彩宜鲜明，如洋快餐的店堂。红烧蹄膀，不宜于肥胖之人，如食，必配萝卜、菜干、笋干之类。而对消瘦干枯、肌肉坚紧，而且食欲旺盛之人，红烧蹄膀能够润肤、除皱、滋阴养血，胜似中药阿胶！

前面说过，人是社会的人。社会在变，人也在变。当今人的体质，热多寒少，实多虚少，用药也是凉药多于热药，泻药多于补药。饮食之风气也在变。古人重义气，大碗酒，大块肉，一醉方休，何等的豪迈！大圆桌，红灯笼，夹菜敬酒，猜拳喝令，何等的热闹！今人重隐情，烛光淡酒、对饮细谈，雪碧加干红；包间、分餐、自助餐，讲的是私情，讲的是卫生，讲的是自由。现代人变了，中国菜不变行吗？

2. 因时而宜

根据季节的变化而变化，是中医学和中国菜的特色。春夏秋冬，四季用药不同。中医有许多时令药，如春天有柴胡、青蒿、蒲公英、大青叶……夏天有藿香、佩兰、薄荷、金银花……秋天有菊花、桑叶、百合、莲子……冬天有人参、鹿茸、枸杞、首乌……中国菜更讲究时令，孔夫子当年就有“不时不食”的规矩，于此也可见他老人家是美食家之流。我的家乡是江阴，这里每月的菜蔬不同，就水产而言，农历正月长江刀鱼上市，清蒸着吃，鲜美无比；三月，菜花甲鱼正肥；四月，鲫鱼子满肉美，炖汤、蒸蛋、油焖，任你翻花样，样样上口；五月，长江鲥鱼出水，鲜美而多脂，堪称上品；六月银鱼晶莹透亮，河虾脑满子肥；七月黄鳝赛人参，或炒、或爆、或熘、或汤、或炸、或烧，尤其是江阴脆鳝，香酥鲜，佐餐下酒极佳；八月，长江螃蜞正肥，渔民折其大螯而沿街叫卖，螯内肉白如脂，是江阴一特色菜；九月十月大闸蟹，金毛青壳，只只饱满，江阴人吃得细腻，将肉剔出，或与虾仁炒，或做成蟹黄汤包，令人垂涎；十一月花鲢大鱼头；十二月清蒸长江大鳗鲡。一年四季，各种新鲜水产不断，花样翻新，人们可尽享大自然的恩赐。

应时而食，古风也。时鲜，是真正的鲜味。这种感觉，是祖先留给我们的，但是这种感觉正在退化。温室大棚已经扰乱了时令菜的节律，冷库可以使冬菜夏食、春菜秋食。如何应付这种时代的挑战，唤起人们的时鲜感，是烹饪界研究的课题。同样，空调的普及，令四季温暖如春，再加上现代医疗技术的发展和医疗知识的普及，时令病已经不那么明显，所以中医也应考虑新的对策。

3. 因地而宜

中国地大物博，各地区气候、水土、资源、人文环境有很大的不同。所以中医和烹饪均有明显的地方特色。如四川人喜麻辣，川菜红油鲜辣，用药多温药热药。附子炖肉，蜀中药膳一绝。北方人喜味重，鲁菜炸烤香浓且量大，用药则喜峻猛大剂，以大黄牵牛通腑快膈，也属寻常之事。两广人，喜食生猛海鲜，粤菜鲜淡珍奇，故用药以鲜药生药草药为多，清热解毒最为适宜。苏南人喜清淡新鲜，江苏菜清鲜平和、咸甜醇正，用药亦多取平和之品，量亦轻。而其中各地又有特色。如林黛玉的故乡苏州，人们情感细腻，气病多，宜芳香类药物及食品，故苏州出蜜饯，出檀香扇，出玫瑰酥糖；而王熙凤的故乡南京，人们泼辣爽朗，上火多，宜清热下火的药物及食品，故南京出大萝卜，出菊花脑、芦蒿、枸杞头……

因地而宜的传统，在受到现代社会严峻的挑战。发达的现代交通，使地球成为一个“村庄”。人口大流动，药物食品大聚会，饮食结构大变动，传统的观念和方法，到底能够持续多久？

医食同技

中医与烹饪均十分重视个体经验，重视技艺。中医临证望闻问切，全凭医生的临床经验。中药的修治、加工、炮制，更需要药工的技术，就是药物煎煮，也有用水用火、先煎后下之不同。同样，中国菜的煎炒爆熘，用水用火，用盐用糖，全凭厨师的手眼工夫。所以说，没有名中医的中医院，永远不可能成为高水平的中医医院；

没有名厨的店堂，也不可能成为名闻遐迩的名店。

中医与烹饪的个体性、经验性、技艺性，是特色，是优势，但也给走向现代化、走向国际市场、走向规模化生产带来困难。来自美国的肯德基居然战胜了上海荣华鸡，大战金陵盐水鸭，关键是其规范化管理。如其一律将每只鸡分割成 9 块，清洗后鸡块一律甩 7 下，之后在温油中炸 13 分 30 秒。所以，无论何时何地，吃到的肯德基炸鸡，均是同一的口味。而中国菜就很难做到始终如一。在同样的饭店，今天的菜肴与昨天的菜肴就可能口味不同，即使是同一厨师做的菜肴，也可能由于其精力、情绪的高涨与否而出现口味上的差异。中医何尝不存在这个问题。同样的病人，不同的中医师可能开出不同的处方；同样的处方，在不同的时期、不同的药房所配的药，往往在品种、产地甚至用量上均不同，再加上煎煮者在用水、用火以及时间、服法等方式上的不同，则该药汤最终的疗效可能不同。显然，无法规范化的中医中药，很难成为现代医药学的主流。

综上所述，作为中国传统文化中技术性较强的中医与烹饪来说，在市场经济的挑战中，不可避免地会受到一些振荡和冲击，并顺应时代的要求做出一些改变。这里，我想起了古代名医扁鹊，他是善于适应社会需求的典范。他过邯郸的时候，听说那里重视妇人，他便为带下医；过洛阳，听说那里重视老人，便为耳目医；入咸阳，知秦人爱小儿，便为小儿医。大史学家司马迁将他这种行医原则，称之为“随俗为变”。我想，这不就是中医和中国菜的传统吗？

［本篇文章原载于《广东烹饪》2000 年第 3 期及(日)《中医临床》2000 年第 4 期，文中内容曾为苏州农业技术学院、南京中医药大学、台湾中国医药学院学生演讲］